하루 5분
내손으로 성형하기

내 몸을 살리는 시리즈 ❻

하루 5분
내 손으로 성형하기

MBC 불만제로도 불만 없이 돌아간
착한 골근테라피

위수영 지음

머리말

MBC '불만제로'도 불만 없이 돌아간 분명한 효과

작년 여름, 결혼식을 3개월 앞두고 있다는 예비 신부가 골근위뷰티를 찾아왔습니다. 그녀는 상담을 받는 내내 의심스러운 표정으로 고개를 갸웃거렸습니다. 그동안 어깨나 목 통증 때문에 이런저런 방법을 시도해봤는데 큰 효과를 보지 못했다는 것이 그녀의 설명이었습니다. 그녀는 통증 치유와 몸매 관리를 동시에 할 수 있는 방법을 찾고 있었습니다. 다른 예비 신부들이 웨딩드레스를 입을 때 노출되는 팔뚝이나 허리 라인 그리고 업스타일 헤어를 했을 때 드러나는 광대뼈나 사각턱 등에 대한 고민을 안고 찾아오는 것과는 조금 달랐죠.

그녀는 얼핏 보기에는 키도 크고 신체 비율도 좋아서 건강해 보였습니다. 그런데 몸을 직접 만져보니 상태가 매우 심각했습니다. 어깨가 심하게 뭉쳐서 만성 어깨 결림에 시달리고 있었고, 등도 살짝 굽은 데다 목 디스크까지 있었습니다. 그러면서 웨딩드레스 예쁘게 입을 준비까지 동시에 해야 하니 쉬운 일이 아니었죠.

그녀는 골근위뷰티에 대한 입소문은 많이 들었다고 하면서도 "정말 얼굴 크기가 줄어드나요? 홈페이지에서 박사논문 자료를 보니까 뼈 사이즈가 줄어든다고 하던데……" 하며 말꼬리를 흐렸습니다. 의심스러운 마음을 지우지 못하면서도 목이나 어깨 통증을 호전시키면서 얼굴과 몸매 관리까지 할 수 있다는 데 매력을 느끼는 것 같았습니다.

　골근위뷰티 홈페이지를 찾거나 골근위뷰티를 직접 방문하는 분들 중에는 저의 박사논문이 '진짜'인지 묻는 고객이 제법 많습니다. 그 대답부터 하자면 골근테라피를 받으면 '진짜로' 뼈의 사이즈가 줄어드는 효과가 있습니다. 상식적으로 생각해보더라도, 가짜 자료로 어떻게 박사학위를 받을 수 있겠습니까.

　골근테라피는 박사논문뿐만 아니라 MBC-TV '불만제로' 촬영 팀조차 고개를 끄덕이게 만들었습니다. 참 재미있는 일이지요? 해당 업종에 대한 고객들의 불만을 취재하러 왔던 불만제로 팀이 '불만 제로'가 되어 돌아갔으니 말입니다.

　불만제로 팀이 관련 업계를 취재해 보도한 것은 2011년 1월의 일입니다. 그들은 골근위뷰티에 상담 고객으로 가장해 몰래 촬영을 하다 나중에야 촬영 사실을 털어놓았습니다. 다른 업체들이 과장 광고 등으로 지적을 받은 것과 달리 골근위뷰티는 과학적인 검증을 통해 확실한 효과가 있음이 밝혀진 것이죠. 이 내용은 그대로 전파를 타고 전국에 방송돼 골근위뷰티가 더 많은 고객들에게 사랑과 신뢰를 받는 계기가 되었습니다.

　얼굴을 작게 만들어준다는 테라피는 많습니다. 하지만 단순히 부기를 빼거나 피부 관리 수준에 그치는 경우가 많습니다. 매끈하고 작은 얼굴 만들기는 골격과 근육에 대한 근본적인 이해 없이는 불가능합니다. 한동안 안색이 좋아지거나 탄력이 붙는 듯한 느낌이 들어도 이내 원래 상태로 돌아오는 경우가 대부분이죠. 또 반대로 과도한 경락 마사지로 오히려 상태를 더 나쁘게 만들기도 합니다. 이 때문에 해당 업계에 대한 소비자들의 불만이 계속되었던 것이고, 골근위뷰티의 확실한 효과가 더욱 가치 있게 받아들여지고 있는 것입니다.

골근테라피의 효과는 분명한 해부학적 배경과 객관적인 측정에 의해 입증되고 있습니다. 그러니 제가 논문으로 미용예술학 박사학위를 취득하고, 대학교수로 활동할 수 있는 것입니다. 골근위뷰티에서 관리를 받아본 고객들은 한결같이 "이 정도면 성형 못지않다"고 입을 모읍니다. '효과 없으면 100% 환불'을 약속하고 있지만 23년간 단 한 건의 환불 요구도 없었다는 건 저희가 지킬 수 없는 약속은 하지 않는다는 것을 방증합니다.

물론 골근테라피가 정형외과나 성형외과에서 하는 시술이나 수술처럼 드라마틱한 효과를 단시간 내에 만들어내지는 못합니다. 하지만 잘못된 자세 때문에 틀어진 체형을 바로잡고 얼굴의 골격과 근육을 어루만져 아름다운 변화를 만들어내는 데는 자신이 있습니다.

앞에서 소개해드린 그 신부도 뭉친 어깨를 풀고 틀어진 골격을 바로잡아 체형을 바로 세웠더니 목과 어깨의 통증이 눈에 띄게 줄어든 것은 물론, 군살이 빠지면서 전신의 실루엣이 살아나 아름다운 웨딩드레스 자태가 완성되었습니다. 또한 얼굴이 작아지면서 윤곽이 살아나 신부 화장까지 해놓으니 얼마나 아름다운지……. 그녀가 홈페이지에 후기와 함께 올린 사진을 보니 제가 다 행복했습니다.

이 책을 집필하는 동안 집에서 혼자 골근테라피를 실천할 수 있는 프로그램을 구성하면서 저와 골근위뷰티 식구들은 또 다른 기쁨을 맛보았습니다. '건강하게 예뻐지기', '성형 없이 작은 얼굴 만들기'라는 저희의 모토를 보다 많은 분께 전파할 수 있을 것이라는 기대 때문이었습니다. 물론 골근테라피를 한 번도 안 받아본 독자가 혼자서 새로운 관리법을 실천하려면 어려움도 있을 것입니다. 정확한 동작을 배우려면 시간도 필요하고 꾸준히 실천할 수 있는 인내심도 필요할 테니 말입니다. 하지만 심혈을 기울여 만든 프로그램이니 만큼 열심히 따라 한다면 분명히 효과를 보실 수 있을 것입니다.

  광대뼈나 사각턱, 큰 얼굴 같은 얼굴에 대한 불만, 굵어진 팔뚝이나 튼실한 다리 때문에 고민이세요? 혹시 성형수술까지 고려하고 계신가요? 성형수술은 조금만 미뤄두시고 부작용 없이 건강하게 아름다워질 수 있는 골근테라피부터 시도해보세요. 분명 만족하실 겁니다. 저 또한 대한민국 여성 모두가 건강하게 예뻐질 때까지 최선을 다하겠습니다. 감사합니다.

골근위뷰티 대표 위수영

차례

머리말 MBC '불만제로'도 불만 없이 돌아간 분명한 효과 •4

프롤로그 **왜 골근테라피를 '수기성형'이라고 하는가**

성형 없이 작은 얼굴 만들기 •14
석고 모형과 의료용 3D CT 촬영을 통해 눈앞에서 효과 확인 •18

골근테라피 체험기 CASE 1	사각턱 •22
골근테라피 체험기 CASE 2	얼굴축소 •24
골근테라피 체험기 CASE 3	큰 얼굴 •26
골근테라피 체험기 CASE 4	하체 •28
골근테라피 체험기 CASE 5	종아리 알 •30

PART 01 골근테라피를 시작하기 전에 알아야 할 것들

얼굴라인, 왜 흐트러지고 어떻게 바로잡나 •34
골근테라피 효과 높이는 기초 해부학 •36
이상적인 얼굴의 비율과 아름다움 •39
골근테라피를 위한 기본 준비물 •42
골근테라피 기본 테크닉 익히기 •44
시작하기 전에 알아두어야 할 몇 가지 •48

| 샤워하면서 예뻐지기 1 | 세안 •50 |
| 샤워하면서 예뻐지기 2 | 머리 감기 •52 |

PART 02 얼굴 골격, 작고 매끈하게 만들기

TROUBLE 1 사각턱 때문에 인상이 딱딱하다
두루뭉술한 턱선, 날렵한 V라인리프팅으로! •58

TROUBLE 2 광대뼈가 크고 좌우로 벌어졌다
광대뼈 작아지는 법, 낮춰주고 좁혀주고 •65

TROUBLE 3 얼굴이 전체적으로 펑퍼짐하고 밋밋하다
이목구비, 윤곽 뚜렷하고 타이트하게 조이기 •71

TROUBLE 4 얼굴이 길어 귀염성이 없다
긴 얼굴 축소, 동글동글 동안으로! •76

TROUBLE 5 얼굴이 커서 인상이 촌스럽다
얼굴 축소, 양손에 쏙 들어오게 •80

TROUBLE 6 두상이 커서 얼굴도 커 보인다
두상 관리, 양파처럼 동그랗게 •88

TROUBLE 7 안면비대칭이 눈에 띌 정도다
안면비대칭 교정, 단아한 표정 잡고! •93

샤워하면서 예뻐지기 3 복부 관리 •95

PART 03 얼굴 근육과 피부, 탱탱하고 환하게

TROUBLE 8 이중 턱 때문에 나이 들어 보인다
이중 턱 제거, 탄탄하게 끌어올리기 •98

TROUBLE 9 얼굴이 붓고 푸석푸석하다
얼굴 붓기 빼는 법, 작고 상큼한 얼굴 만들기! •102

TROUBLE 10 볼 살이 처져 피곤해 보인다
쳐진 볼 살 리프팅, 탱탱하게 되살리기 •107

TROUBLE 11 얼굴 살이 많아 터질 것 같다
얼굴 지방 흡입, 쏙 빼주는 페이스 다이어트 •112

TROUBLE 12 팔자주름 때문에 늙어 보인다
팔자주름 없애는 방법, 10년 어려지기 •116

TROUBLE 13 눈가 잔주름이 자글자글하다
눈가주름제거, 다크서클까지 환~하게 •121

TROUBLE 14 이마 주름 때문에 앞머리를 고집한다
이마 주름 보톡스, 세월의 흔적도 샥~ •123

샤워하면서 예뻐지기 4　팔 관리 •127

PART 04 어깨와 다리를 가늘고 날렵하게

TROUBLE 15 뒷목이 두껍고 둔해 보인다
뒷목 가늘어지는 법. 옷태가 살아난다! •130

TROUBLE 16 어깨가 넓고 각이 졌다
어깨 마사지, 둥글둥글 부드럽게! •132

TROUBLE 17 팔뚝이 두껍고 살이 처졌다
팔살빼기, 슬림한 탄력 라인으로 •134

TROUBLE 18 수시로 발이 붓고 둔한 느낌이다
하체 마사지, 가벼운 발로 퇴근길도 즐거워요! •141

TROUBLE 19 종아리 알이 크고 단단하다
종아리 알 제거, 미끈하게 다듬기 •146

TROUBLE 20 하체가 잘 붓고 쉽게 저린다
하체 비만, 부기만 빼도 가벼워요! •150

샤워하면서 예뻐지기 4   하체 관리 •154

부록   골근테라피에 대해 더 알고 싶은 것들 •156
골근테라피가 낳은 작은 기적들

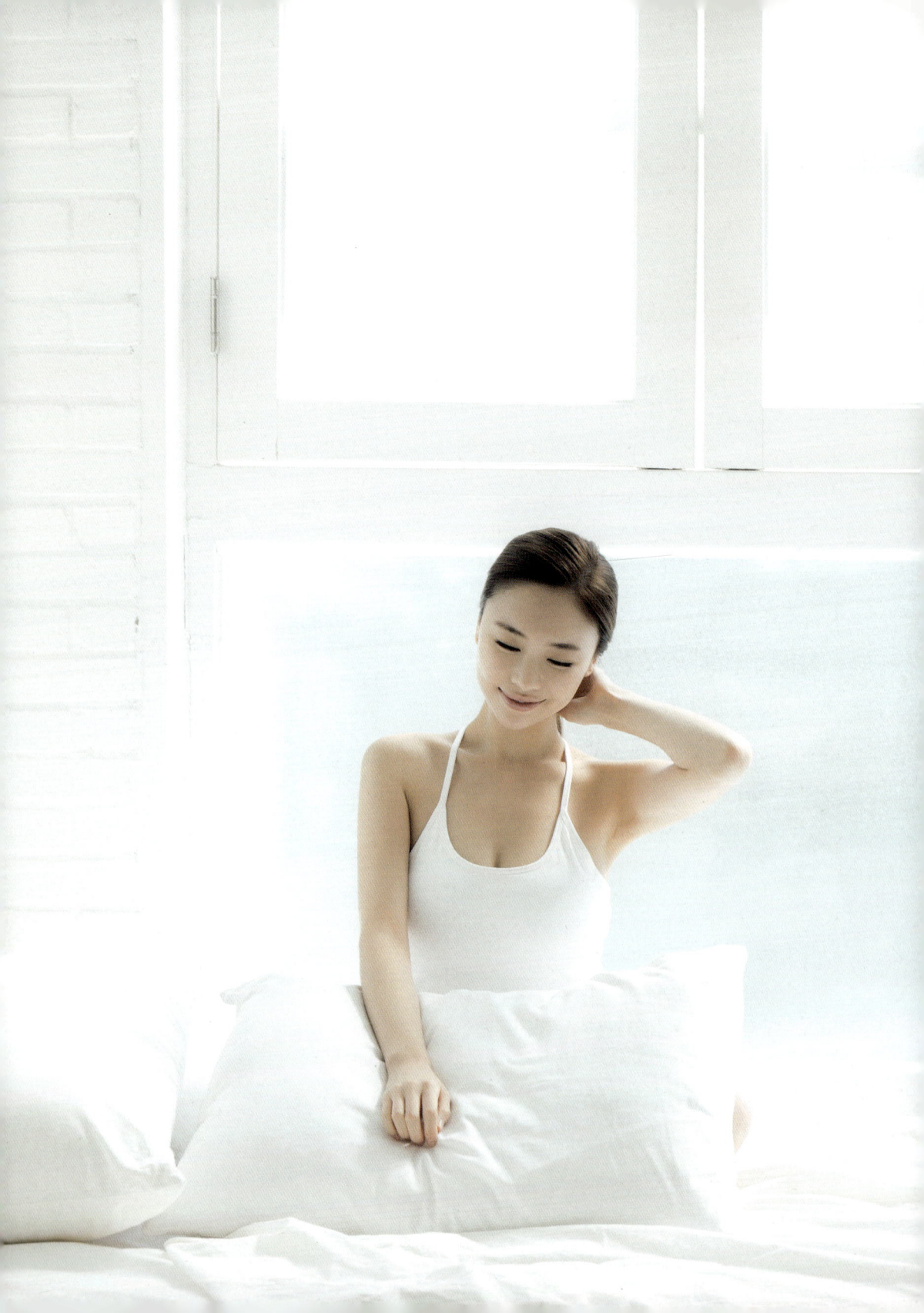

프롤로그

왜 골근테라피를
'수기성형'이라고 하는가

성형 없이
작은 얼굴 만들기

부작용에 대한 걱정 없이 성형수술에 버금가는 효과를 누릴 수 있다면? 게다가 건강해지기까지 한다면? 그것이 바로 '수기성형' 골근테라피입니다. 골근테라피는 수기성형이라 불릴 만큼 효과는 확실한 반면 일반 성형수술에서 느낄 수 있는 여러 가지 부담감에서 벗어날 수 있어 누구나 쉽게 시도해볼 수 있습니다.

건강하게 예뻐지기, 성형 없이 작은 얼굴 만들기

아름다움은 모든 여성의 소망이죠. 특히 요즘은 예쁜 얼굴이나 날씬하게 쭉 뻗은 몸매가 스펙의 하나로 여겨질 만큼 경쟁력이 높아지고 있습니다. 아름다움에 대한 욕망 자체가 사회적 가치로 받아들여지고 있는 것이죠. 이제는 대학 입학 전 또는 입사 시험 준비 과정 중에는 성형수술이 필수 코스로 여겨질 정도입니다.

특히 TV를 보면 요즘은 성형수술 안 하는 사람이 없는 것 같아요. 하지만 그렇다고 해서 누구나 선뜻 할 수 없는 것이 성형수술이기도 하죠. 성형수술에 대한 관심은 많지만 주저할 수밖에 없는 가장 큰 이유는 바로 수술 후 생길 수 있는 부작용에 대한 우려입니다. 특히 사각턱이나 광대뼈 축소술 같은 큰 수술은 부작용에 대한 두려움이 큽니다. 또 생각했던 것만큼 결과가 만족스럽지 않은 경우, 그로 인한 후회나 재수술에 대한 걱정 때문에 엄두가 안 나는 것이 사실이니까요.

골근테라피는 인체의 골격과 근육에 대한 이해를 바탕으로 합니다. 때문에 다른 피부 관리나 체형 관리와는 개념부터가 다르죠. 해부학적 접근에 의해 인체를 이해하고 우리 몸이 가장 좋아하는 방법으로, 체형이나 안면 골격의 변형이 생기기 이전의 단계로 몸을 되살리는 데 집중합니다. 때문에 건강할수록 예뻐지고, 예뻐질수록 건강해지는 선순환을 만들어냅니다.

형태 교정, 기능 개선, 통증 경감 효과까지!

골근테라피는 아름다움을 되찾는다는 형태 교정의 목적 외에 기능 개선과 통증 경감이라는 세 마리 토끼를 한꺼번에 잡는 관리법입니다. 이 같은 원리는 대부분의 형태 변형이 잘못된 자세에서 온다는 점에 바탕을 두고 있습니다.

인체는 사용 습관에 따라 그 형태가 변형되는데, 이 과정에서 기능이 저하되고 통증을 유발하게 됩니다. 변형된 형태에 대한 보상작용으로 몸이 악화를 구축하게 되는 것입니다. 턱관절을 예로 설명하자면, 잘못된 수면 습관이나 음식 섭취 방법, 턱을 괴는 등의 생활 습관으로 인해 좌우 턱관절의 불균형을 초래하게 됩니다. 넓게 보자면 다리를 꼬고 앉는 습관이나 한쪽 다리로 삐딱하게 서는 습관, 굽이 높은 구두를 신거나 보폭을 좁혀 아장아장 걷는 습관 등으로 인해 골반이 틀어지게 되죠. 이는 곧 척추를 휘게 만들고, 연쇄적으로 양쪽 어깨의 균형이 깨지고 목뼈, 턱관절 등으로 변형이 이어집니다.

특히 컴퓨터 사용이 많은 직장인이나 학생들의 경우, 목을 앞으로 길게 빼는 거북목이나 허리의 힘을 빼고 등을 둥글게 굽히는 자세, 의자를 너무 낮게 사용해 어깨가 솟아오르는 등의 잘못된 자세가 습관이 되면 반드시 경추를 중심으로 어깨관절과 턱관절 등에 무리가 오게 됩니다. 이는 곧 통증으로 이어지며 장시간 반복되면 형태 변형까지 이어집니다.

골근테라피는 골격과 근육의 잘못된 사용에서 초래된 형태 변형을 바로잡는데 근간을 두고 있기 때문에 형태 교정을 통해 아름다움을 구현하는 동시에 기능 개선과 통증 경감 효과까지 만들어냅니다.

석·박사학위로 학계에서도 인정, 세계로 뻗어나가

골근테라피는 한국과 중국, 일본은 물론 미국과 유럽에서도 특허권을 획득한 차별화된 관리법입니다. 수많은 임상 노하우와 체계적인 석·박사 교육 과정을 통해 인체의 해부학과 생리학에 기초를 두고 있으며, 효과 역시 객관적인 척도를 통해 입증되고 있습니다.

골근테라피는 근육역학과 기전, 동양의학의 음양오행과 경락학설을 이론적 배경으로 합니다. 피부 위에서 뼈와 근육을 자극함으로써 경직되어 있는 근육

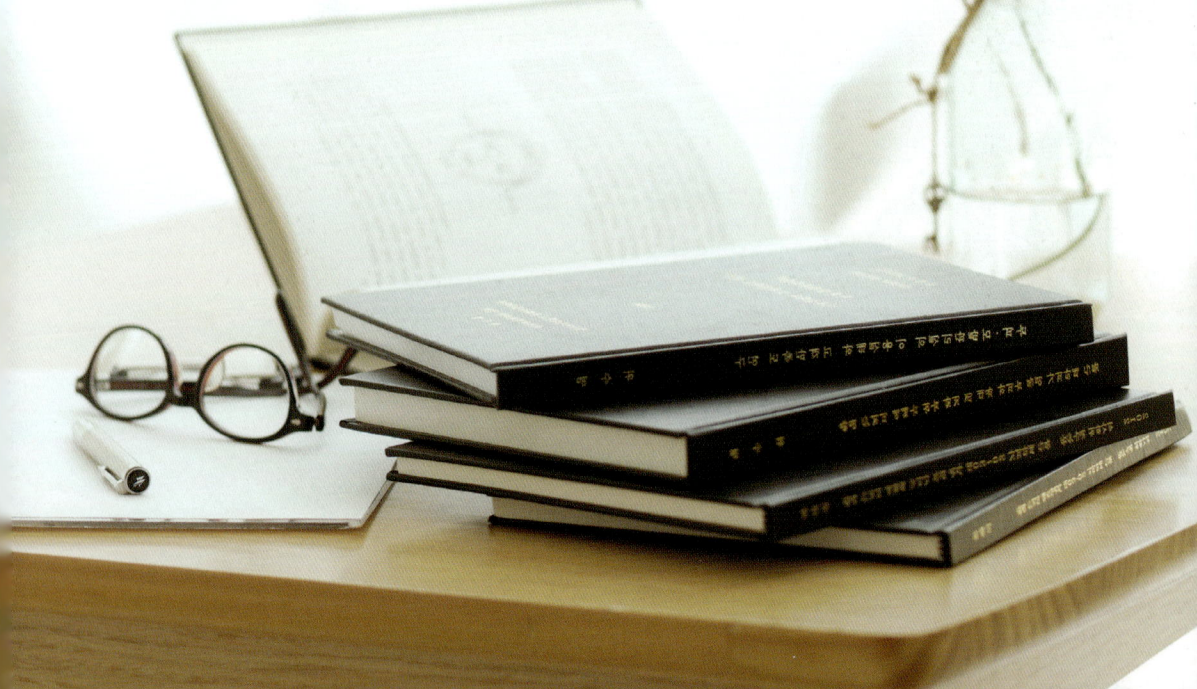

을 이완하고 피부 상태를 개선하며 두상과 안면의 크기를 축소시키는 것을 기본 목적으로 합니다. 특히 지속적인 안면 마사지는 연부 조직의 유착을 해소함으로써 부종과 팽윤을 일으키는 체액을 감소시켜 안면 근육의 기능을 강화하고 순환계, 신경계, 세포 활동 등을 활성화하는 효과가 있습니다.

골근테라피는 단 4회의 관리만으로 눈이 커지고 광대가 축소된 것을 의료용 3D CT 촬영을 통해 입증해 학계와 언론의 이목을 집중시켰습니다. 나아가 기존의 다른 관리법과 달리 요요현상이 없어 스트레스 관리와 생활습관 관리만 잘 하면 그 효과가 반영구적으로 지속된다는 장점을 갖고 있습니다.

석고 모형과 의료용 3D CT 촬영을 통해 눈앞에서 효과 확인

피부나 체형관리를 시작할 때 우리를 망설이게 만드는 가장 큰 장애물은 정말로 눈에 보이는 효과가 있을까 하는 의구심이죠. 전문가에게 관리를 받을 때도 마찬가지입니다. 비용과 시간을 들여 관리를 받았는데 그 효과를 분명하게 측정할 수 없다면 만족도가 낮을 수밖에 없으니까요.

골근테라피는 관리 효과에 대한 객관적인 근거와 증거를 충분히 갖고 있습니다. 얼마나 성실하게 관리를 받느냐에 따라 효과가 나타나는 시기가 다를 수는 있지만, 관리를 충분히 받은 뒤에는 반드시 눈앞에서 효과를 확인할 수 있습니다. 그리 오래 걸리지도 않습니다. 대부분 한두 달 안에, 관리 10회를 채 받기도 전에 만족할 만한 결과를 얻습니다.

과학적인 측정으로 증명할 수 있어야 진짜 효과

피부 위에서 뼈와 근육을 통증 없이 부드럽게 자극하는 것만으로도 얼굴 크기가 줄어들고 광대뼈와 사각턱이 축소되는 것이 골근테라피입니다. 물론 여기에는 노하우가 필요합니다. 자극 지점을 정확하게 알고 적절한 압력과 속도, 방법으로 마사지를 해야 합니다.

골근테라피의 개념을 잘 모른 채 손과 발을 써서 관리하는 모습만 보면 '경락마사지 비슷한 것'이라고 생각할 수도 있습니다. 하지만 골근테라피는 경락마사지는 물론, 다른 모든 관리법과 전혀 다른 관리법입니다. 메커니즘은 물론, 효과 측면에서 비교할 수 없을 만큼 획기적이고 확실합니다. 이 말이 과장이 아닌 것이, 골근테라피는 석고 모형과 3D 레이저 스캐너, CBCT^{Cone Beam Computed Tomogram} 등과 같은 첨단 의료 장비를 통해 관리 전과 후 인체가 어떻게, 얼마나 달라졌는지, 그 효과를 정확하게 수치화합니다. 과학적으로 증명할 수 없는 막연한 효과란 개인에 따라 전혀 의미 없는 것이 될 수도 있기 때문입니다.

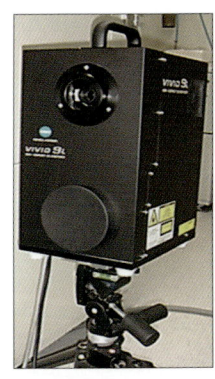
3D 레이저 스캐너

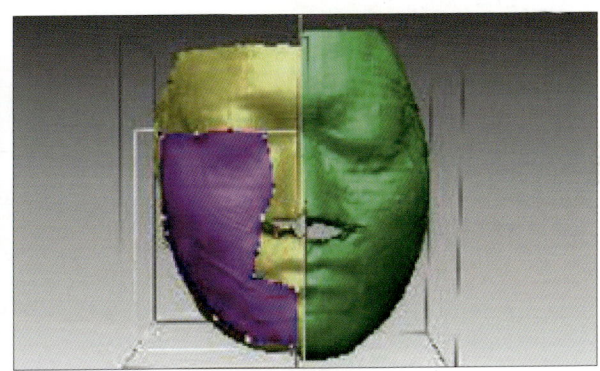
얼굴부피 축소에 미치는 영향(3D 레이저 스캔을 통한 측정)

석고 모형으로 작아진 얼굴 실감

골근테라피의 시작은 석고 모형을 뜨는 것으로 시작됩니다. 얼굴은 물론 팔뚝, 허벅지, 종아리까지 직접 석고 모형을 떠서 자신의 현재 상태를 객관적으로

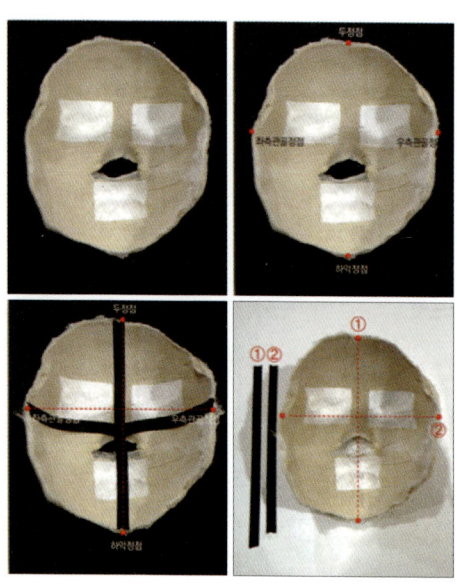

관리전후 안면 경계선을 다 감싼 뒤 안면 석고 모형을 뜬다.

분석합니다. 이때 눈여겨볼 것은 얼굴 폭과 길이의 변화. 툭 튀어나온 광대뼈가 낮아지면서 부드러운 애플존이 생겨나거나 사각턱이 완화되면서 턱선이 V라인으로 변하는 것은 물론, 관리 후에 만든 석고 모형이 관리 전에 만든 석고 모형 안에 쏙 들어가 포개지는 것을 보면 놀라움을 금할 수 없습니다. 정말로 얼굴 크기가 작아진 것이죠.

관리를 시작하기 전에 발제점을 기준으로 헤어라인을 따라 좌우 귓구멍, 그리고 턱끝 융기점까지 안면 경계선을 다 감싼 뒤 안면 석고 모형을 뜹니다. 관리가 일정 횟수 이상 이루어진 뒤 다시 같은 방법으로 석고 모형을 떠서 관리 전과 비교하게 됩니다. 3~4회 관리를 받은 뒤에 처음에 만들었던 석고 모형을 얼굴에 써보면 이미 헐렁해진 것을 느낄 수 있으니 더욱 즐겁게 관리에 임할 수 있습니다.

구분(단위)	사전	10회 후	16회 후
석고 모형 얼굴 길이 (cm)	25.4	24.7	23.5
석고 모형 얼굴 폭 (cm)	26.6	25.5	24.7

위의 도표는 〈골근테라피가 얼굴 피부와 광대 및 저작 부위 두께에 미치는 영향〉이라는 박사 논문을 위해 진행했던 임상 결과입니다. 관리 전에 25.4센티미터였던 얼굴 길이가 10회 관리 후 24.7센티미터, 16회 관리 후 23.5센티미터로 약 2센티미터 정도 줄어들었습니다. 얼굴 폭의 경우, 관리 전에 26.6센티미터였던 것이 10회 관리 후 25.5센티미터, 16회 관리 후 24.7센티미터로 줄어들어 이 역시 약 2센티미터가 줄어든 것을 알 수 있습니다. 논문을 위한 연구가 아니라

도 골근테라피를 받는 모든 사람이 이 같은 효과를 경험합니다. 뼈 자체의 크기가 줄어드는 일이 실제로 가능한 것입니다.

의료용 촬영 기구로 찍으면 더 분명한 효과

골근테라피는 한두 번의 관리만으로도 "요즘 왠지 예뻐진 것 같다", "너, 얼굴에 뭐 했지?" 하는 주변의 반응을 이끌어내는 것이 보통입니다. 하지만 이것만으로는 부족합니다. 관리를 통해 피부나 근육 두께가 얇아지고 뼈의 길이와 폭이 작아지는 것을 객관적으로 측정할 수 있어야 진정한 '얼굴 축소'라고 할 수 있습니다.

골근테라피는 피부 속의 근육과 뼈까지 직접 측정할 수 있는 첨단 의료 장비를 통해 관리 효과를 객관적으로 확인할 수 있습니다. 병원에서 의료용으로 사용하는 CBCT(Cone Beam Computed Tomogram)라는 촬영 기구로 골근테라피 전과 후의 모습을 찍어보면 골격의 사이즈가 줄어든 것을 확인할 수 있습니다. 3D 레이저 스캐너 촬영 역시 얼굴 피부와 두께의 변화를 수치로 확인할 수 있는 방법입니다.

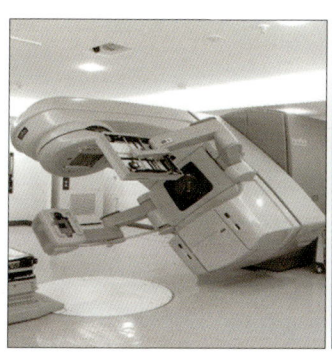

CBCT

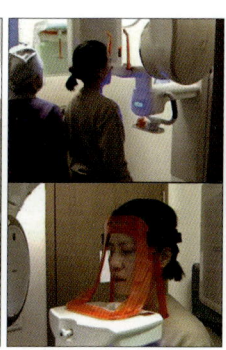

콘빔 CT를 통한 얼굴뼈 측정 과정

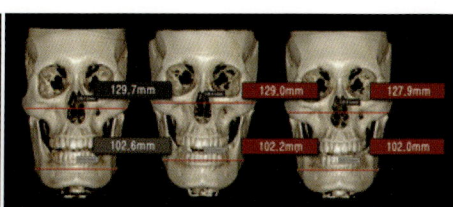

CBCT로 측정한 골근테라피효과 뼈축소 변화

골근피부관리를 통해 피부 아래에 있는 뼈와 근육을 통증 없이 부드럽게 관리하여 얼굴 크기의 변화 및 광대 부위와 저작 부위의 축소를 입증함으로써 골근테라피가 얼굴 부피와 광대 및 저작 부위 두께에 미치는 영향에 대한 박사학위를 취득하였습니다.

골근테라피 체험기 CASE 1 **사각턱**

어떤 헤어스타일도 자신 있게
소화할 수 있을 것 같아요!

김소라 | 경기 안양시 동안구 관양동
안양 평촌점 | **사각턱 30회**

　웨딩 촬영을 앞두고 조금이라도 예쁜 추억을 남기고 싶은 마음에 골근위뷰티를 찾게 되었답니다. 결론부터 말하자면 대만족입니다! 사실 처음 골근위를 선택할 때만 해도 반신반의하는 마음이었습니다. 그런데 지금 와서 생각해보면 골근테라피 안 받았으면 어쩔 뻔했는지 모르겠어요. 30회 관리를 마치고 마지막 석고 모형을 뜨고 사진을 찍었는데, 제가 보기에도 눈에 확 띄는 변화가 생긴 거 있죠!

　제 얼굴형이 원래는 좀 들쑥날쑥한 편이었어요. 광대뼈도 입도 많이 튀어나와 있어서 좀 강해 보이는 인상이었답니다. 관리를 시작하기 전에 머리를 전부 쓸어 올리고 적나라하게 사진을 찍어보니 '내가 이렇게 못생겼었나' 하는 생각이 절로 들더라고요. 그런데 관리를 마친 뒤 다시 사진을 찍어보니 얼굴형 자체가

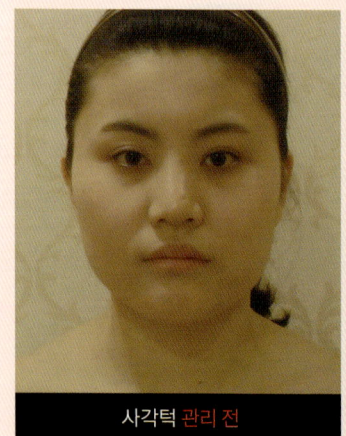
사각턱 관리 전

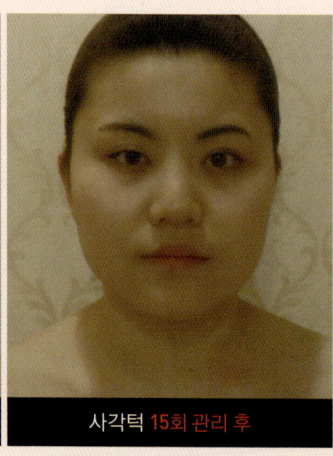
사각턱 15회 관리 후

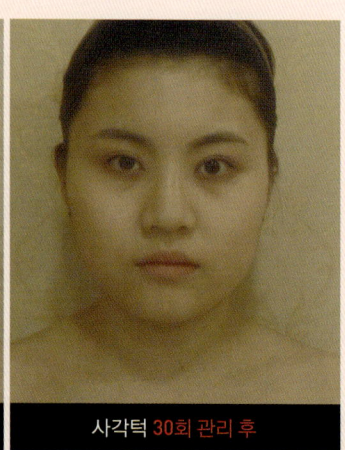
사각턱 30회 관리 후

매끄럽게 변화되어 있더라고요. 광대뼈도 부드러워지고, 튀어나와 있던 입도 들어가고, 사각턱도 부드럽게 라인이 잡혀 있는 걸 보니 얼마나 좋던지요! 전체적으로 부드럽고 여성스러운 느낌으로 변해 있었죠. 저도 모르게 함박웃음이 지어지더라고요. 정말 기대 이상이에요. 어쩜 이렇게까지 달라질 수 있는지 믿기지 않을 정도죠.

요즘은 거울을 보는 게 너무 좋아서 자꾸만 거울을 들여다보게 되네요. 누구를 만나도 당당하고 어떤 헤어스타일도 자신 있게 도전할 수 있게 되었죠. 처음에 반신반의했던 마음이 죄송스러울 정도예요. 마음을 조급하게 갖지 않고 꾸준하게 관리를 받으면 누구나 이렇게 눈에 띄는 결과를 얻을 수 있다고 하시네요. 골근테라피의 위력은 정말 대단한 것 같아요.

이번 주말에 웨딩 촬영인데, 당연히 사진도 예쁘게 나오겠죠? 전에는 사진 찍을 때마다 '얼짱 각도'를 만드느라 힘들었는데, 이제는 어떤 각에서 찍어도 두려움 없이 촬영에 임할 수 있을 것 같아요. 골근위뷰티, 다시 한 번 감사드립니다.

골근테라피 체험기 CASE 2 | 얼굴축소

얼굴은 크고
볼은 울그락 불그락!!

이금옥 | 인천광역시 계양구 효성동
부천점 | **얼굴축소 12회**

안녕하세요. 얼굴이 커서 고민이었던 여대생입니다

얼굴은 크고 볼에는 울그락 불그락에 트러블까지, 병원에서는 여드름도 아니라고 하는데 얼굴에 자꾸 붉은 무엇인가가 올라오더라구요!

얼굴 불살은 모양이 갈수록 커져가는 것이 제 얼굴에서의 그야말로 콤플렉스 덩어리였습니다. 뭘 해도 자신감이 없었고 얼굴이 드러나는 일을 싫었습니다. 특히 친구들과 야외로 놀러가서 사진찍는걸 너무 나도 싫어했으니 말입니다. 수술은 무섭고 부작용으로 오는 불편함 때문에 망설이던 중 골근위뷰티를 알게 되었습니다.

"성형 없이 예뻐진다는 말이 정말일까?" "건강하게 예뻐진다는게 어떤 의미일까?"

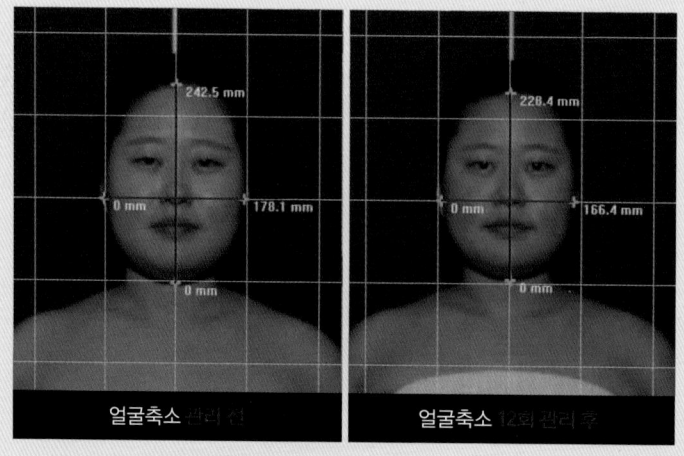

얼굴축소 관리 전 / 얼굴축소 12회 관리 후

솔직히 손으로 하는 마사지만으로 근육과 뼈가 줄어 든다는게 처음에는 반신반의했습니다. 그래도 수술보다는 낫겠지라는 생각으로 골근위 뷰티를 찾게 됐었습니다.^^ 어깨가 많이 뭉쳐서 다른 마사지샵은 많이 다녀봤는데 여기는 인테리어뿐만 아니라 상담해주시는 분의 미소와 친절한 서비스부터가 다르다는걸 느꼈습니다. 보통 "관리 추천해드리겠습니다". 라고들 하는데 골근위뷰티는 "얼굴을 디자인 해드리겠습니다". 라고 말해주시는게 엄청 인상적이었습니다.

그리고 〈책임제〉라는 것과 〈안면측정기〉를 사용한다는게 굉장히 믿음이 갔습니다. 몇 회 받아야 효과가 나타 나려나 하고 첫 관리를 받는데, 이게 웬일 첫날부터 눈에 보이는 효과로 소리부터 질렀습니다. 대박.

더 신기한건 받을 때마다 변화가 보이고 몸이 가벼워졌어요. 관리사 분이 말씀해주시길 제가 얼굴에 열이 많고 가스도 많이 차있다고 하시더라구요, 이 붉은 트러블은 가스가 빠져나오는 과정에서 생긴거라는 말을 듣고 깜짝 놀랐어요. 관리를 받으면서 얼굴의 열과 가스도 빠지고 얼굴도 작아지고! 관리도 어찌나 시원하고 기분좋게 해주시던지, 괜히 관리를 받으러 가는날이 기다려지고 행복했답니다. 관리가 거의 끝날때 쯤엔 얼굴에 붉은 기도 많이 사라지고 울퉁불퉁한 트러블도 굉장히 많이 없어져서 신기하고 감사했습니다. 얼굴크기와 붉은기 때문에 항상 고민이었고 스트레스 받던 저와는 이제 완전 이별입니다. 이렇게 정성스럽게 관리 도와주신 골근위뷰티 감사합니다.

골근테라피 체험기 CASE 3 **큰 얼굴**

꽃미남으로
다시 태어난 것 같습니다

강영우 | 서울 종로구 혜화동
서울 골근 미남 | **얼굴축소 16회**

    군대 전역하고 나서 친구들에게 "너 왜 이렇게 변했냐?", "군대에서 많이 힘들었나 보다" 하는 말을 정말 많이 들었습니다. 그런 얘기를 들으면 정말 기분이 안 좋았습니다. 입대하기 전에는 저도 제법 뽀얀 편이었는데, 군 생활 하는 동안 얼굴 잡티도 많아지고 턱에 각도 생기고, 좀 피곤한 듯한 인상으로 변한 것 같았습니다. 그동안 나이도 두 살이나 더 먹었으니 달라지는 게 당연한 일일 수도 있지만 은근 스트레스가 되더라고요.

    마사지라도 좀 받아야지 안 되겠다 싶은 생각이 들었습니다. 그래서 인터넷을 뒤지다 만나게 된 '골근 미남'. 이거다 싶어서 바로 선택하게 되었어요. 임상 사진을 보니 나도 달라질 수 있을 것이라는 믿음이 생기더라고요. 게다가 결과가 만족스럽지 않으면 100% 환불을 해준다기에 별걱정 없이 시작하게 되었습니다.

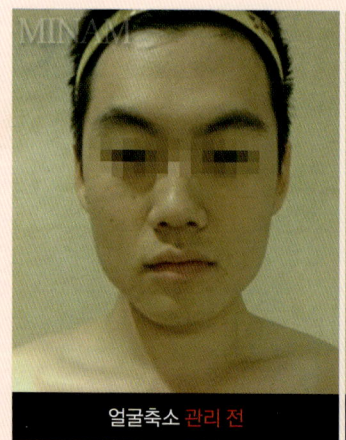
얼굴축소 관리 전

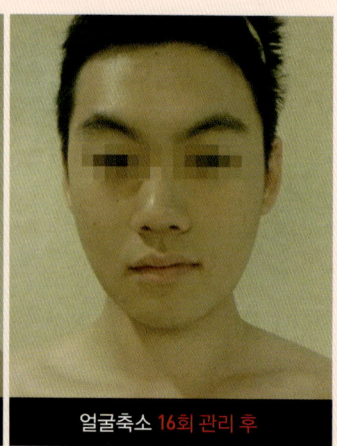
얼굴축소 16회 관리 후

한 번도 그런 관리를 안 받아봐서 그런지 처음에는 조금 어색하더군요. 하지만 친절한 직원들과 편안한 분위기에 이내 마음이 놓였습니다.

그렇게 두 달 동안 16회 관리를 받았는데, 횟수가 거듭될수록 얼굴 라인이 변하는 걸 제 눈으로 확인할 수 있었습니다. 특히 관리가 끝났을 때 사진을 찍어 관리 전과 비교해보니 그동안 정말 놀라운 변화가 있었다는 걸 알 수 있었습니다. 친구들의 반응도 완전히 달라졌습니다. 요즘 가장 많이 듣는 얘기는 "너 살 빠진 것 같다", "너 군대 물 빠지니까 인물 핀다!" 하는 것들입니다. 친구들은 제가 관리 받은 것을 모르거든요.

더 좋은 일은 '미남'에서 관리를 받은 뒤에 여자 친구가 생겼다는 겁니다. 평소 저 혼자 좋아하던 사람이었는데, 좀체 진도가 안 나가 애를 태웠거든요. 관리를 받고 자신감이 좀 붙어서 대시를 했더니 그녀도 호감이 있었다고 하며 제 마음을 받아주었답니다. 이게 다 '골근 미남' 덕분인 것 같습니다. 여자 친구에게는 아직 골근테라피에 대해 얘기를 안 했는데, 이제 다 털어놓고 여자 친구랑 같이 관리 받으러 가려고 합니다. 선남선녀 커플로 다시 태어나려고요. ㅎㅎㅎㅎ~

골근테라피 체험기 CASE 4 하체

멋진 각선미는 물론,
지긋지긋한 다리 통증까지 벗어났어요!

조경희 | 경기도 안양시 동안구 관양동
안양 평촌점 | 하체관리 16회+틀어진 골반 10회+종아리 알 16회

저는 왕골반+왕엉덩이+왕허벅지+왕종아리……. 한마디로 총체적인 하체 비만이었답니다. 하체는 저의 치명적인 콤플렉스였죠. 치마를 입어도, 바지를 입어도 스타일이 좀체 살지를 않으니 옷을 사러 갈 때마다 스트레스가 너무 심했답니다. 그러다 우연히 지하철에서 골근위뷰티 광고 포스터를 보고 골근테라피를 알게 되었어요.

그러다 사회 초년생이 된 작년 5월, 일단 나한테 투자하고 보자는 생각으로 골근위를 방문하게 되었죠. 거기서 저는 놀라운 사실을 알게 되었어요. 저는 단지 하체 사이즈를 줄이고 싶어서 찾아갔던 건데, 제 좌측 골반이 많이 틀어져 있다는 거예요. 저도 전혀 모르고 있던 사실이죠. 어린 시절부터 원인 모를 다리 통증과 부종으로 정말 고생이 많았는데, 틀어진 골반에 원인이 있었던 거죠.

저는 하체 관리 16회와 틀어진 골반 관리 10회를 병행해서 받았습니다. 겉모습도 중요하지만 건강을 먼저 생각해야 한다는 선생님들 말씀에 공감했기 때문이에요. 특히 여자에겐 골반이 중요하잖아요.

근! 데! 하체랑 골반 관리를 받으면서부터 일주일에 한 번은 꼭 찾아오던 다리 통증이 말끔히 없어졌습니다. 부종은 뭐 말할 것도 없고요. 다리가 무겁다거나 부었다는 느낌을 받은 게 언젠지 기억도 안 나네요. 남산만 했던 골반과 엉덩이가 줄어들고, 거대했던 허벅지도 엄청나게 가늘어졌어요. 건강해지고 예뻐지기까지 하니 얼마나 행복한지 몰라요~~♥

여기에 더해 올해 종아리 16회 관리까지 받고 나니 거울 볼 때마다 "이게 내가

맞나?" 하는 말이 저절로 튀어나온 답니다. 엉덩이부터 허벅지 그리고 종아리까지……. 이건 진짜 제가 알던 제가 아니에요. 이제는 사진을 찍거나 길을 걷다가 유리문에 비친 제 하체를 보면 미소가 절로 나온답니다. "건강하게 예뻐지는 골근위뷰티"라는 말 그대로입니다. 제가 직접 경험했기 때문에 믿고 추천해드려요. 골근테라피 꼭 한번 시작해보세요!

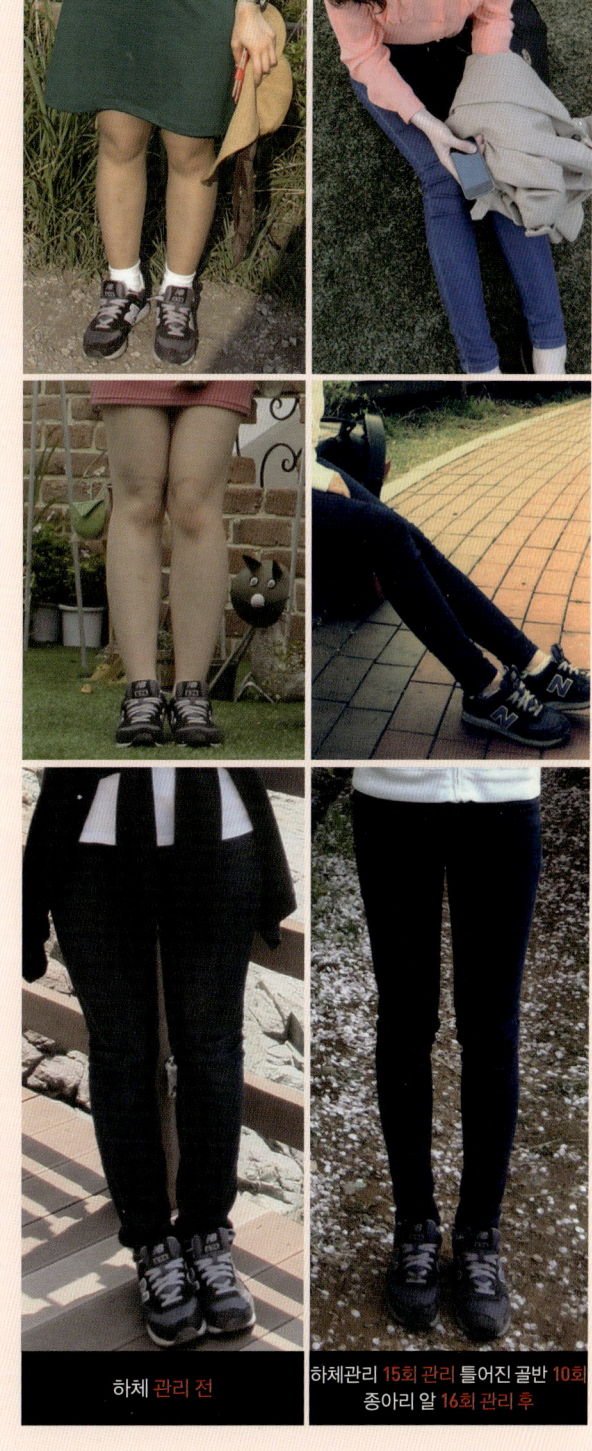

하체 관리 전

하체관리 15회 관리 틀어진 골반 10회
종아리 알 16회 관리 후

골근테라피 체험기 CASE 5 **종아리 알**

스케이트 선수 같던 종아리 알, 어디로 사라진 걸까요?

박승미 | 대전 서구 둔산동
대전점 | **종아리 알 20회**

    저는 종아리가 바깥쪽으로 도드라져 있어서 다리가 굵고 휘어 보이는 게 고민이었어요. 또 양쪽 다리의 굵기도 달라서 오른쪽 다리가 왼쪽 다리에 비해 훨씬 더 굵었답니다. 종아리 알도 워낙 커서 그냥 서 있어도 다리와 다리 사이의 간격이 거의 안 벌어질 정도였죠. 누가 보면 무슨 대단한 운동선수라도 되는 줄 알았을 거예요.

    그러다 보니 짧은 치마나 반바지는 아예 꿈도 못 꿨답니다. 레깅스나 스키니진도 맘 편히 입어본 적 없고, 롱부츠도 맞는 것 찾기가 하늘의 별 따기였죠. 라인이 좀 잘빠졌다 싶은 부츠는 지퍼가 반도 안 올라갔으니까요.

    사실 종아리 알을 줄여보려고 저도 이것저것 참 많이 해봤어요. 마사지와 다리 올리고 자는 것은 기본, 맥주병으로 밀어도 보고, 슬리밍 기계도 사봤어요.

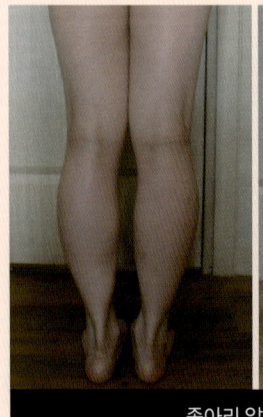 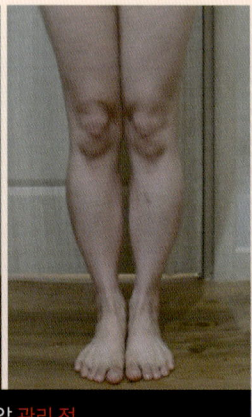 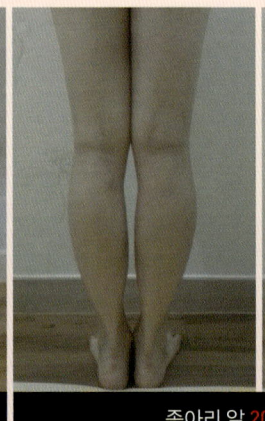 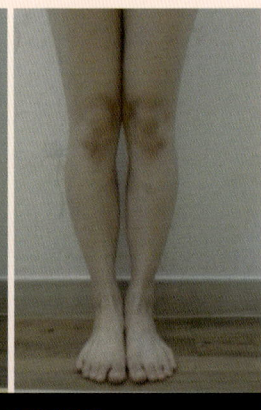

종아리 알 관리 전 | 종아리 알 20회 관리 후

하지만 종아리 알을 줄이는 데는 별 효과가 없더군요. 그러던 중 우연히 골근위 뷰티 홈페이지를 방문하게 되었답니다. 비포&애프터 사진이나 석고 모형이 너무 극적인 효과를 보여주고 있어서 포토샵으로 만든 게 아닌가 싶은 생각이 들었지만 뭐는 못 하겠습니까! 속는 셈 치고 시작해 보기로 했죠.

20회를 계획하고 관리를 시작했습니다. 그런데 두세 번 만에 바로 효과가 나타나기 시작했습니다. 종아리 알이 부드러워지면서 스케이트 선수처럼 딱 벌어진 느낌이 없어지는 거예요. 그러더니 다리가 눈에 띄게 가늘어지면서 알이 종아리 한가운데 예쁘게 자리를 잡는 느낌이 나더라고요. 20회 관리를 받고 난 뒤 석고 모형을 떠보고는 눈물이 날 지경이었어요. 새로 뜬 석고 모형이 관리 전에 만든 석고 모형 안으로 쏙 들어가는데, 정말 감동이었죠.

종아리 알 크기가 줄어들고 다리가 반듯해진 것은 물론, 양쪽 다리의 비율도 너무 좋아진 거 있죠? 이렇게 짧은 시간 안에 효과를 볼 수 있는데, 그걸 모르고 그렇게 오랫동안 속앓이를 하다니……. 이제는 책까지 나왔다니 보다 많은 분들이 골근테라피를 접할 수 있겠네요.

골근테라피, 정말 효과 좋답니다. 강추예요!

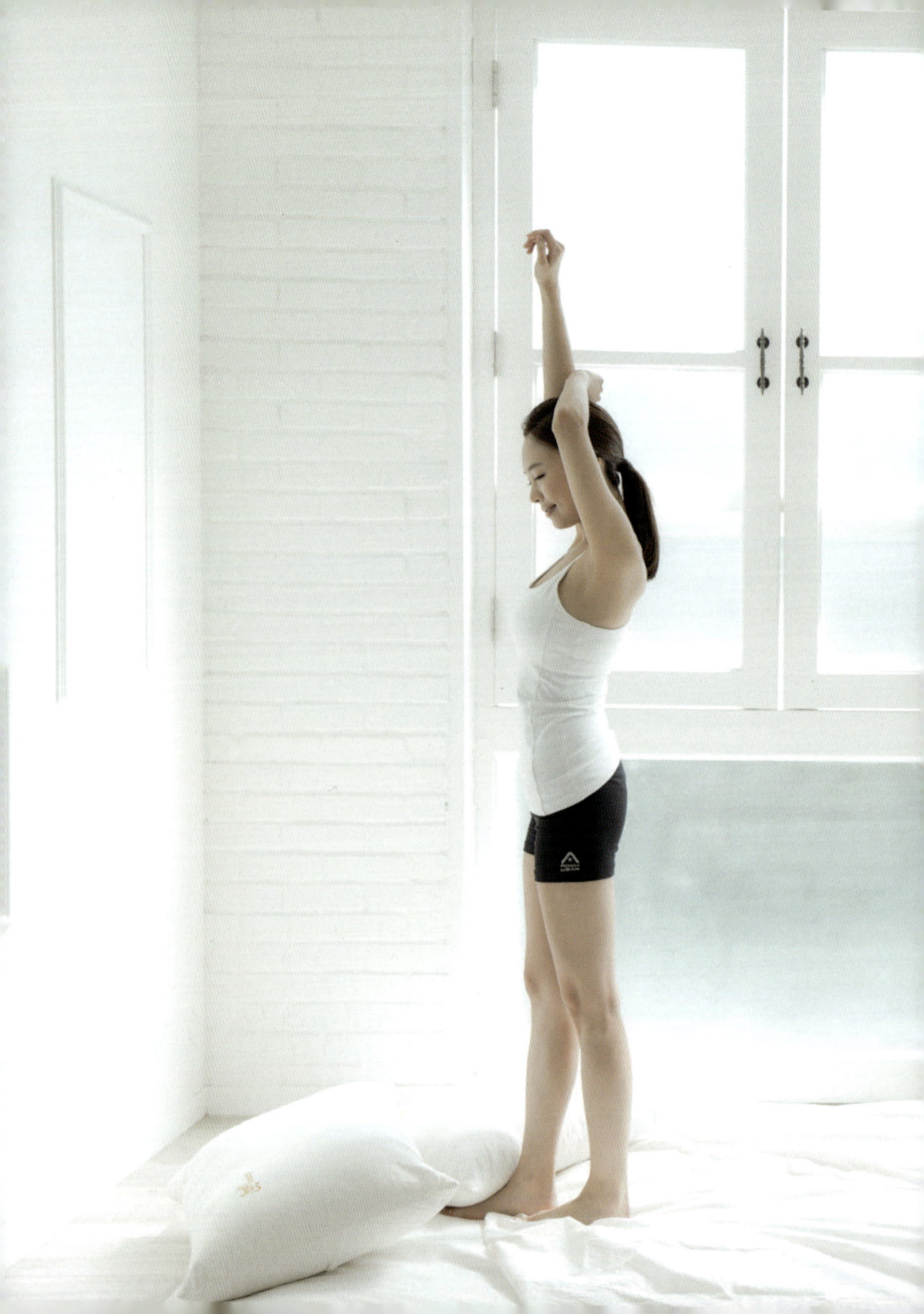

PART 01

골근테라피를 시작하기 전에
알아두면 좋은 것들

얼굴 라인,
왜 흐트러지고 어떻게 바로잡나

골근테라피는 근육역학과 기전, 동양의학의 음양오행과 경락학설 등을 이론적 배경으로 하여 뼈와 근육 위의 피부를 자극하는 관리 방법입니다. 원활하게 통하지 않는 인체의 기와 혈을 즉각적으로 통하게 하고, 뼛속 깊은 곳까지 자극하여 순환을 돕고 통증을 해소해줍니다.

얼굴이 틀어지고 턱선이 변형되는 이유

턱관절과 저작근의 변형에는 음식을 한쪽으로만 씹는 습관, 엎드려 자는 수면 습관, 턱을 고이고 있는 습관 등이 영향을 미칩니다. 더하여 직장과 가사노동 등 과도한 업무 스트레스로 인한 근육의 경직, 피로 누적으로 인한 안면부종과 비대칭, 이중 턱 등도 큰 고민거리 중 하나입니다.

얼굴 윤곽에 영향을 미치는 또 다른 부위는 바로 광대뼈. 이는 인종적 특징이기도 하지만 인체 전반의 골격 상태와 관련이 있습니다. 갈비뼈가 벌어지거나 골반, 척추 등이 불균형해지면 연쇄적으로 광대뼈가 벌어질 수 있습니다. 즉, 인체의 골격은 한 부분의 문제인 것 같지만 전체적인 균형이 흐트러지면서 발생하는 경우가 대부분입니다.

골근테라피의 원리

골근테라피는 변형된 얼굴의 뼈와 근육을 자극함으로써 뼈세포 자체의 교환을 돕는 관리법입니다. 인체 스스로 재생하게 하여 얼굴의 형태를 작게 만드는 것이죠. 변형된 얼굴뼈에 적절한 자극을 가하면 피부의 말초신경 말단부에서 발생하는 자극이 척수를 통해 대뇌까지 전달되어 유쾌감과 이완감을 느낄 수 있습니다. 말초적 피부 자극이 부교감 신경을 자극함으로써 근육을 이완시키고 모세혈관을 확장시키게 되어 순환을 촉진하는 것이죠.

혈액이나 림프 등의 순환이 활성화되면 모세혈관의 울혈을 방지할 수 있습니다. 딱딱하게 뭉친 근육을 부드럽게 풀어주며 부종 및 팽윤을 일으키는 체액을 감소시켜 근육의 기능을 증진하는 효과도 있습니다. 산소대사, 경혈 자극, 신경 안정, 신진대사 촉진 등을 통해 신체 내부의 자연 치유력을 강화하고 인체의 음양 평형을 되찾는 것이 바로 골근테라피인 것입니다.

골근테라피의 차별화된 효과

대개의 경락 마사지가 표피 자극을 기본으로 하는 것과 달리, 골근테라피는 각각의 경락 자극에 영향을 미치도록 적절한 깊이와 압력을 유지하며 진행됩니다. 이 같은 관리법은 외상이나 염증, 잘못된 자세 등으로 인해 발생하는 비정상적인 압박을 풀어주어 신체를 정상적 형태로 회복시켜줍니다. 생명 유지에 필요한 기관들이 올바른 위치를 되찾게 되므로 자연스럽게 아름다움을 되찾게 되는 것입니다.

골근테라피가 만들어내는 놀라운 변화는 마사지 자체의 효과라기보다는 인체의 자연치유력을 극대화하는 데서 찾을 수 있습니다. 근육학의 원리인 길항과 협력근 작용 원리에 입각한 관리법인 것이죠.

골근테라피 효과 높여주는
기초 해부학

집에서 혼자 마사지를 하는데 해부학까지 알아야 할까요? 굳이 몰라도 됩니다. 하지만 알아두면 분명 도움이 된답니다. 내 얼굴의 뼈와 근육이 어떻게 이루어져 있으며 어떻게 작용하는지 알면 마사지를 할 때도 한결 자신감이 생기니까요. 하지만 너무 어렵게 느껴진다면 패스해도 괜찮아요~

1. 근육

얼굴의 근육은 크게 피근과 저작근으로 나누어집니다. 피근은 얼굴에서 일어나는 복잡한 표정 운동을 일으키는 근육으로, 표정근 또는 표정안면근이라고 부르기도 하죠. 두개표근, 구부와 비부의 근, 이부의 근, 안부의 근 등 4그룹으로 배열되는 약 20종의 근육이 여기에 해당됩니다. 그 외에 눈꺼풀을 덮거나 눈썹을 올리는 데 작용하는 안륜근, 비공을 넓히는 비근, 입을 다물거나 뾰족하게 내밀 때 작용하는 구륜근, 귀여운 보조개를 만드는 소근 및 구각하제근 등이 있습니다.

안면근은 수의근으로 안면신경의 지배를 받습니다. 따라서 안면신경이 마비되면 눈꺼풀이나 입의 움직임에 문제가 생기게 되죠. 저작근은 얼굴의 피부, 코나 입속의 점막, 치아를 감싸는 잇몸 등에 분포하고 있습니다. 말 그대로 음식을 씹거나 말을 할 때 등 구강의 움직임에 작용하는 근육을 가리킵니다.

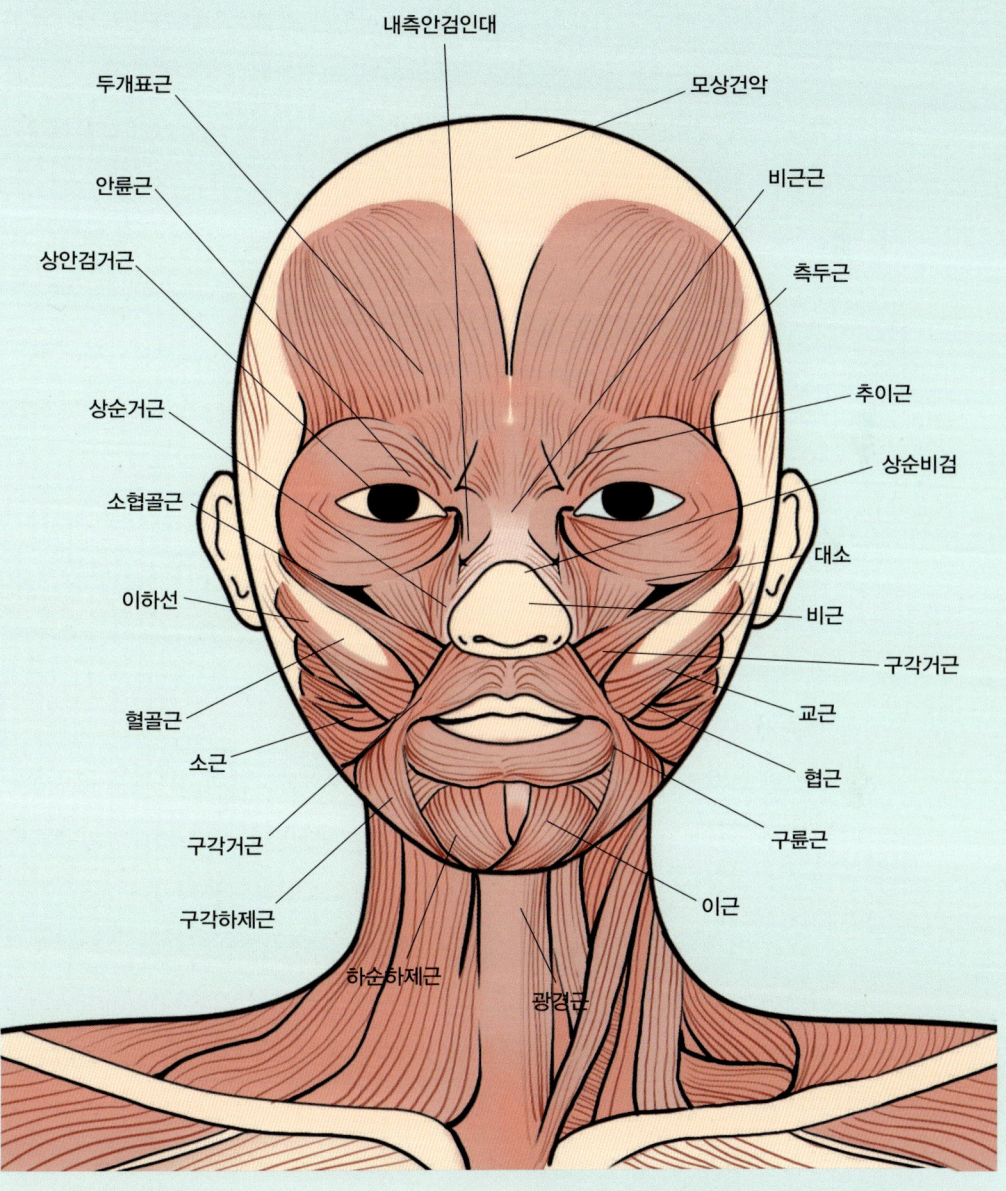

2. 근막

근막이란 근육을 감싸고 있는 막을 가리키는 것으로, 모든 근조직을 보호하고 지지하는 섬유성 결합조직을 말합니다. 근막은 일반적으로 천층, 심층, 최심층으로 분류합니다. 천층은 진피 밑에 놓여 있고 심층은 근육, 뼈, 신경, 혈관과 장기 등을 둘러싸고 있죠. 최심층은 뇌와 중추신경계를 포함한 두개천골계의 격막을 가리키는 것이고요.

우리 몸의 모든 근육은 바로 이 근막이 그물처럼 이어져서 하나의 체계를 이루고 있습니다. 고정된 것이 아닌 유기체이므로 한 곳이 움직이면 그와 관련된 인체의 다른 부분도 따라 움직이고, 건축물처럼 세월의 흐름으로 인해 손상이 되는 것입니다.

3. 두개골

뼈는 우리가 생각하는 것보다 훨씬 활동적인 조직입니다. 많은 양의 뼈가 우리 몸속에서 제거되고, 새로 만들어지죠. 우리 몸속의 뼈 중 5~7%가 매주 재생, 새로운 세포로 대치됩니다. 성인의 경우, 1/2mg 정도의 칼슘이 뼈에 침착되고 빠져나오는 것으로 알려져 있습니다.

성인의 뼈에서 일어나는 침전과 재흡수는 모두 골외막과 골내막의 표면에서 이루어집니다. 이 두 과정이 뼈의 재형성에 관여하는데, 특히 재형성은 골아세포와 파골세포에 의해 조정되죠. 이 비율이 깨지면 골다공증이 발생하죠.

모든 뼈가 똑같이 재형성 과정을 거치는 것은 아닙니다. 부위에 따라서 매우 활발하게 재형성을 하는 뼈도 있고, 그렇지 않은 뼈도 있죠. 골근테라피는 두개골에 물리적 자극을 가하는 것으로, 그 자극에 의해 머리뼈의 구조가 변화를 일으킵니다. 압축력을 받는 부위와 신장력을 받는 부위가 골축적과 골흡수에 의해 재형성되는 것이죠.

이상적인 얼굴의
비율과 아름다움

어떤 얼굴이 아름다운 얼굴일까요? 아름다움에 대한 생각은 시대에 따라, 문화에 따라 달라집니다. 이상적인 얼굴에 대한 기준도 시대에 따라 꾸준히 달라지고 있습니다. 최근에는 여성들의 얼굴이 어느 정도 평준화되었다고 할 수 있습니다. 성형수술 덕분이죠. 하지만 얼굴의 생김새까지 비슷비슷해지면서 각자의 개성이 사라지다 보니 이목구비는 예쁘지만 아름답다는 느낌을 주기는 어렵습니다. 그 때문인지 요즘은 얼굴의 전체적인 균형과 자연스러움에 대한 관심이 증가하고 있는 추세입니다.

여성이 남성에 비해 후천적인 얼굴형 변화 크다

작고 갸름한 달걀형 얼굴에 대한 선호도가 꾸준하게 증가하고 있습니다. 얼굴이 크면 촌스럽고 긴장감이 떨어져 보이죠. 특히 요즘은 작고 매끈한 얼굴에 이목구비가 꽉 들어찬 사람을 아름답다고 여깁니다.

인종적인 차이도 있습니다. 동양인은 서양인에 비하여 얼굴 윤곽이 평면적이며 둥글고 큰 편입니다. 동양인의 얼굴은 좌우로 길고, 서양인의 얼굴은 앞뒤로 길죠. 그래서 사진이나 영상에는 서양인이 아름답게 나오는 편인데, 실제로 보면 그렇지 않은 경우가 많습니다.

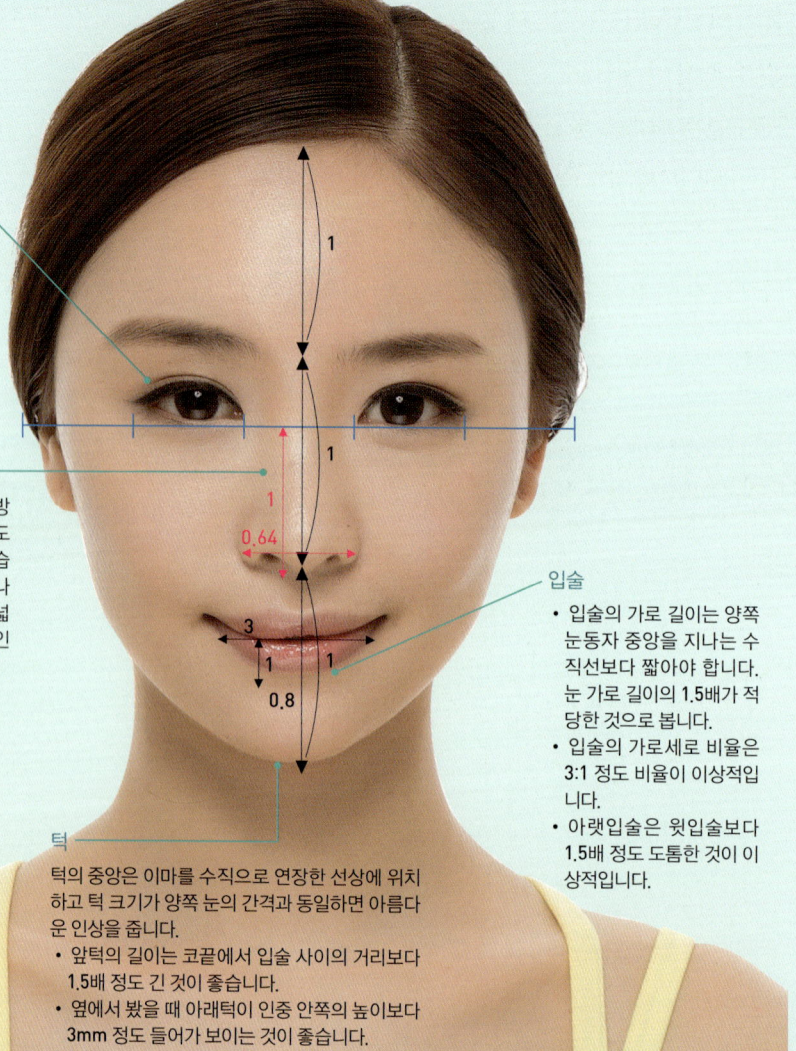

눈
눈의 가로 길이를 1로 잡았을 때 눈과 눈 사이의 간격, 귀에서 눈꼬리까지의 간격 모두 1의 비율이 좋습니다.

코
코는 콧대의 길이와 콧방울의 넓이가 1 : 0.64 정도의 비율을 갖는 것이 좋습니다. 콧대가 너무 길거나 짧아도, 코폭의 길이가 넓거나 좁아도 아름다운 인상을 만들기 어렵습니다.

입술
- 입술의 가로 길이는 양쪽 눈동자 중앙을 지나는 수직선보다 짧아야 합니다. 눈 가로 길이의 1.5배가 적당한 것으로 봅니다.
- 입술의 가로세로 비율은 3 : 1 정도 비율이 이상적입니다.
- 아랫입술은 윗입술보다 1.5배 정도 도톰한 것이 이상적입니다.

턱
턱의 중앙은 이마를 수직으로 연장한 선상에 위치하고 턱 크기가 양쪽 눈의 간격과 동일하면 아름다운 인상을 줍니다.
- 앞턱의 길이는 코끝에서 입술 사이의 거리보다 1.5배 정도 긴 것이 좋습니다.
- 옆에서 봤을 때 아래턱이 인중 안쪽의 높이보다 3mm 정도 들어가 보이는 것이 좋습니다.

주목할 만한 점은, 얼굴의 변화입니다. 나이가 들면 생활 습관 등 여러 가지 이유에 의해서 얼굴이 많이 달라집니다. 그중에서도 여성은 남성에 비해 후천적인 얼굴형의 변화가 큰 편이죠. 눈 옆의 광대뼈나 귀밑의 하관뼈가 가장 큰 변화를 보이는데요, 나이 든 여성일수록 광대뼈가 벌어지고 턱뼈가 각진 경우가 많은 것은 이 때문입니다.

이 같은 변화를 바로잡기 위해서는 저작근을 비롯한 얼굴 근육을 잘 관리해 주어야 합니다. 턱관절 그리고 머리와 목을 연결하는 관절이 건강해야 얼굴이 커지거나 아래로 처지는 것을 막을 수 있습니다. 얼굴은 많은 뼈로 이루어져 있기에 골격 구조의 작은 변화에도 큰 변화가 생긴다는 점을 기억하세요!

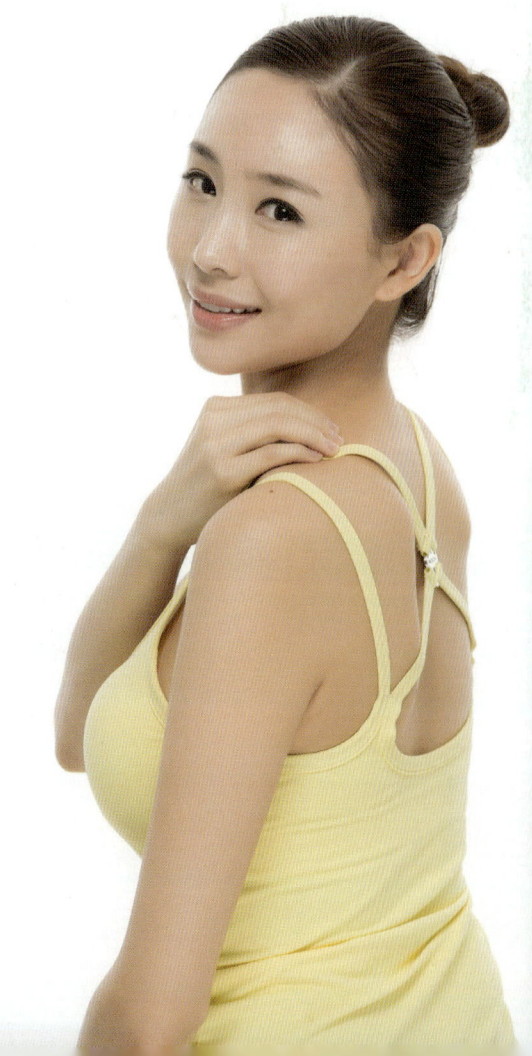

골근테라피를 위한
기본 준비물

골근테라피에는 별다른 준비물이 없습니다. 깨끗한 손과 핸들링을 부드럽게 만들어줄 오일만 있으면 어디서든 할 수 있죠. 머리카락이나 목에 화장품이 묻을 수 있으니 세안이나 샤워 전에 하는 것이 더 편리하고, 휴식 시간을 따로 내서 잠깐 마사지를 즐겨보는 것이 가장 좋습니다.

청결한 손

마사지를 할 때는 손을 깨끗하게 하는 것이 가장 중요합니다. 클렌저를 사용해 손을 깨끗하게 씻고, 손톱이나 손끝의 각질도 깔끔하게 다듬는 것이 좋습니다.

머리를 감싸는 데 필요한 타월

얼굴 부위를 마사지할 때는 머리카락을 완전히 감싸주는 것이 좋습니다. 샤워용 머리띠나 두건 등을 활용해도 좋겠죠.

어깨를 드러낼 수 있는 큰 목욕타월

마사지를 할 때는 어깨와 쇄골 부위까지 자극을 하게 되므로 큰 목욕타월을 준비해서 가슴부 위에 둘러주면 좋습니다. 가슴 부위에 고무줄이 들어 있는 목욕 가운이 있다면 더욱 편리합니다.

마사지용 오일

골근테라피를 할 때는 손을 부드럽게 움직이기 위해 오일을 사용합니다. 평소 쓰는 오일을 사용해도 좋지만, 점성이 강해서 너무 뻑뻑하거나 너무 묽어서 줄줄 흘러내리면 불편하죠. 너무 빨리 스며들어 금방 건조해지거나 너무 겉돌아도 마사지 효과가 반감될 수 있습니다. 세서미오일이 인체의 유지방과 비슷한 분자 구조를 갖고 있어 마사지오일로 이상적입니다.

아로마테라피용 오일이나 캔들

마사지를 할 때 아로마테라피를 함께 하면 심신을 이완시켜 보다 편안하고 즐거운 분위기를 만들 수 있습니다. 마음이 편안해야 마사지도 즐겁고 얼굴도 예뻐지는 건 당연한 얘기죠.

적절한 실내조명과 온도

실내 환경은 어깨를 드러내고 마사지를 할 때 편안함을 느낄 수 있는 온도와 습도를 유지하는 것이 좋습니다. 너무 덥거나 추우면 마음이 바빠 쉽게 지치고 마사지 효과도 반감되니까요. 조명은 너무 밝거나 어둡지 않고, 눈이 편안한 정도가 좋답니다.

리드미컬한 마사지를 위한 음악

음악이 있다면 더욱 좋겠죠? 따로 정해진 음악은 없습니다. 평소 자신이 좋아하는 장르의 음악이면 충분한데, 너무 빠르거나 느리면 마사지 리듬을 잡기 어려우므로 적당한 속도의 음악을 선정하도록 하세요.

골근테라피
기본 테크닉 익히기

골근테라피에서 가장 중요한 테크닉은 손을 사용하는 핸들링 handling 입니다. 전문가에게 관리를 받을 때는 관리 부위에 따라 발이나 팔꿈치 등 인체의 다른 부위를 사용하기도 하지만 집에서 혼자 할 때는 거의 모든 자극이 손끝에서 이루어진다고 해도 과언이 아니죠. 손끝의 감각을 몸에 익히기 위해서는 다소 시간이 필요하지만 몇 번 반복하다 보면 금방 익숙해질 거예요.

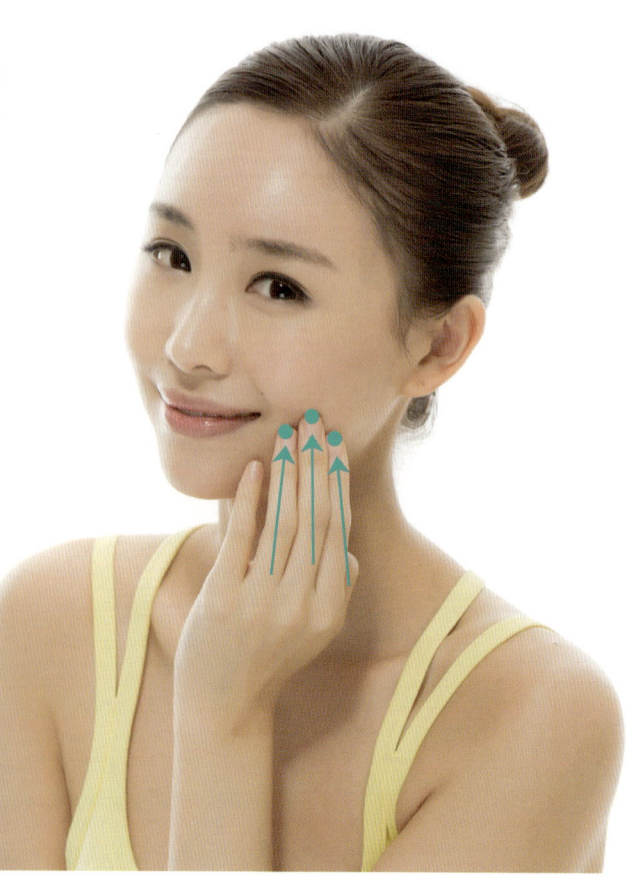

손 사용법

대부분의 동작은 손끝을 가지런히 모아 모든 손가락의 힘을 고르게 사용합니다.

그중 엄지와 새끼손가락은 주로 지지하는 데 사용하며, 자극은 주로 가운데 세 손가락을 사용합니다. 손끝이나 손목 등에 무리하게 힘이 들어가서는 안 되며, 인체의 골격과 손가락 관절이 자연스럽게 어우러지도록 사용해야 리드미컬한 동작이 가능합니다.

손끝의 압력

과도한 압력으로 피부나 근육, 골격 등을 자극하면 오히려 역효과를 낼 수 있습니다.

동작이 잘못되면 잔주름이나 색소 침착, 적정 압력을 몸에 익히는 것이 중요하죠. 적정 압력은 0.3~0.8kg/㎠을 기준으로 하며, 이는 손끝에 뼈가 느껴지는 정도의 압력을 말합니다.

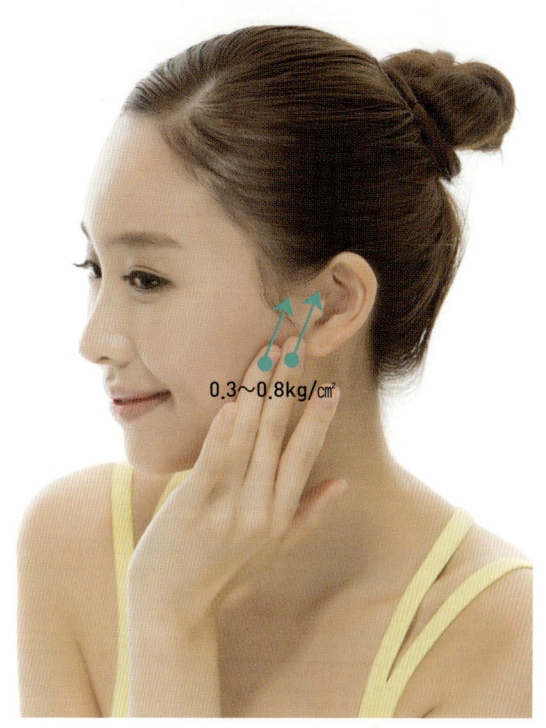

반복 횟수와 속도

장시간 마사지를 지속하다 보면 손끝에 피로가 쌓여 압력을 조절하는 데 무리가 올 수 있으니 주의하세요. 관리는 꾸준히, 반복적으로 하는 데 중점을 두는 것이 좋습니다. 모든 동작은 좌우 동일한 횟수로 반복합니다.

속도는 좌우 동시에 마사지 할 경우 1세트에 2분, 좌우 각각 마사지할 경우 1세트에 3~5분이 소요되는 수준을 유지하는 것이 좋습니다. 속도가 너무 빠르면 피부 마찰만 강해져 근육이나 골격에 충분한 자극을 줄 수 없고, 반대로 너무 느리면 자극 효과가 낮으니까요. 하지만 동작이 손에 익을 때까지는 천천히 하나씩 익혀나가세요.

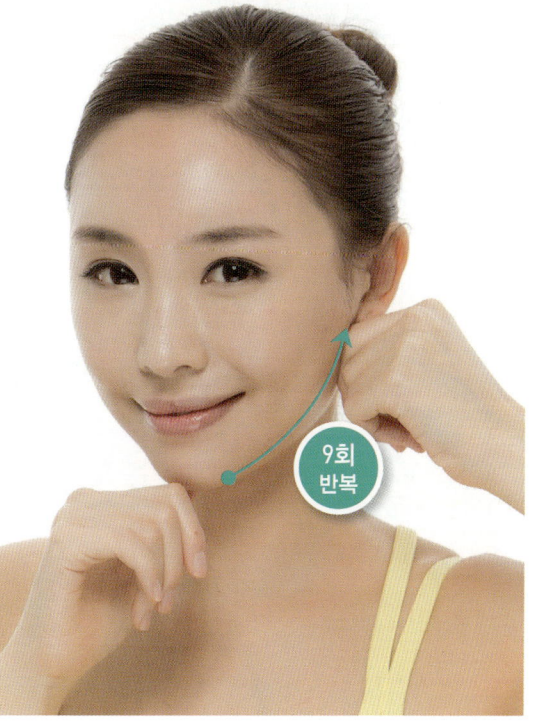

골근테라피에서 가장 많이 사용하는 기본 테크닉 익히기

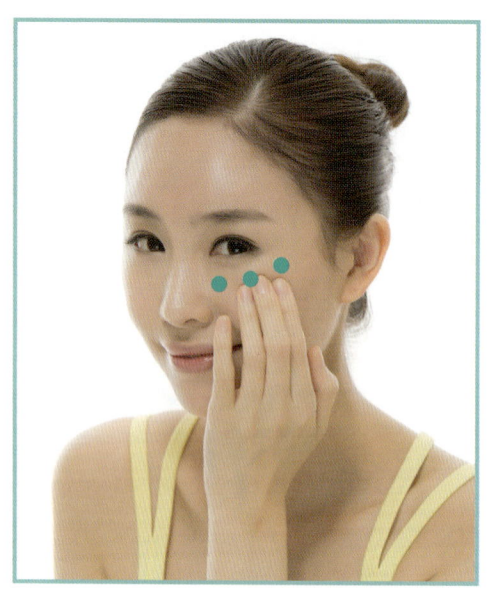

누르는 듯이 밀어주기
검지, 중지, 약지 등 손가락 세 개를 맞붙여 손끝에 뼈가 느껴지는 정도의 압력으로 **3~5초간** 지그시 눌러줍니다.

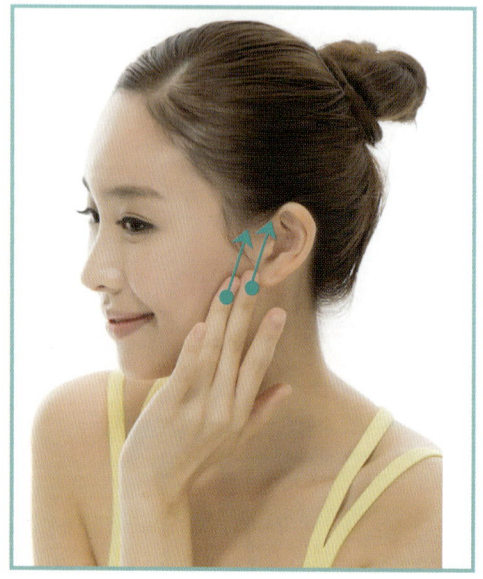

밀어주기
손가락 세 개를 맞붙여 뼈가 느껴지는 정도의 압력으로 누른 상태에서 화살표 방향으로 천천히 밀어줍니다.

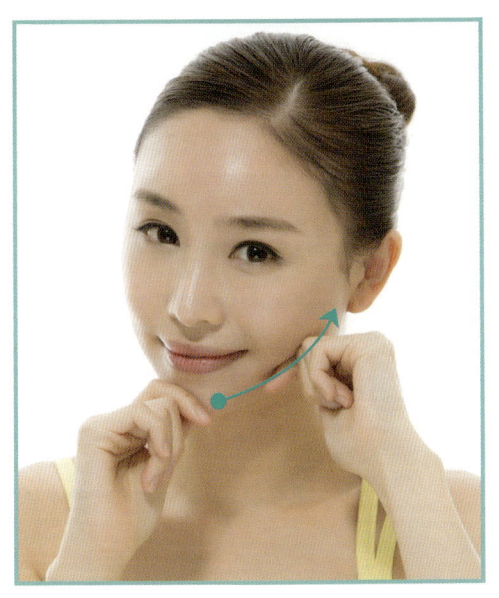

올려주기

엄지와 검지로 살짝 쥐듯이 잡고 뼈가 느껴지는 정도의 압력으로 쓸듯이 위로 밀어 올려줍니다.

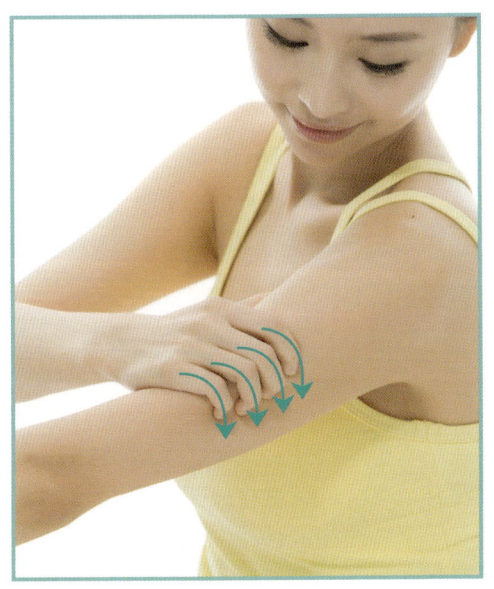

주무르기

손바닥 전체를 사용해 살짝 쥐듯이 잡고 부드럽게 누르면서 주물러줍니다.

시작하기 전에 알아두어야 할 몇 가지

정확한 테크닉을 익혀야 효과가 있다

골근테라피는 꾸준히 실천하면 반드시 효과를 거둘 수 있는 과학적인 프로그램입니다. 이때 가장 중요한 것은 정확한 동작을 익히는 것이죠. 너무 강하지도 약하지도 않은 적절한 압력으로 자극을 가하는 것입니다. 사용하는 손가락이나 손의 움직임은 약간씩 달라져도 괜찮지만, 골격과 근육을 자극하는 방향은 매우 중요하답니다. 사진과 설명을 잘 보면서 기본기를 익혀보세요.

꾸준히 실천해야 효과가 있다

전문가에게 골근테라피를 제대로 받으면 단 한 번의 관리만으로도 눈에 띄는 효과를 거둘 수 있습니다. 하지만 골근테라피를 처음 접하는 사람이 책을 보고 할 때는 꾸준히 실천해주어야 하죠. 날마다 아침저녁으로 한 번씩, 1일 2회 정도 꾸준히 관리해 주는 것이 가장 좋습니다.

효과가 나타난 뒤 후속 관리가 중요하다

골근테라피를 꾸준히 실천하면 한두 달 만에 원하는 변화를 얻을 수 있습니다. 하지만 여기서 멈추지 말고 후속 관리를 해주는 것이 좋습니다. 우리 몸은 현재의 상태를 유지하려는 성향을 갖고 있기 때문에 새로운 변화가 일어났을 때 본래의 모습으로 돌아가려는 성질이 있습니다. 우리 몸이 새로운 변화를 인식하고, 변형 이전의 본래 모습을 되찾고 유지하려 할 때까지 지속적으로 실천해주면 요요 현상으로부터 벗어나 반영구적으로 효과를 누릴 수 있습니다.

컨디션에 따라 달라질 수 있다

운동이나 마사지 등 모든 관리가 마찬가지입니다. 하루도 거르지 않고 꾸준히 해주는 것이 좋지만, 가끔은 휴식이 필요한 순간이 있죠. 수면 부족 등으로 인해 피로가 쌓였거나 술을 많이 마신 날 등 몸이 안 따라주는 날은 쉬는 것이 좋습니다. 몸과 마음이 함께 편안하고 즐거워야 얼굴도 예뻐진답니다.

전체적인 디자인에 신경 써라

골근테라피는 얼굴 디자인이라고 할 수 있습니다. 부족함을 느끼는 부위를 집중적으로 관리하다 보면 그에 따른 보상 작용으로 상반되는 부위의 결함이 두드러질 수 있습니다. 미백 관리에 집중하다 보면 잡티가 두드러지는 것과 마찬가지죠. 볼 살에만 집중하면 자칫 턱이 두드러질 수 있고, 얼굴이 작아지면서 다른 부위의 결함이 두드러질 수 있습니다. 집중 관리와 전체적인 디자인을 함께 해나가는 것이 효과를 극대화할 수 있는 방법입니다.

| 샤워하면서 예뻐지기 1 | **세안** |

얼굴을 살리는 클렌징과 세안

세안은 민감한 얼굴 피부를 관리하는 데 가장 중요한 과정입니다. 메이크업을 말끔하게 지우면서도 피부에는 자극이 남지 않도록 바람직한 세안법을 배워두세요!

1. 포인트 메이크업 지우기

립스틱, 아이섀도 등의 포인트 메이크업을 먼저 지워주세요. 화장솜에 립&아이 메이크업 리무버를 적신 뒤 눈꺼풀 위에 올려 눈두덩 부분을 적셔줍니다. 화장솜을 아래쪽으로 끌어 내리듯이 부드럽게 움직이며 마스카라, 아이라이너, 아이섀도 등을 깔끔하게 지워주세요. 입술도 같은 방향으로 닦아냅니다. 눈꺼풀과 입술 피부는 매우 민감하기 때문에 너무 강하게 자극하지 않도록 주의하세요~

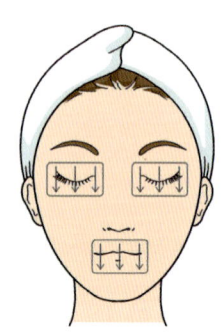

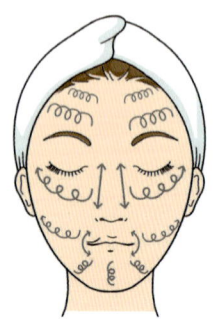

2. 베이스 메이크업 지우기

볼과 이마 등 전체적인 베이스 메이크업을 지울 차례입니다. 군데군데 클렌징크림을 바른 뒤 양쪽 3, 4번 손가락으로 작은 동그라미를 그리며 중앙에서 바깥쪽으로 움직여줍니다.
볼과 턱, 이마 등 튀어나와 있는 부위는 2회씩 부드럽게 지나가고, 콧방울, 눈밑, 눈두덩, 팔자주름 부위는 3~4회씩 부드럽게 문질러줍니다.

3. 물로 씻기

양쪽 손을 둥글게 오므려 물을 가득 채운 뒤, 턱에서 이마 쪽으

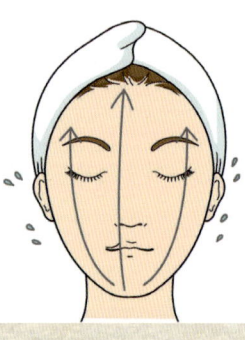

로 쓸어 올리듯 어푸어푸 세안을 합니다. 이때 이마 쪽에서 턱 쪽으로 쓸어내리는 것은 절대 금지! 중력의 영향 때문에 하루 종일 아래로 처지는 피부를 위해 세안을 할 때만이라도 중력의 역방향으로 피부를 쓸어 올려주어야 한답니다. 손바닥으로 벅벅 문지르는 강한 세안은 예민한 피부를 만드는 나쁜 습관이니 꼭 고치도록 하세요~

4. 폼 클렌저로 씻기

폼 클렌저는 손에서 충분히 거품을 낸 뒤 얼굴에 적용하는 것이 중요합니다. 손으로 씻는 것이 아니라 거품으로 씻는다는 기분으로 피부를 가볍게 쓸어주세요. 볼과 턱, 이마 등 튀어나와 있는 부위는 1~2회, 들어가 있는 부위는 3~4회 동글동글 손가락 끝으로 문질러 주세요.

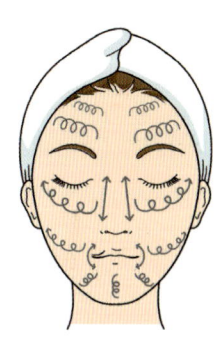

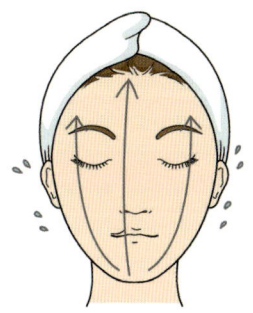

5. 물로 헹구기

다시 한 번 물로 헹궈 폼 클렌저를 깨끗하게 제거합니다. 세안 방법은 3번과 같습니다. 얼굴에 메이크업이나 세안제 잔여물이 남지 않도록 충분히 헹궈주세요~

6. 물기 닦기

세안 직후 예민해진 피부를 타월로 쓱쓱 문지르면 자극이 너무 심하답니다. 클렌징용 해면을 미리 물에 담가두었다가 사용하는 것이 가장 좋습니다. 해면의 물기를 꼭 짠 뒤 퍼프로 파우더를 바르듯 톡톡 두드려 물기를 제거해주세요. 해면은 타월보다 마찰력이 적어 피부의 보습막을 유지해주며, 피부 보호에 꼭 필요한 각질을 보존해서 피부를 건강하게 지켜준답니다.

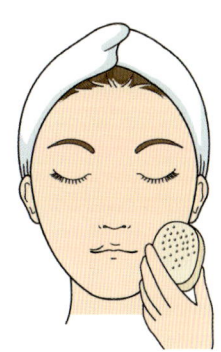

| 샤워하면서 예뻐지기 2 | **머리 감기**

머리 감으면서 얼굴 관리까지!

팔자주름이나 볼 살 처짐을 완화해주는 샴푸 방법을 배워볼까요? 머리를 감을 때는 머리카락보다는 두피 세정에 집중하는 것이 헤어를 건강하게 관리하는 방법이랍니다.

1. 지문 부위로 부드럽게 마사지

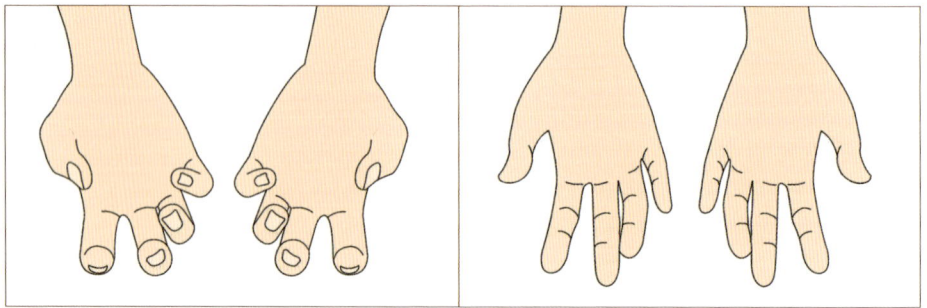

잘못된 방법 (X)　　　　　　　올바른 방법 (O)

샴푸를 할 때 손끝을 이용하면 두피가 상처를 생길 수 있습니다. 가장 좋은 방법은 손가락의 지문 부위를 이용해 마사지를 한다는 기분으로 핸들링하는 것입니다. 이렇게 하면 두피 자극을 최소화할 수 있어, 두피가 예민해지거나 머리카락이 빠지는 것을 예방할 수 있답니다.

> ✓ **골샘 TIP** 두피 타입에 맞는 샴푸로 하루 1회만
>
> 샴푸는 피지 분비에 맞춰 건조두피, 중성두피, 지성두피, 손상모 등으로 제품이 나눠져 있습니다. 자신의 두피 상태에 맞는 제품을 골라 쓰는 게 가장 좋은데요, 자신의 두피 타입을 잘 모를 때는 현대인들은 매일 머리를 감기 때문에 건조두피용 제품을 사용하는 것이 무난합니다. 또한 샴푸는 하루 1회만 하는 것이 좋습니다. 하루 2회 샤워를 한다면 1회는 샴푸로, 1회는 물로만 씻어주세요. 두피도 피부이기 때문에 세정제를 자주 사용하면 과각질화, 염증성 두피, 피지 분비가 촉진될 수 있습니다.

2. 머리 양쪽을 아래서 위로

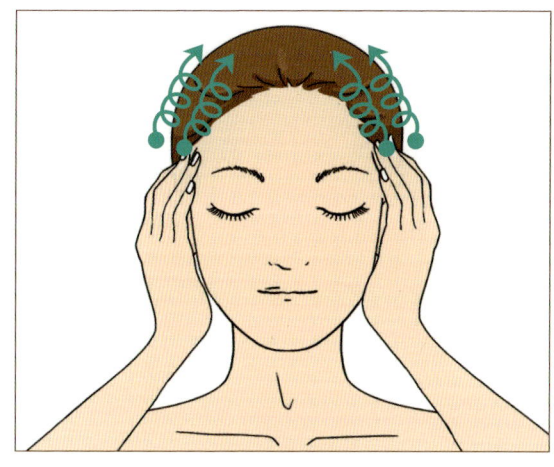

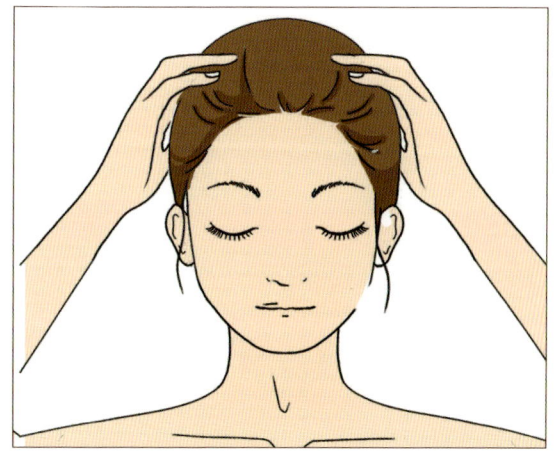

샴푸를 시작할 때는 두상 측면부터 시작해 위로 올라가는 것이 좋습니다. 머리는 중력을 가장 많이 받는 곳으로, 중력에 의해 얼굴 근육이 아래로 처지는 것을 가장 강하게 버티는 곳이거든요. 아래쪽에서 위쪽으로 끌어 올리듯 움직여주면 노폐물 세정도 잘되고, 중력에 의해 처진 얼굴 근육도 리프팅이 된답니다.

3. 이마에서 정수리 쪽으로

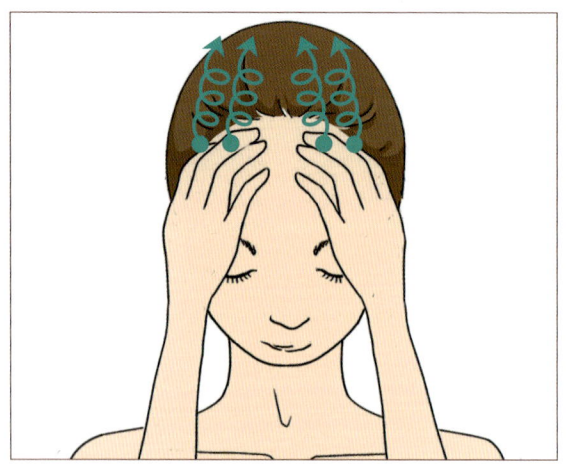

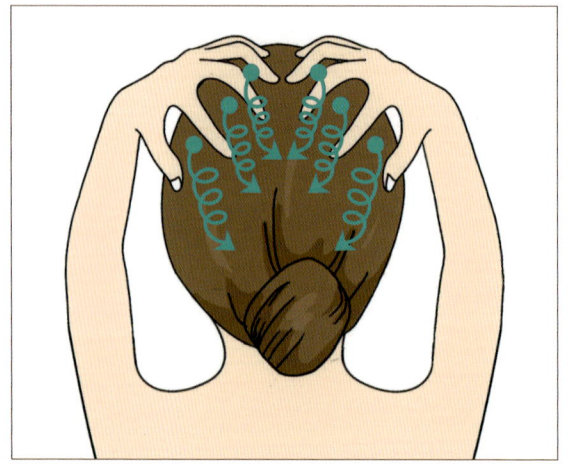

이마에서 정수리 있는 부근까지 손끝을 둥글리며 움직여주세요. 이 부위는 피지 분비가 왕성해서 금세 머리카락이 눅눅해지는 곳이죠. 머리카락에 피지가 흡수되거든요. 머리카락 속으로 손을 집어넣어 두피를 마사지한다는 느낌으로 샴푸를 해주시면 됩니다.

4. 뒷목에서 정수리 쪽으로

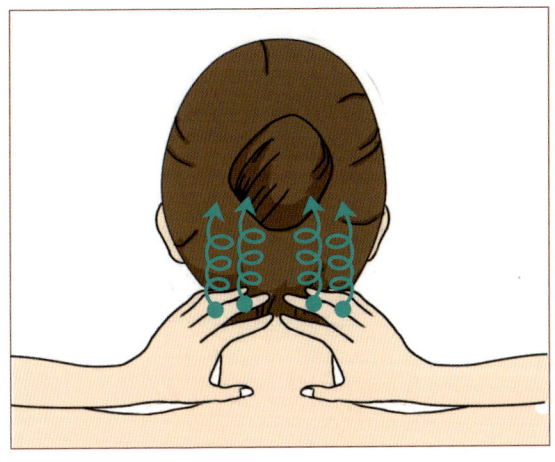

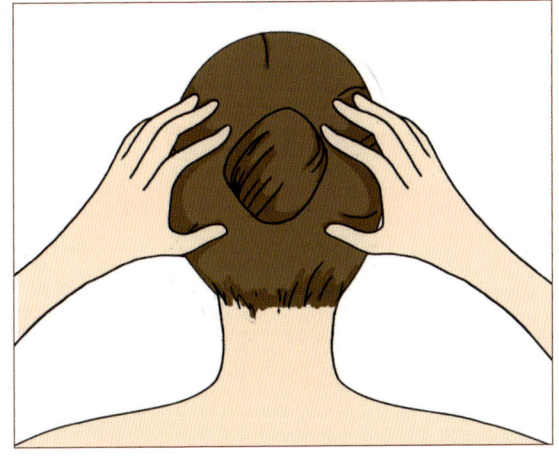

두상 뒤쪽도 아래서 위로 끌어 올리면서 샴푸를 해줍니다. 상하좌우로 아무렇게나 움직이면서 샴푸할 때보다 훨씬 개운하고, 머리를 말리고 난 뒤에도 찰랑찰랑한 느낌이 들 거예요~

PART 02

얼굴 골격, 작고 매끈하게 만들기

TROUBLE 1 사각턱 때문에 인상이 딱딱하다

TROUBLE 2 광대뼈가 크고 좌우로 벌어졌다

TROUBLE 3 얼굴이 전체적으로 펑퍼짐하고 밋밋하다

TROUBLE 4 얼굴이 길어 귀염성이 없다

TROUBLE 5 얼굴이 커서 인상이 촌스럽다

TROUBLE 6 두상이 커서 얼굴도 커 보인다

TROUBLE 7 안면비대칭이 눈에 띌 정도다

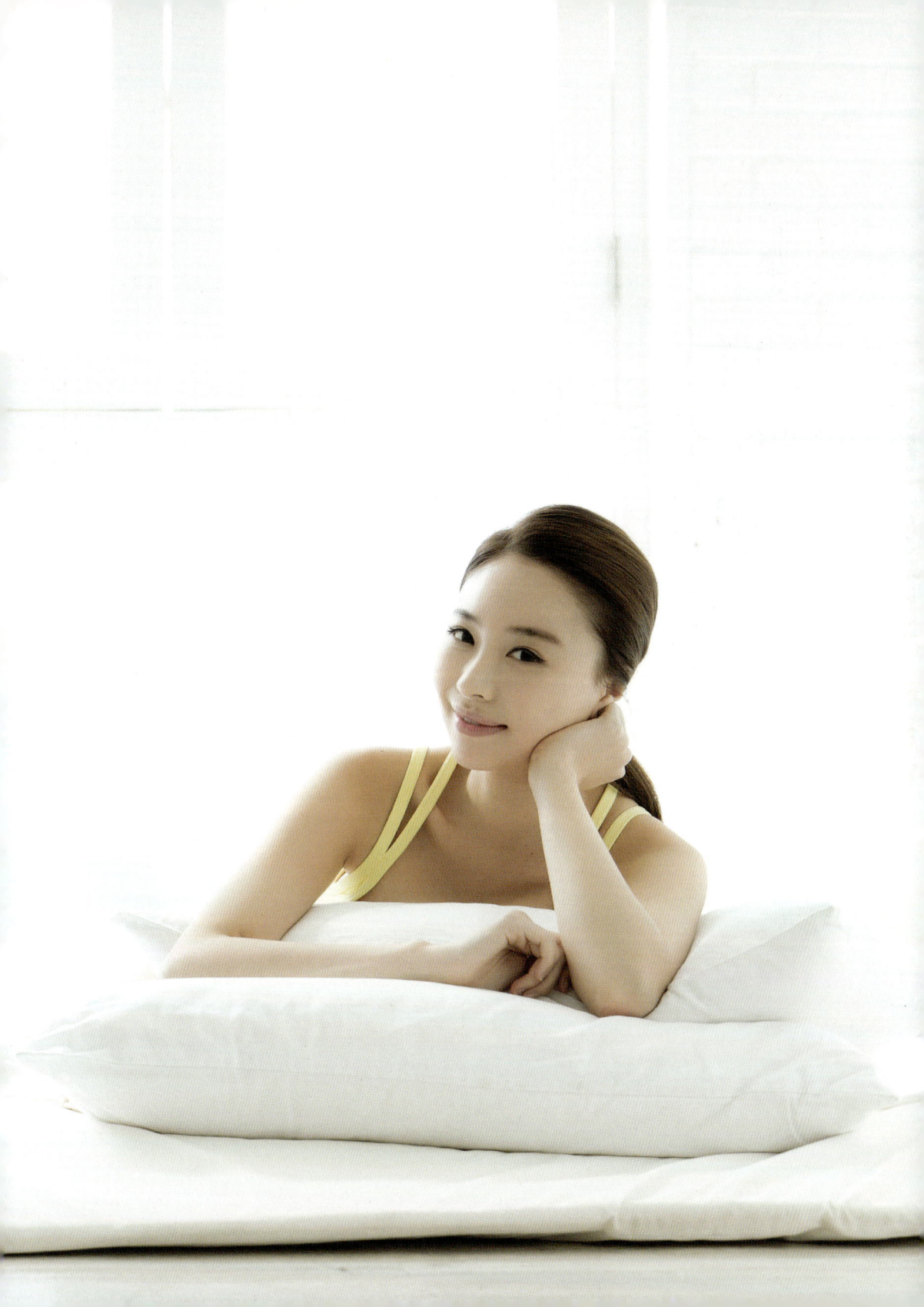

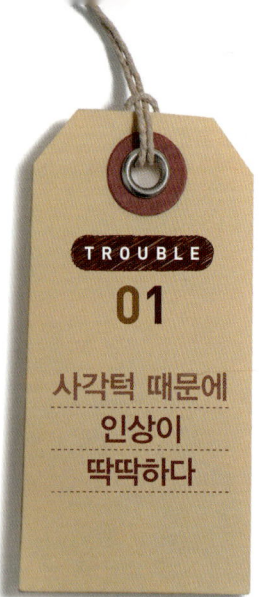

TROUBLE 01

사각턱 때문에 인상이 딱딱하다

두루뭉술한 턱선, 날렵한 V라인리프팅으로!

흔히 생각하는 것과 달리, 사각턱은 턱관절이나 뼈 모양만의 문제는 아니랍니다. 경직된 근육이나 노폐물의 정체가 중대한 영향을 미치죠. 사각턱 교정이 수술뿐만 아니라 보톡스 등의 시술로도 가능한 것은 바로 이 때문인데요. 적절한 마사지만으로도 사각턱을 눈에 띄게 완화할 수 있답니다.

We's SOLUTION

❶ 소요 시간 : 1세트 3~5분
❷ 반복 횟수 : 1일 2회

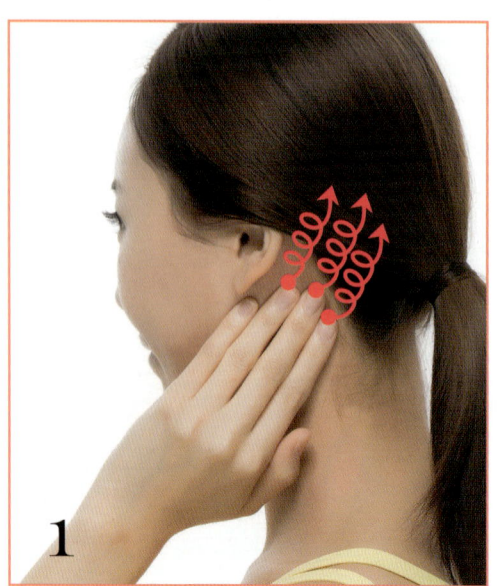
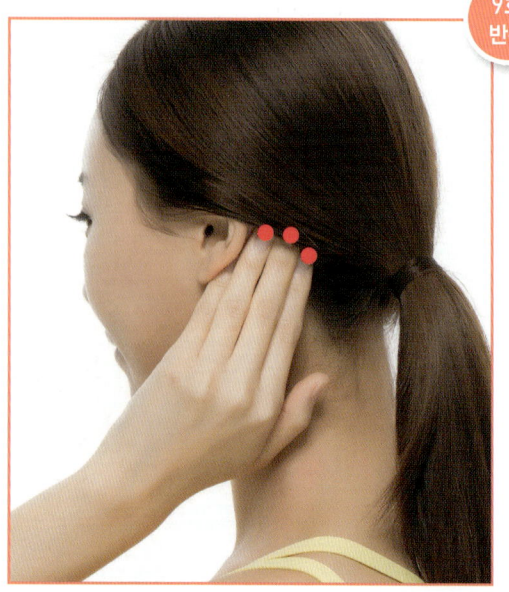

9회 반복

1

머리 측면을 3분할해서 위로 밀어 올려주는 동작입니다. 먼저 목 옆선의 헤어라인에 손을 갖다 대고 대각선 방향으로 둥글려 끌어 올려줍니다. 양쪽 동시에 9회 반복하거나 각각 9회씩 실시합니다.

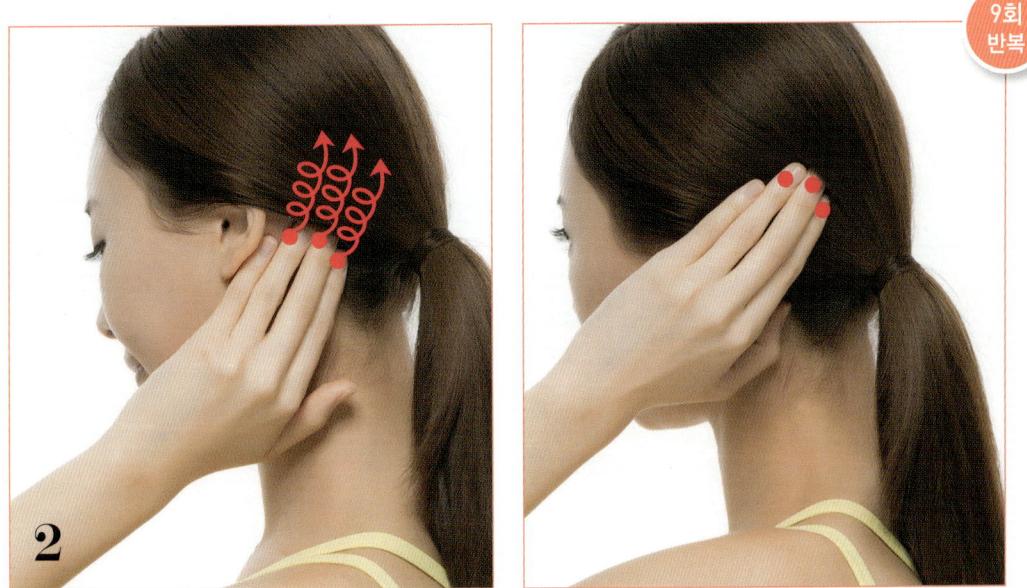

이번에는 귀 뒤쪽으로 손을 올려 대각선 방향으로 둥글려 끌어 올려줍니다. 귀 뼈를 뒤로 민다고 생각하면 동작이 한결 수월합니다. 양쪽 동시에 9회 반복하거나 각각 9회씩 실시합니다.

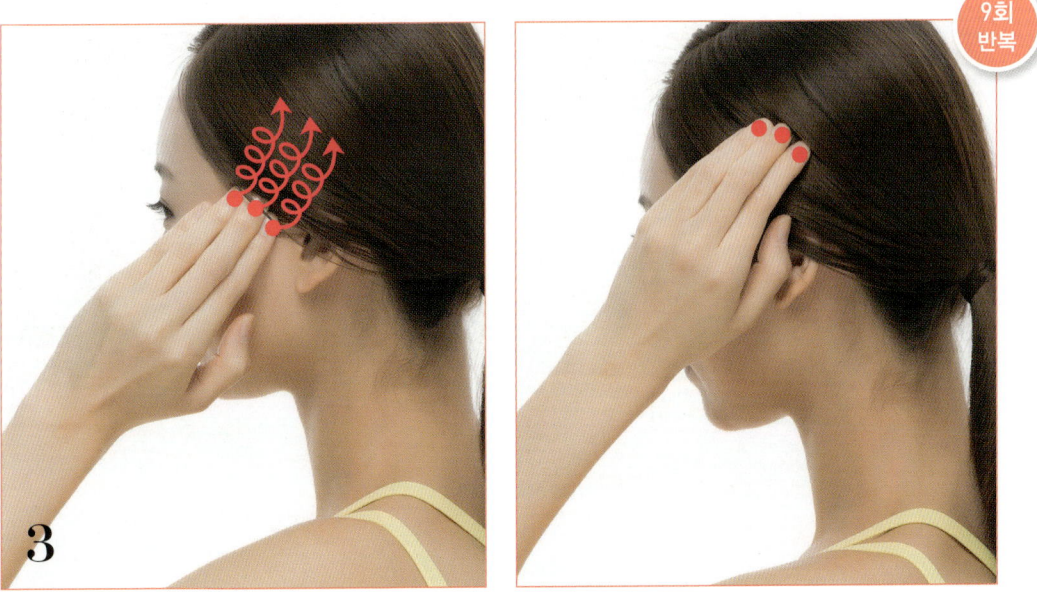

관자놀이 부위까지 손을 올려 옆머리 부위까지 밀어 올려줍니다. 손끝을 둥글리며 끌어올리는 것도 좋은 방법입니다. 양쪽 동시에 9회 반복하거나 각각 9회씩 실시합니다.

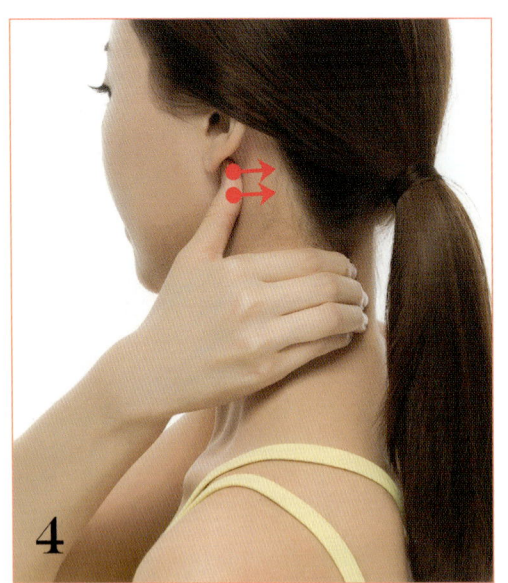
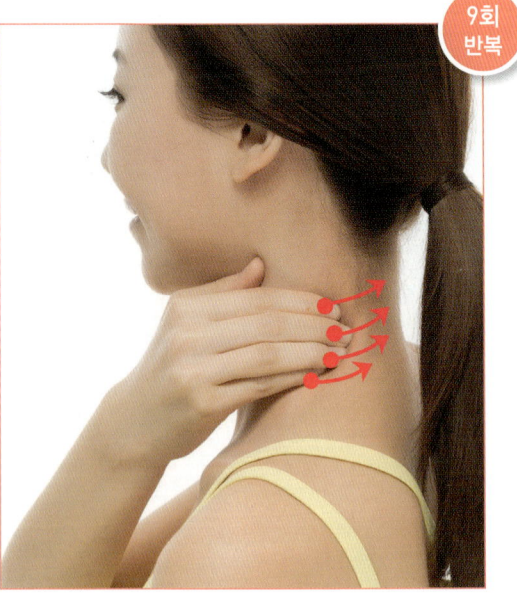

손을 앞으로 돌려 반대쪽 귓불 뒤에 있는 튀어나와 있는 뼈를 엄지로 누른 다음 뒤로 밀어줍니다. 9회 반복한 뒤 2, 3, 4 번째 손가락을 모아 목과 어깨 사이의 근육을 뒤로 밀어줍니다. 9회 반복한 뒤 반대쪽도 같은 방법으로 반복합니다.

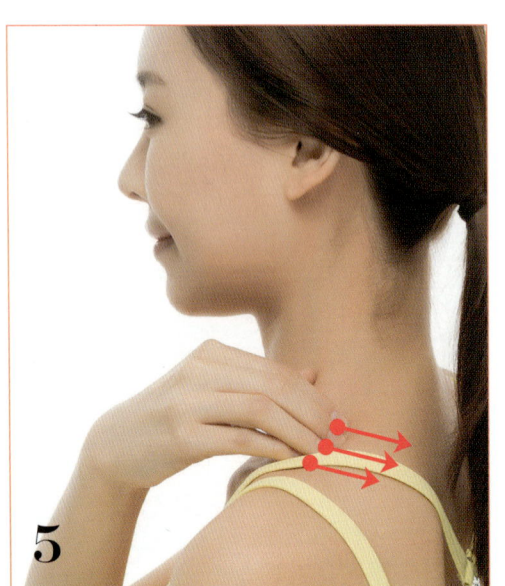
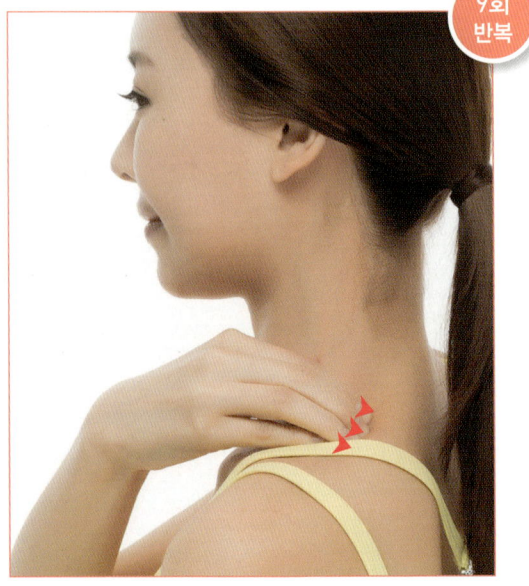

손을 앞으로 돌려 반대쪽 어깨 위에 볼록 솟은 승모근을 뒤로 지그시 밀어줍니다. 9회 반복한 뒤 반대쪽도 같은 방법으로 반복합니다.

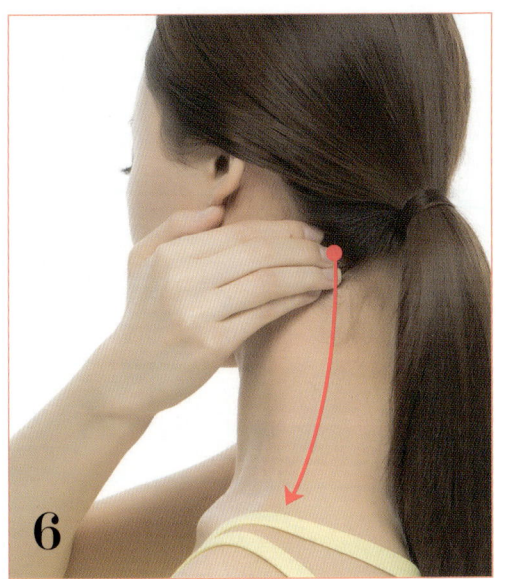
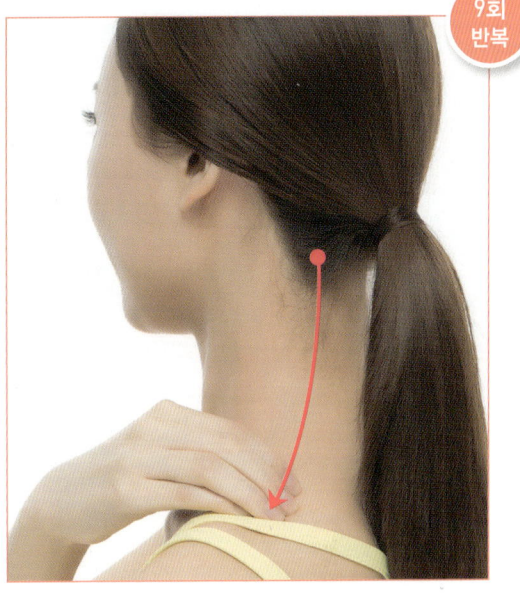

손을 앞으로 돌려 반대쪽 뒷목의 헤어라인 움푹 파인 곳에 갖다 댑니다. 목 옆선을 따라 어깨 끝 견정 지점까지 쓸어내립니다. 9회 반복한 뒤 반대쪽도 같은 방법으로 반복합니다.

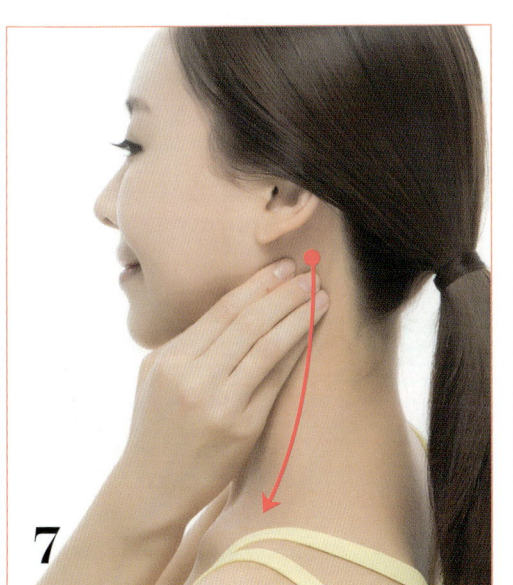
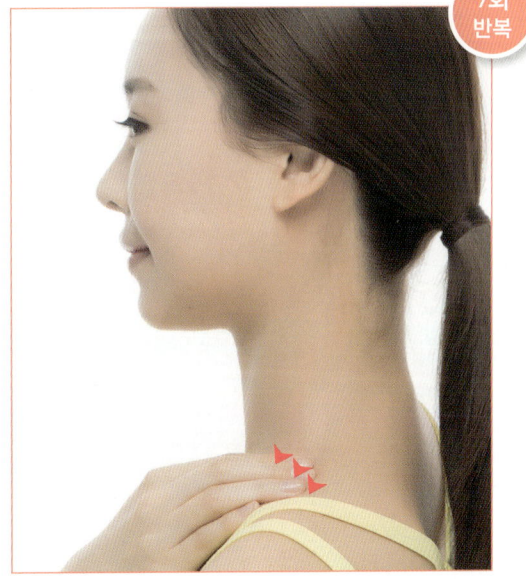

손을 앞으로 돌려 반대쪽 귀 바로 뒤에 있는 뼈 아랫부분을 손으로 감싸 쇄골까지 쓸어내립니다. 9회 반복한 뒤 반대쪽도 같은 방법으로 반복합니다.

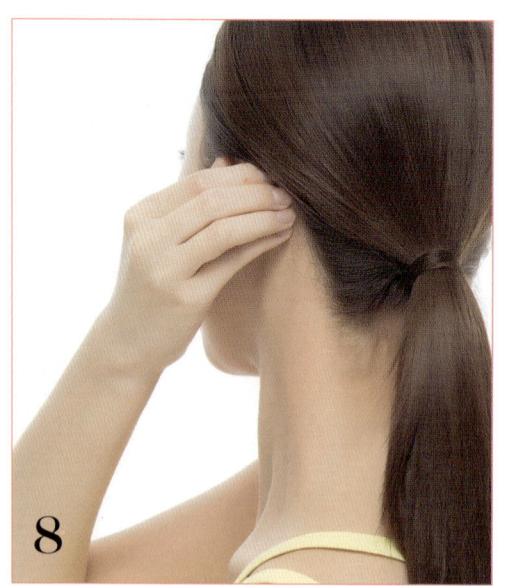 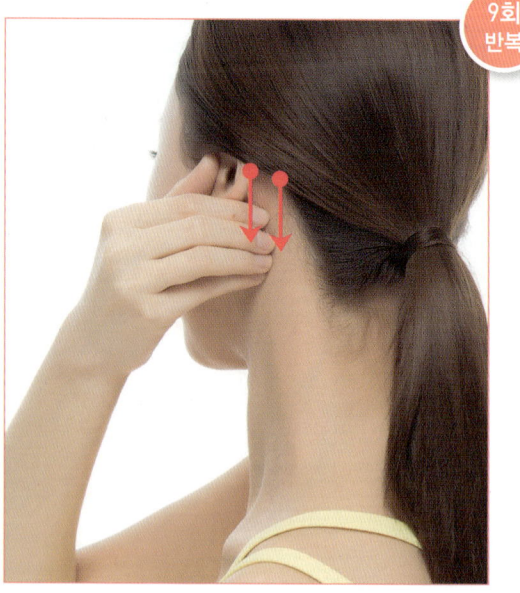

손을 앞으로 돌려 반대쪽 귀 바로 뒤의 뼈를 손으로 감싸 귓바퀴를 따라 아래로 쓸어내립니다. 9회 반복한 뒤 반대쪽도 같은 방법으로 반복합니다.

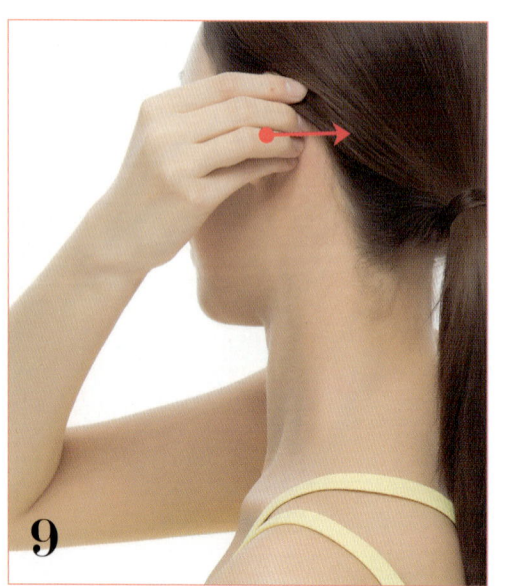 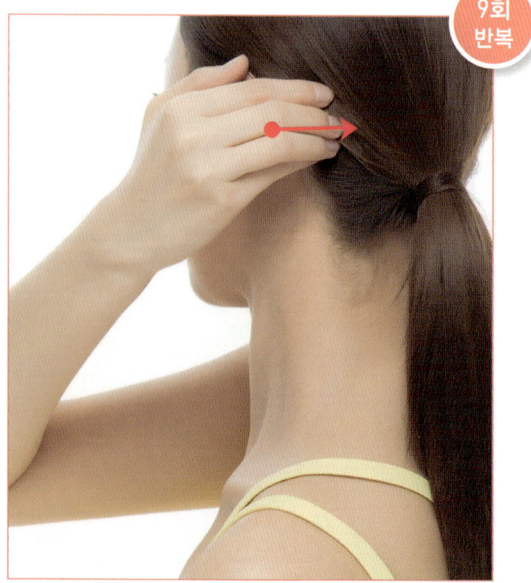

손을 앞으로 돌려 3, 4번째 손가락으로 반대쪽 귀 뒤의 뼈를 손으로 지지한 다음 지그시 누르며 뒤로 밀어줍니다. 9회 반복합니다.

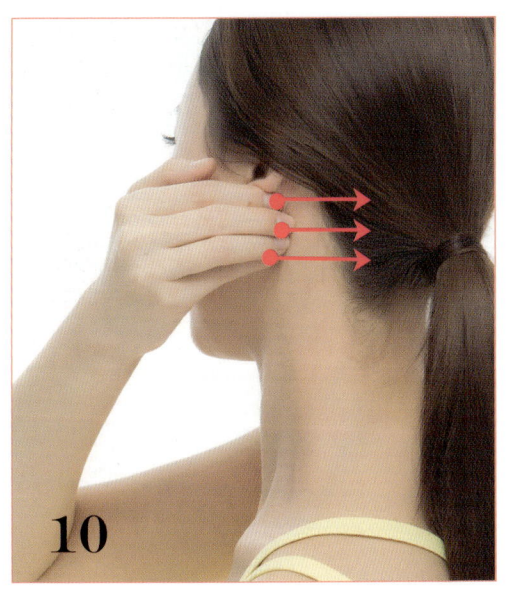
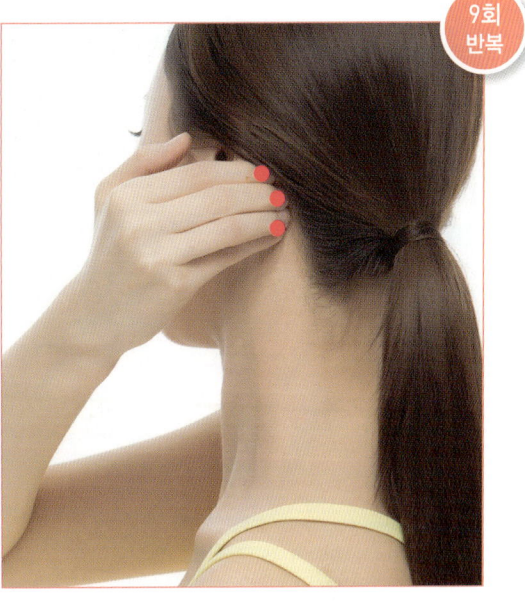

10 이번에는 손을 조금 아래로 내려 귀 바로 뒤의 뼈를 2, 3, 4번째 손가락으로 지지한 다음 지그시 누르며 뒤로 밀어줍니다. 9번과 연결 동작으로 실시한 뒤 방향을 바꿔 반대쪽도 같은 방법으로 반복합니다.

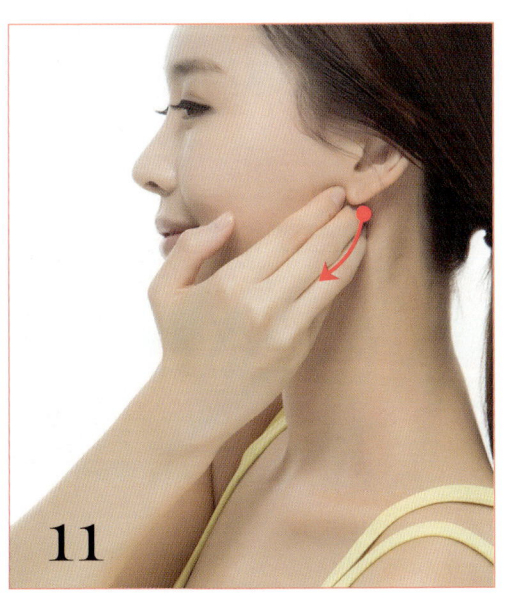
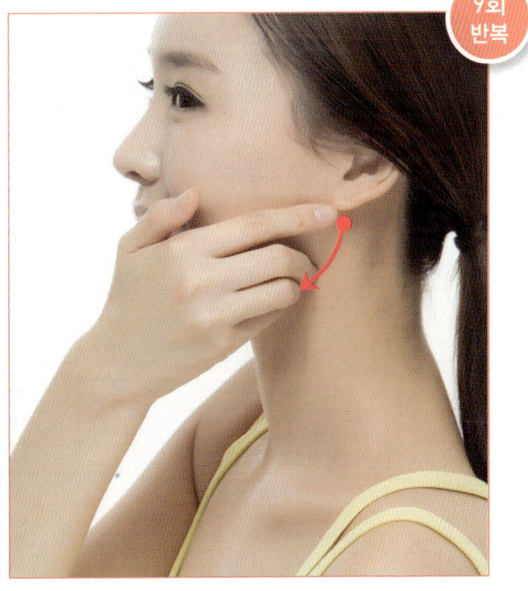

11 손을 앞으로 돌려 반대쪽 턱관절 부위를 부드럽게 감싸 쥔 다음 사각턱 부위를 잡아 아래로 쓸어내립니다. 이때 입술 위 치까지 당기면 얼굴이 길어질 수 있으므로 관절 부위에서 2cm 정도만 아래로 당겨주세요. 9회 반복한 뒤 반대쪽도 같 은 방법으로 반복합니다.

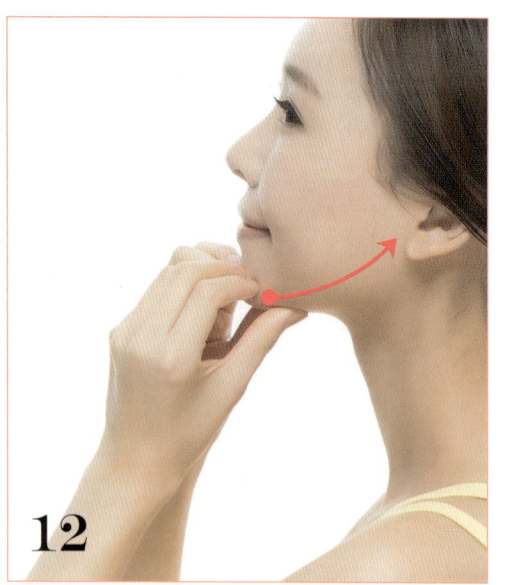 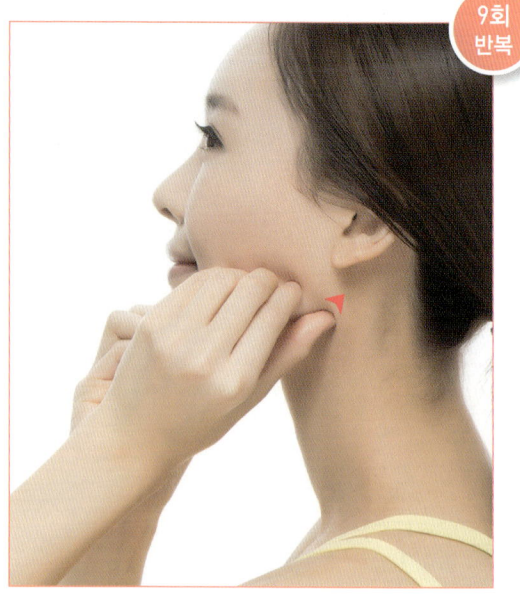

양쪽 엄지손가락으로 턱을 받칩니다. 한 손은 턱을 지지하고 반대쪽 손으로 턱선을 따라 귀 뒤까지 쓸어 넘깁니다. 9회 반복한 뒤 반대쪽도 같은 방법으로 반복합니다.

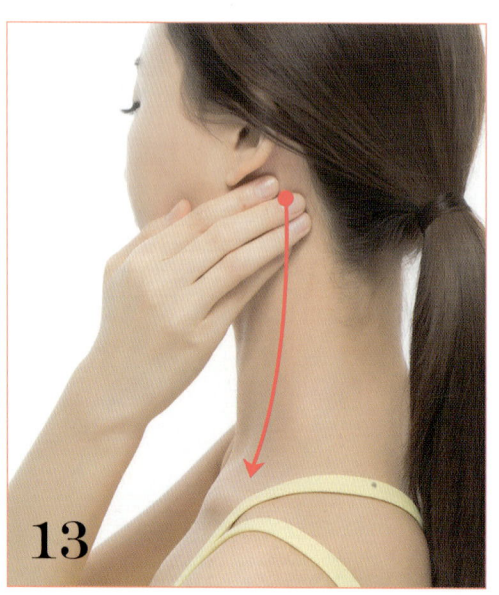 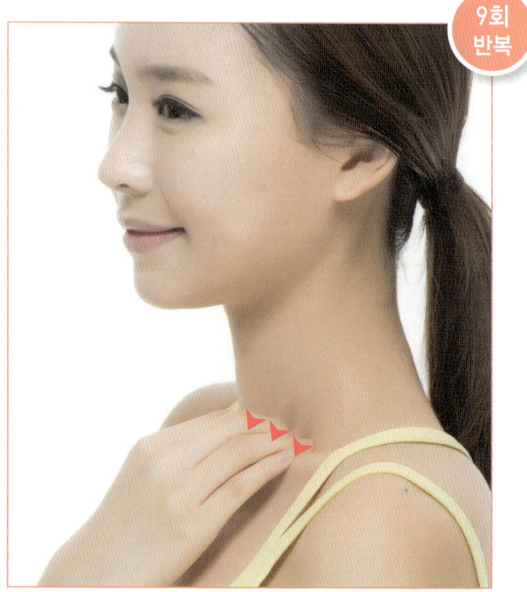

손을 목 앞으로 돌려 반대쪽 귀 바로 뒤에 있는 뼈 아래 지점을 손으로 감싸 쇄골까지 쓸어내립니다. 손바닥을 이용해 쇄골을 따라 어깨 뒤로 빼줍니다. 9회 반복한 뒤 반대쪽도 같은 방법으로 반복합니다.

광대뼈 작아지는 법,
낮춰주고 좁혀주고

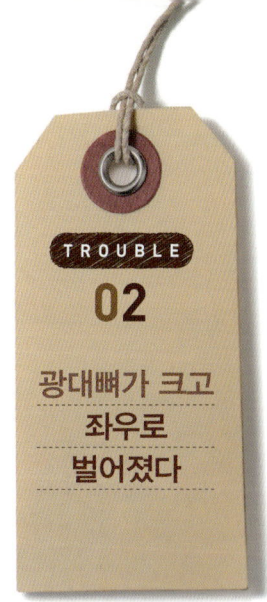

TROUBLE 02

광대뼈가 크고 좌우로 벌어졌다

광대뼈는 높으면 높은 대로, 벌어지면 벌어진 대로 고민이죠. 안타깝지만 높고 넓게 벌어진 사람도 많고요. 잘못된 습관이나 정체된 순환 때문에 높아지고 벌어진 광대뼈를 예쁘게 만들기 위해서는 광대뼈를 직접 자극하는 것만으로는 부족합니다. 뒷목부터 머리, 얼굴 등 폭넓은 관리가 필요하답니다

We's SOLUTION

1. 소요 시간 : 1세트 3~5분
2. 반복 횟수 : 1일 2회

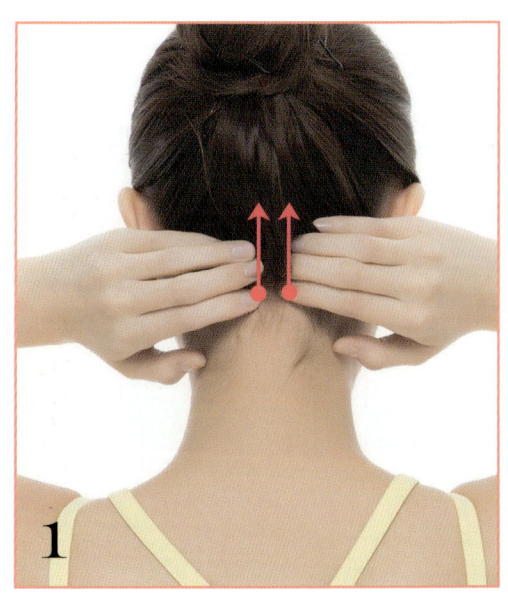

1

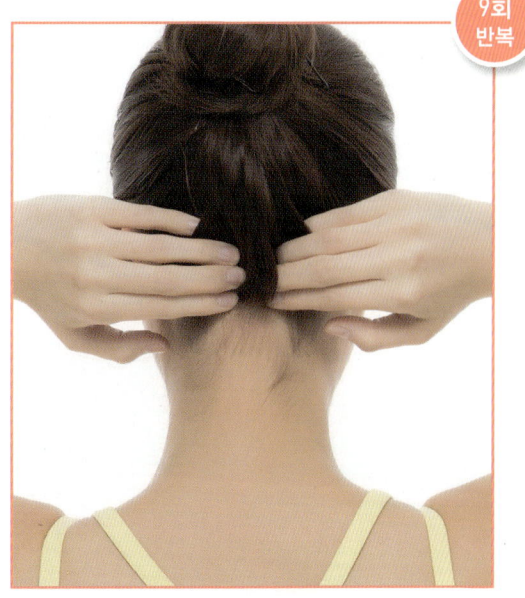

9회 반복

양손을 뒷목 중앙 부위 헤어라인 부위에 갖다 댑니다. 손가락 끝에 지그시 힘을 주어 위로 밀어 올립니다. 같은 방법으로 9회 반복합니다.

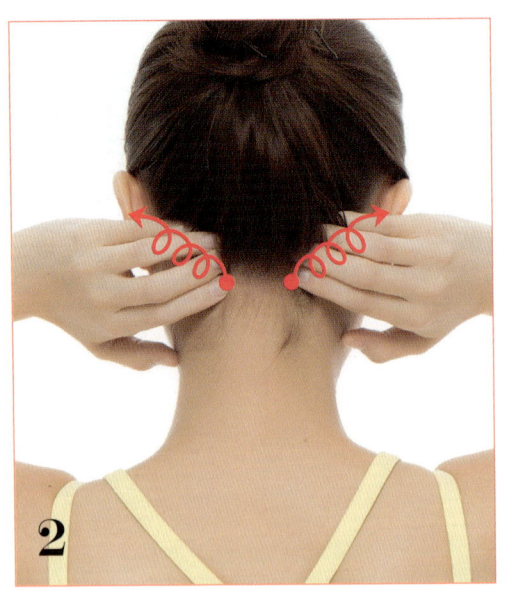

양손을 조금 바깥쪽으로 벌려 1번과 같은 방법으로 위로 밀어 올립니다. 이번에는 뒷머리 측면까지 손을 옮겨 같은 방법으로 위로 밀어 올립니다. 각각 9회 반복합니다. 여기서는 동작을 자세하게 설명하기 위해 한쪽만 보여드리는데요, 양쪽 동시에 실시하시면 됩니다.

✓ 꿀샘 TIP

뒷머리를 3분할해서 뒤쪽에서 옆쪽으로 옮겨가며 차례로 위로 밀어 올린다고 생각하면 쉽습니다.

9회 반복

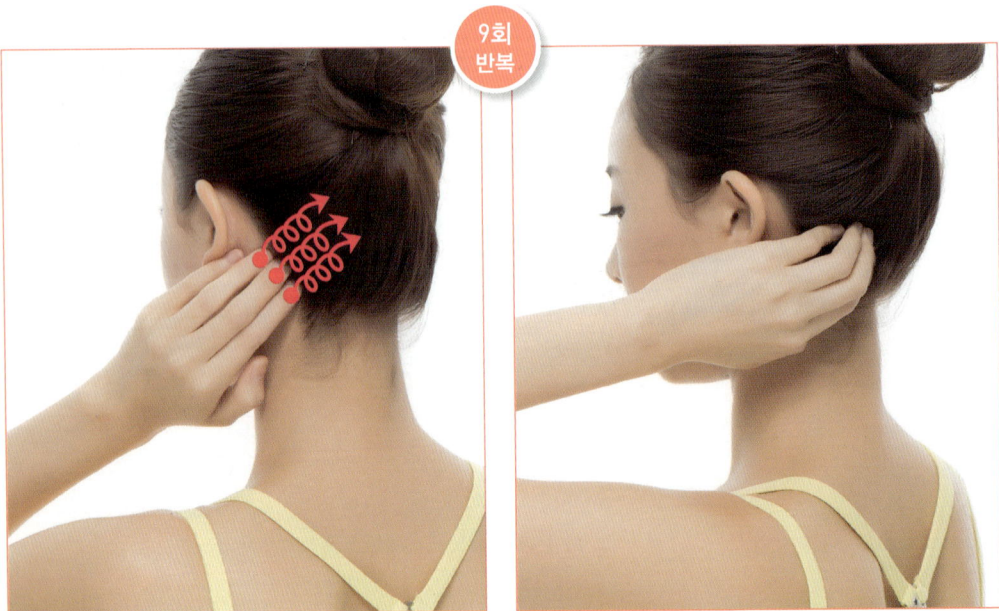

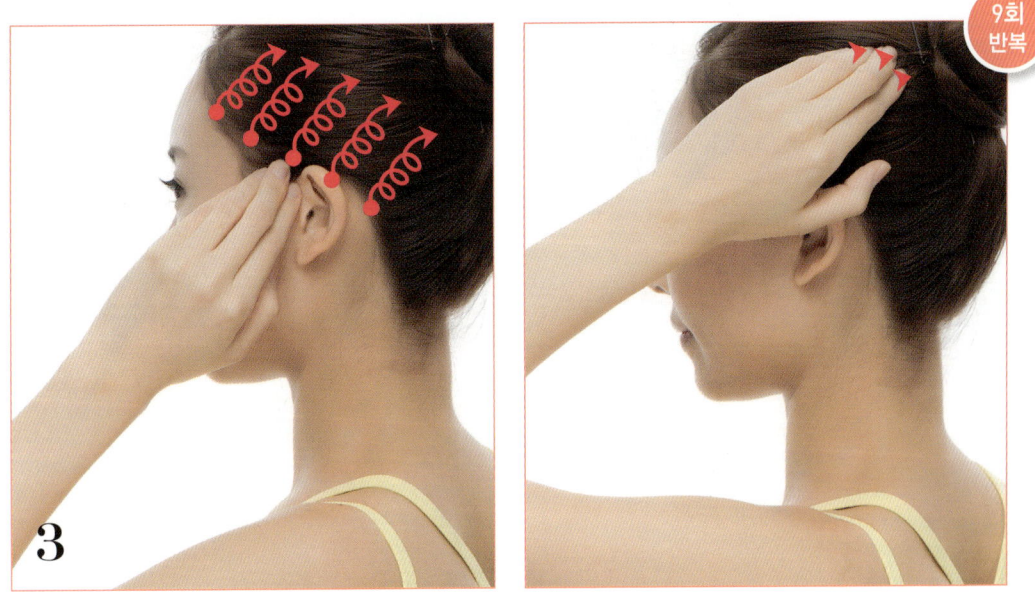

옆머리를 5분할하여 마사지할 차례입니다. 귀를 기준으로 머리 측면을 5분할을 하여 헤어라인에서 정수리 쪽으로 사선 방향으로 손끝을 둥글리며 끌어 올립니다. 같은 방법으로 각각 9회 반복합니다. 양쪽 동시에 실시하세요.

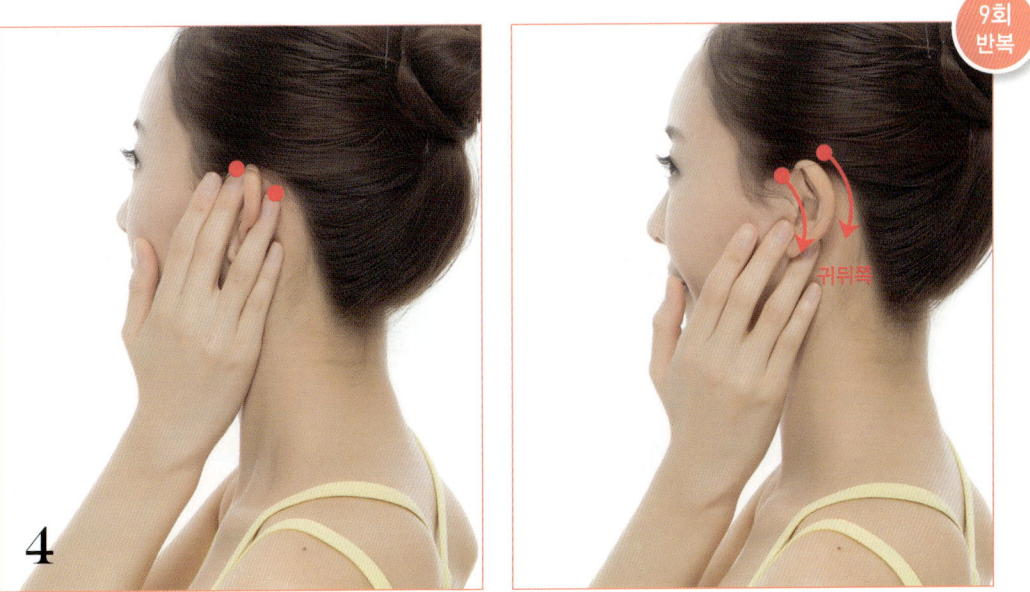

손을 앞으로 돌려 반대쪽 귀를 3, 4번째 손가락 사이에 끼웁니다. 귀 맨 위부분에 3번째 손가락을 지지한 후 손가락 전체에 힘을 주어 아래로 내려줍니다. 9회 반복한 뒤 반대쪽도 같은 방법으로 실시합니다.

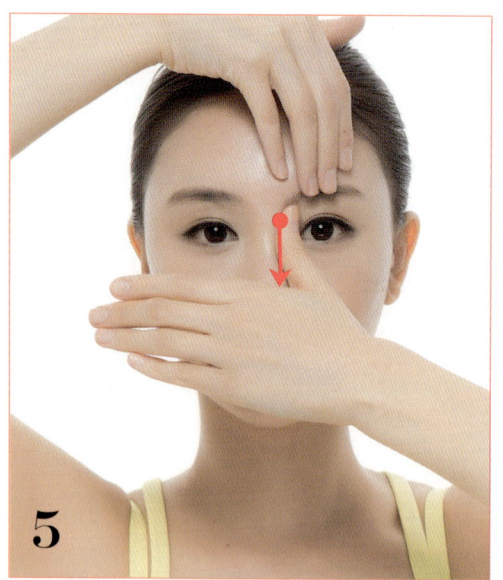
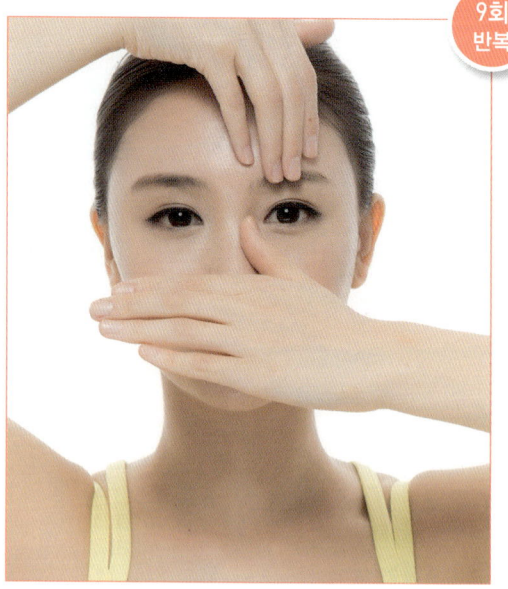

한쪽 손을 머리 위로 올려 눈썹 부위를 잡고 고정합니다. 반대편 엄지를 눈과 코 사이에 갖다 대고 콧방울 윗부분까지만 아래로 쓸어내립니다. 손이 너무 길게 내려오지 않게 주의하세요. 9회 반복한 뒤 반대쪽도 같은 방법으로 실시합니다.

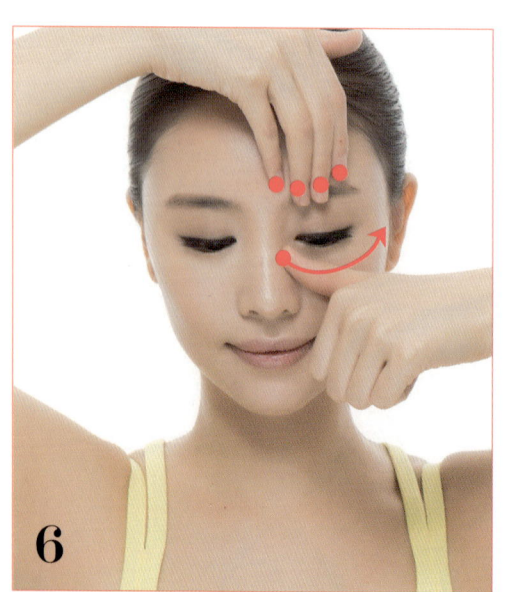
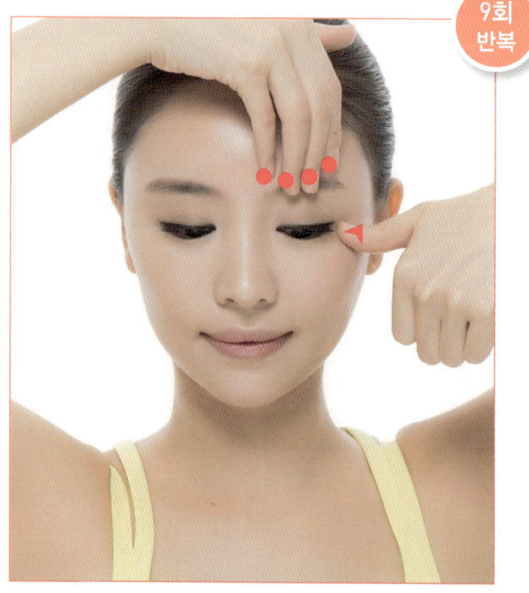

한쪽 손을 머리 위로 올려 눈썹 부위를 지지합니다. 반대편 엄지를 눈 아래 뼈 위에 갖다 대고 엄지를 아래로 밀면서 눈 뼈 라인을 따라 눈꼬리 쪽으로 빼줍니다. 9회 반복한 뒤 반대쪽도 같은 방법으로 실시합니다.

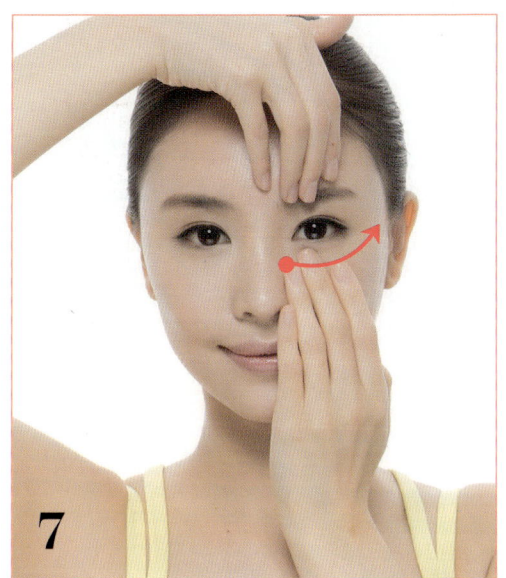 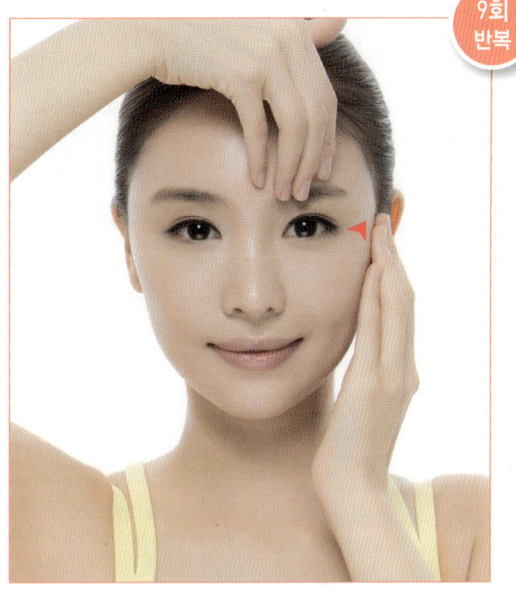

한쪽 손을 머리 위로 올려 눈썹 부위를 지지합니다. 반대편 2, 3, 4번째 손가락을 광대뼈 위에 감싸듯 올립니다. 광대뼈를 지그시 누르면서 광대뼈 라인을 따라 귀 앞까지 쓸어 넘겨줍니다. 9회 반복한 뒤 반대쪽도 같은 방법으로 실시합니다.

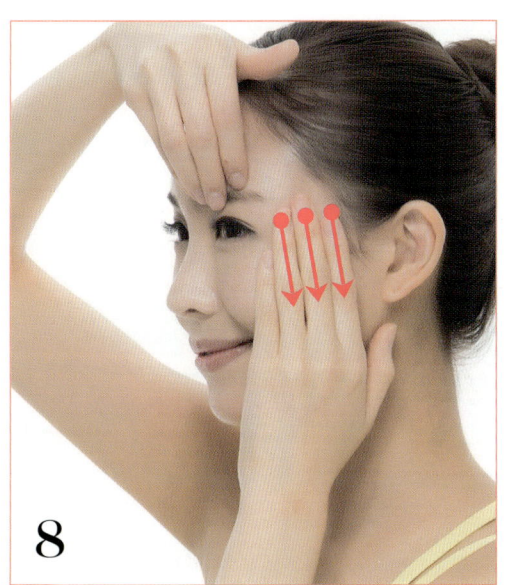 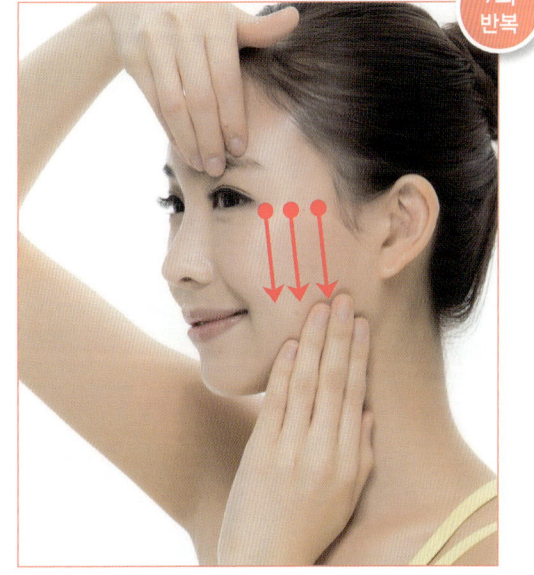

한쪽 손을 머리 위로 올려 눈썹 부위를 지지합니다. 반대편 손으로 옆으로 튀어나온 광대뼈를 감싸 아래쪽으로 지그시 당겨줍니다. 9회 반복한 뒤 반대쪽도 같은 방법으로 실시합니다. 광대가 옆으로 튀어나온 분들에게 가장 좋은 방법입니다.

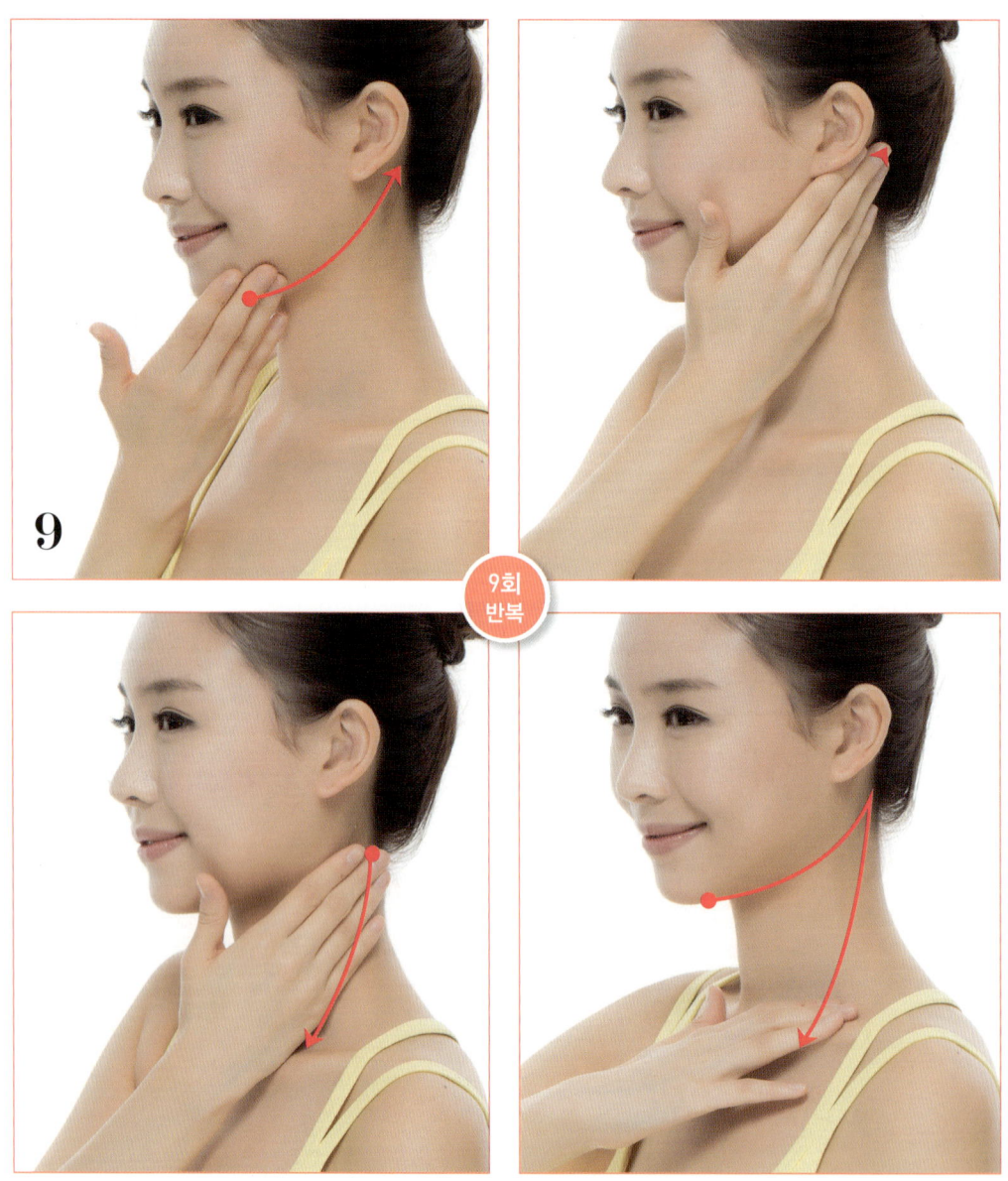

손을 앞으로 돌려 반대편 턱선에 손바닥을 받쳐주세요. 손바닥으로 턱살을 밀어준다는 느낌으로 귀 뒤까지 쓸어 넘깁니다. 그 지점에서 각도를 바꿔, 이번에는 얼굴의 살을 아래로 당긴다는 느낌으로 목을 따라 쇄골까지 쓸어내립니다. 9회 반복한 뒤 반대쪽도 같은 방법으로 실시합니다.

이목구비, 윤곽 뚜렷하고 타이트하게 조이기

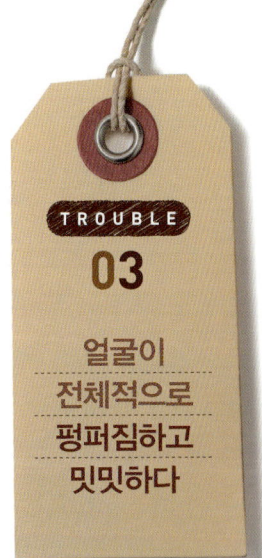

TROUBLE 03

얼굴이 전체적으로 펑퍼짐하고 밋밋하다

동양인들은 평균적으로 둥근 얼굴에 평면적인 이목구비를 가지고 있습니다. 이런 얼굴은 나이에 비해 어려 보인다는 장점은 있지만 자칫 촌스러운 느낌을 줄 수 있죠. 들어갈 곳은 들어가고 나올 곳은 나오게 해주는 특별한 비법이 필요합니다. 특히 얼굴형도 매끄럽고 탄력 있게 조여줘야 세련미를 발산할 수 있답니다.

We's SOLUTION

① 소요 시간 : 1세트 3~5분
② 반복 횟수 : 1일 2회

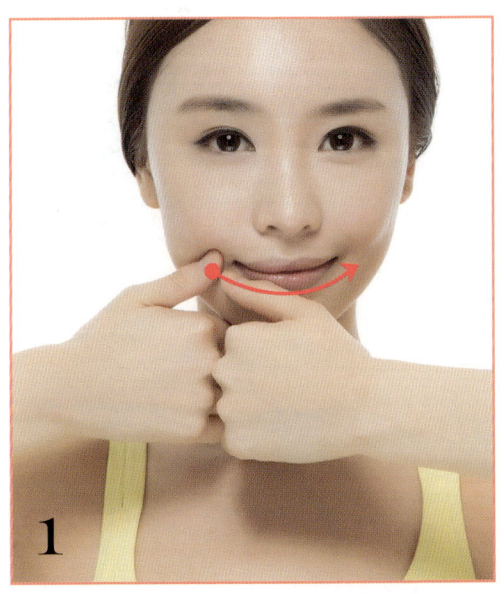

1

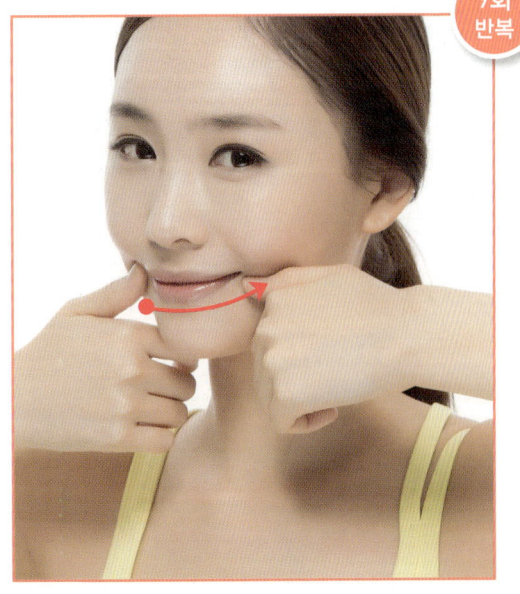

9회 반복

양손의 엄지를 한쪽 입꼬리에 갖다 댑니다. 한 손은 입꼬리를 지지하고 다른 한 손은 엄지를 옆으로 눕혀 입술 아랫선을 따라 쓸어주며 끌어 올립니다. 9회 반복합니다.

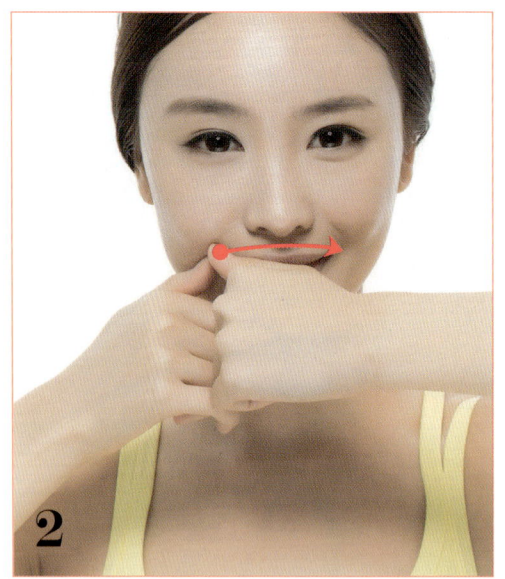
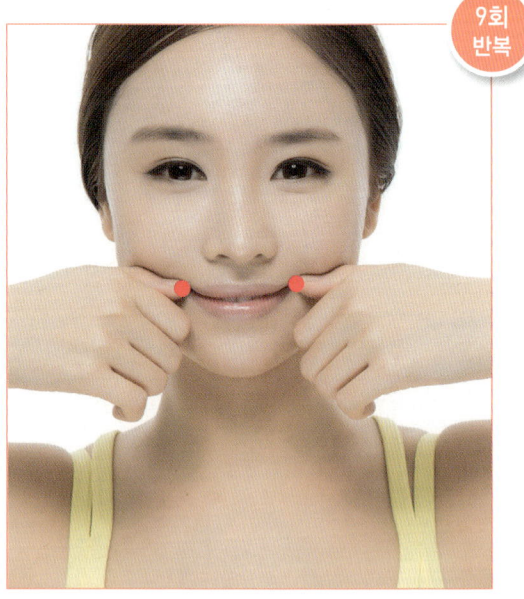

1과 같은 방법으로 엄지로 윗입술 라인을 따라 길게 쓸어주며 끌어 올립니다. 9회 반복합니다.

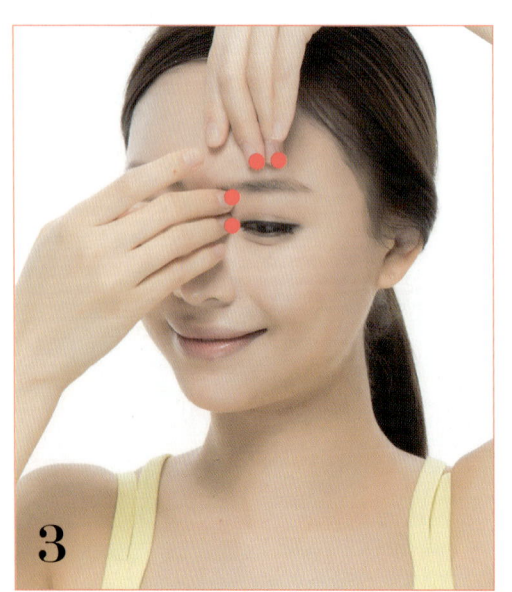
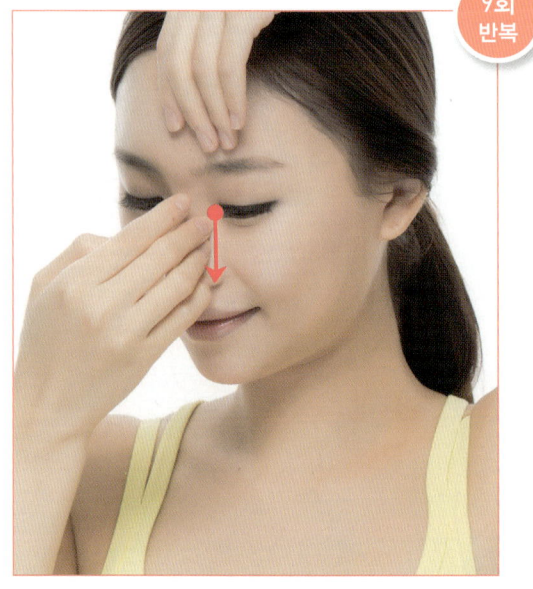

한쪽 손은 눈썹 위를 지지하고 반대쪽 3, 4번째 손가락을 이용해 눈과 코 사이를 아래로 쓸어내립니다. 9회 반복한 뒤 방향을 바꿔 같은 방법으로 반복합니다.

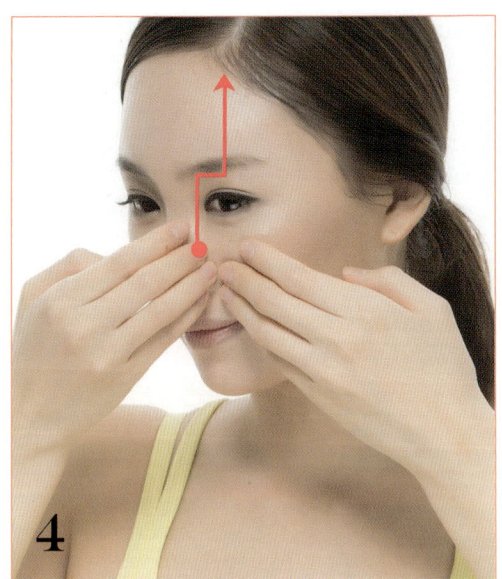 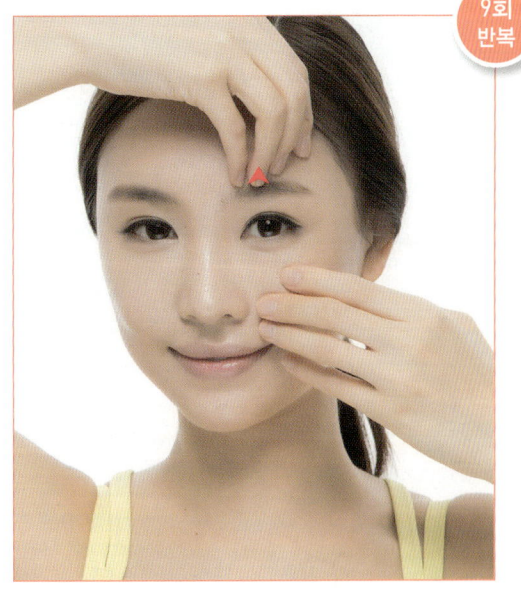

한쪽 손은 콧방울 옆 볼을 지지하고, 반대쪽 3, 4번째 손가락을 이용해 코 옆선을 따라 위로 끌어 올립니다. 눈썹을 따라 옆으로 이동한 뒤 눈썹 중간 지점에서 위로 끌어 올립니다. 9회 반복한 뒤 방향을 바꿔 같은 방법으로 반복합니다.

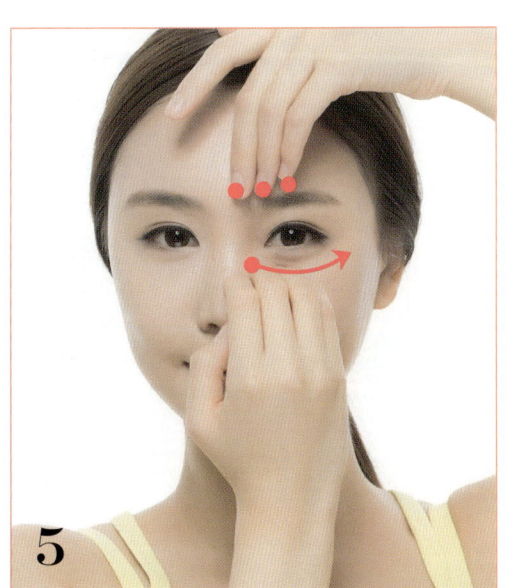 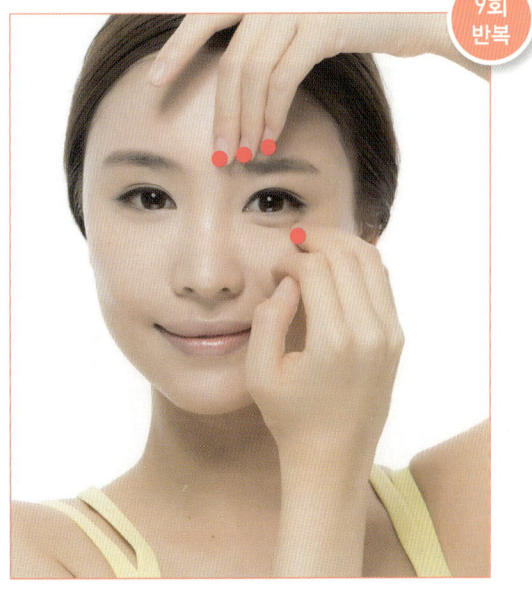

한쪽 손을 머리 위로 올려 눈썹 머리 부위를 지지하고, 반대쪽 3번째 손가락으로 눈 밑 뼈를 따라 눈꼬리 부위까지 쓸어 줍니다. 9회 반복한 뒤 방향을 바꿔 같은 방법으로 반복합니다.

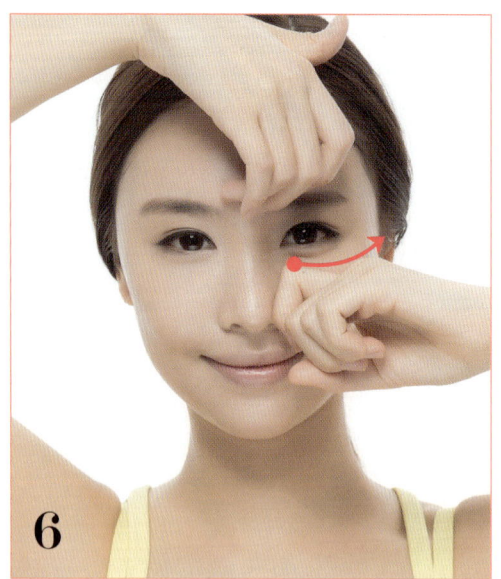 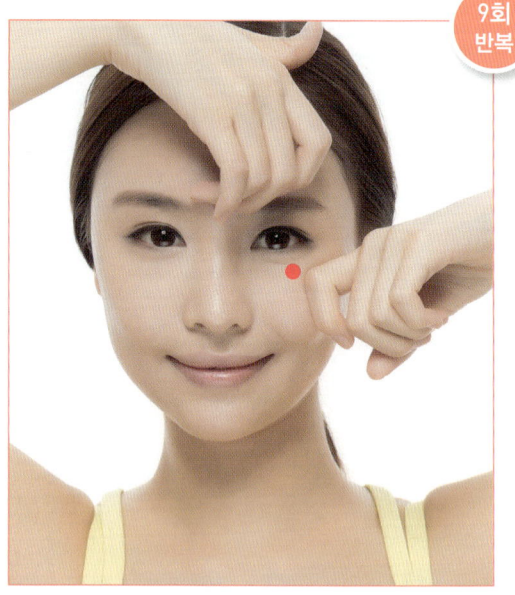

이번에는 반대쪽 손으로 눈썹 머리 부위를 지지하고, 검지를 구부려 손가락 측면으로 코 옆선 중앙 지점에서 시작해서 광대뼈를 지그시 누르면서 옆으로 쓸어줍니다. 9회 반복한 뒤 방향을 바꿔 같은 방법으로 반복합니다.

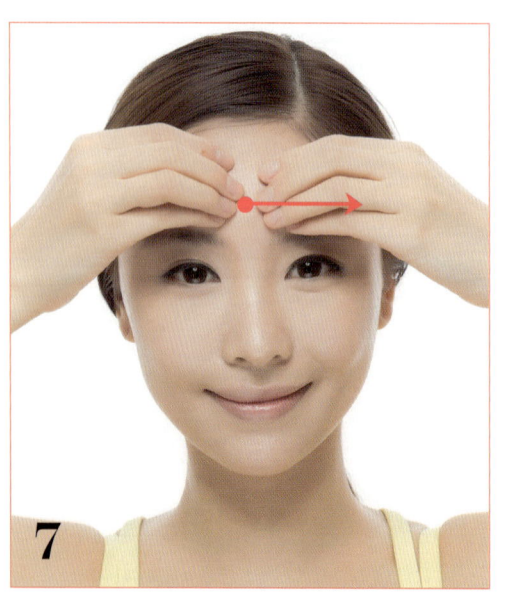 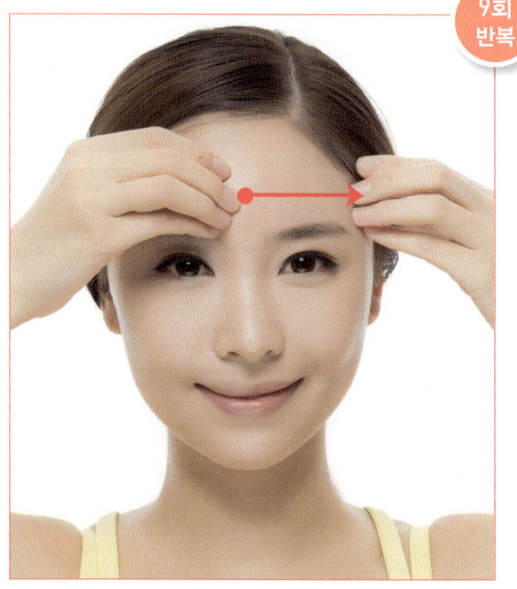

양손을 이마 중앙에 올려 한 손은 이마를 지지하고, 다른 한 손은 눈썹 옆까지 길게 쓸어 넘겨줍니다. 9회 반복한 뒤 방향을 바꿔 같은 방법으로 반복합니다.

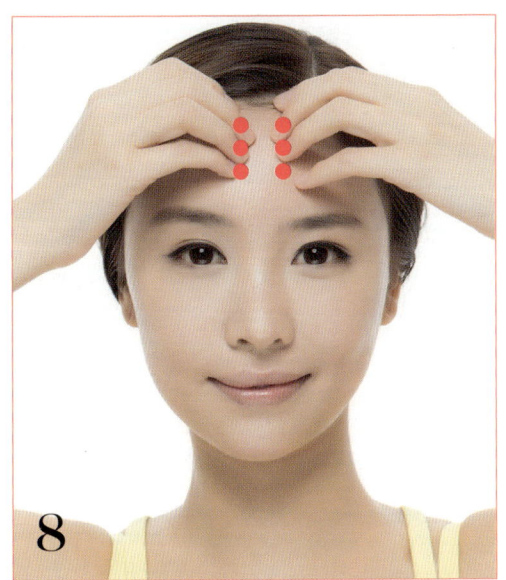 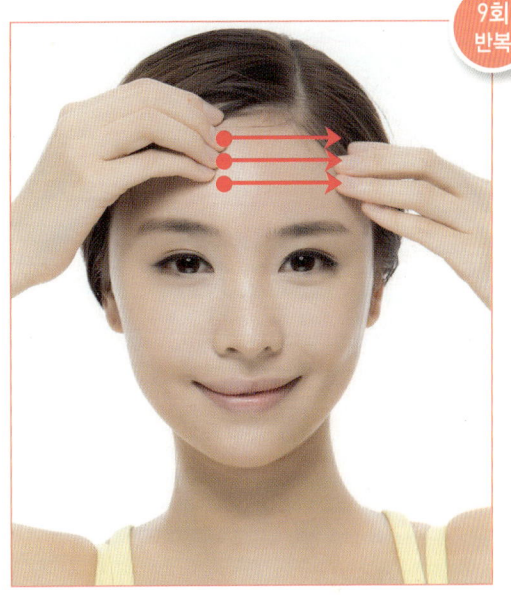

이번에는 손을 조금 더 위로 올려 헤어라인을 따라 쓸어줍니다. 얼굴형에 따라 이마를 3~6분할해서 쓸어주면 됩니다. 9회 반복한 뒤 방향을 바꿔 같은 방법으로 반복합니다.

✓ 꿀샘 TIP

이목구비가 균형이 맞았을 때 보는 사람은 안정감이 있으며 신뢰를 하게 됩니다. 매일 세안할 때, 기초 제품 바를 때 작은습관으로 균형이 있는 이목구비가 되어보세요.

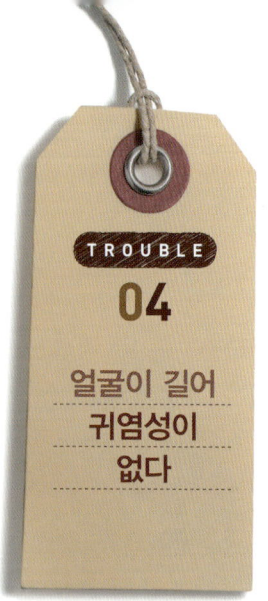

TROUBLE 04

얼굴이 길어 귀염성이 없다

긴 얼굴 축소, 동글동글 동안으로!

얼굴이 긴 사람을 흔히들 '말상'이라고 하는데요. 이런 얼굴에 미인이 많긴 하지만 자칫 나이가 들어 보인다는 단점이 있습니다. 그러다 보니 이런 분들은 앞머리를 고수할 수밖에 없어 헤어스타일에도 한계가 있을 수밖에 없죠. 동안이 대세인 만큼, 이마를 동그랗게 만들고 얼굴 길이를 조금만 줄여보면 어떨까요?

We's SOLUTION

① 소요 시간 : 1세트 3~5분
② 반복 횟수 : 1일 2회

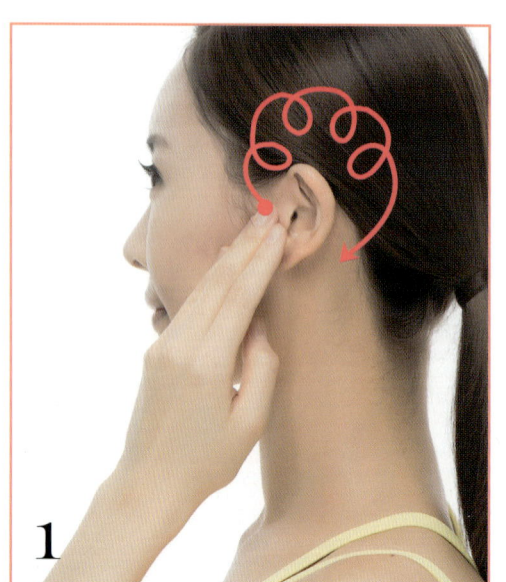

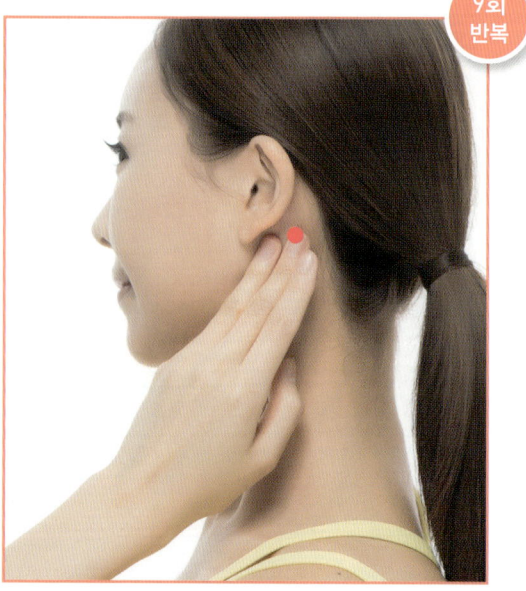

9회 반복

1

3, 4번째 손가락을 귀 연골 앞 움푹 들어가는 지점에 갖다 댑니다. 귀를 따라 둥글게 끌어 넘겨 귀불 뒤까지 넘겨줍니다. 손끝을 3회 정도 둥글리며 넘겨주면 더욱 좋습니다. 9회 반복한 뒤 반대쪽도 같은 방법으로 실시하거나 양쪽 동시에 실시합니다.

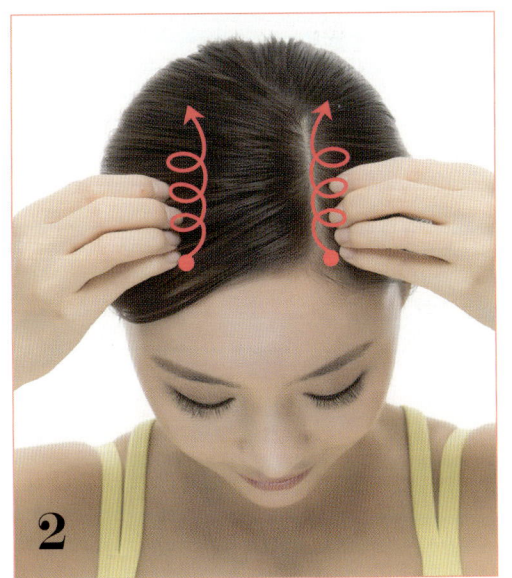 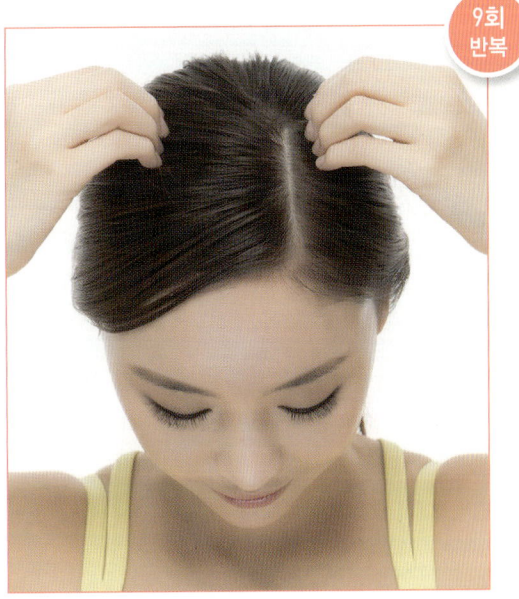

양손을 눈썹산 위 헤어라인에 갖다 댑니다. 손끝을 길게 둥글리며 정수리 부분까지 끌어 올립니다. 9회 반복합니다.

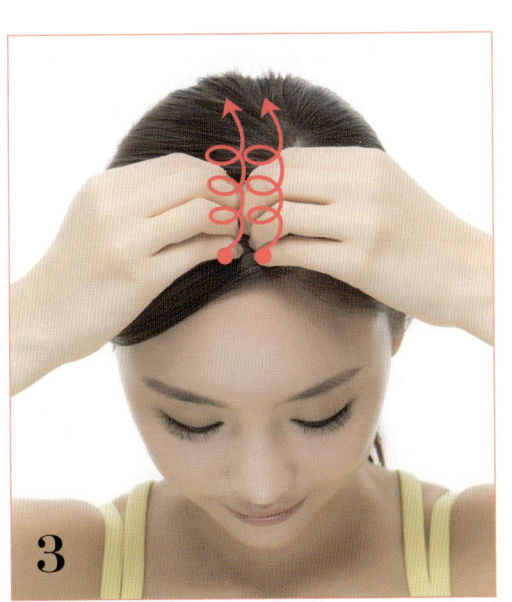 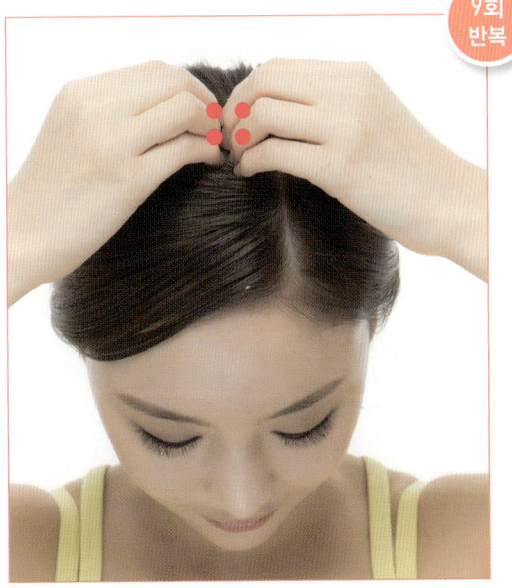

이번에는 양손을 머리 정중앙의 헤어라인에 갖다 대고 손끝을 둥글리며 정수리 부분까지 끌어 올립니다. 9회 반복합니다.

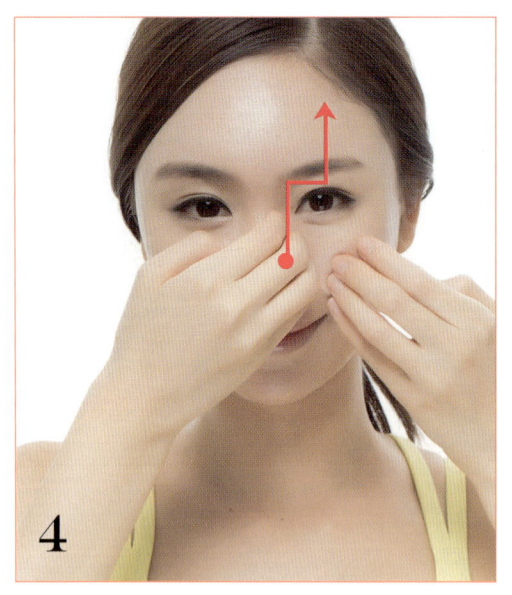

한쪽 손은 콧방울 옆 광대뼈 부위를 눌러 지지하고, 반대편 3, 4번째 손가락을 콧방울 위쪽 콧대 측면에 갖다 댑니다. 손끝을 눈썹 시작 부위까지 그대로 끌어 올립니다. 그대로 눈썹을 따라 옆으로 쓸어주다 눈썹 중앙 부위에서 이마 쪽으로 천천히 끌어 올립니다. 9회 반복한 뒤 반대쪽도 같은 방법으로 실시합니다.

✓ 끌샘 TIP

처음에는 천천히 실시하며 정확한 동작을 익혀주세요. 손가락 끝의 움직임이 익숙해지면 보다 리드미컬한 동작이 가능합니다.

9회 반복

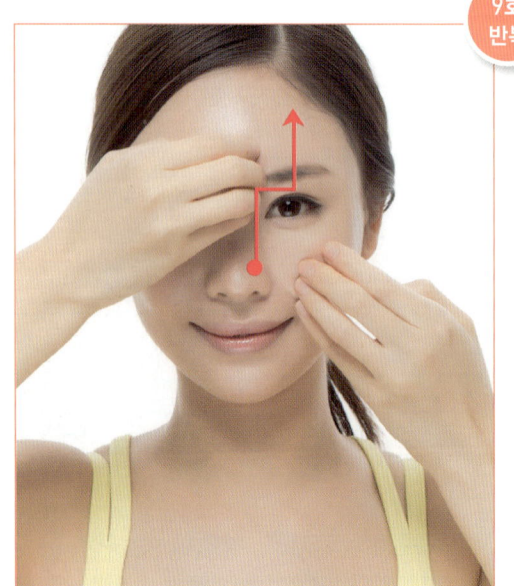
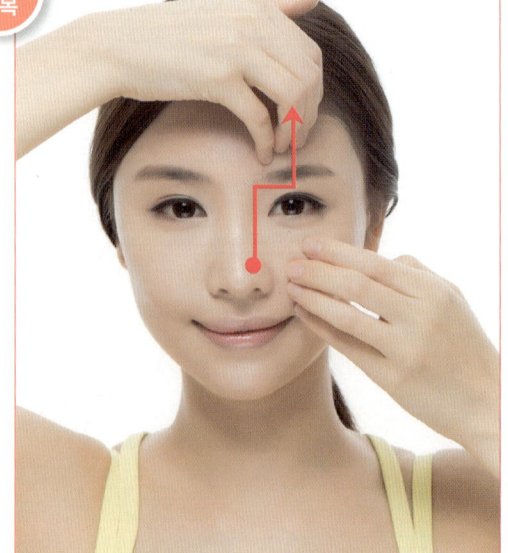

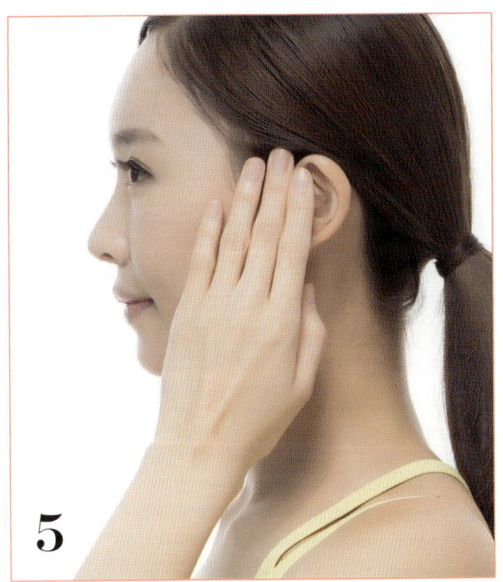
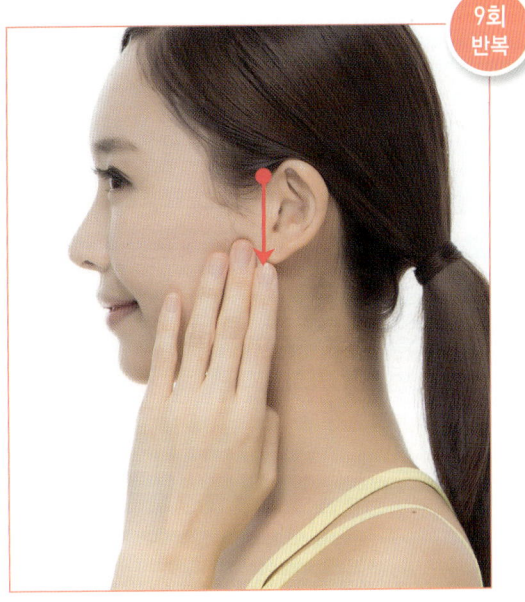

옆머리 헤어라인에서 귀가 시작되는 지점의 오목한 부위에 손을 갖다 댑니다. 3번째 손가락에 힘을 주어 귀와 얼굴 사이를 파준다는 느낌으로 귓불 앞까지 쓸어내립니다. 9회 반복한 뒤 반대쪽도 같은 방법으로 실시하거나 양쪽 동시에 실시합니다.

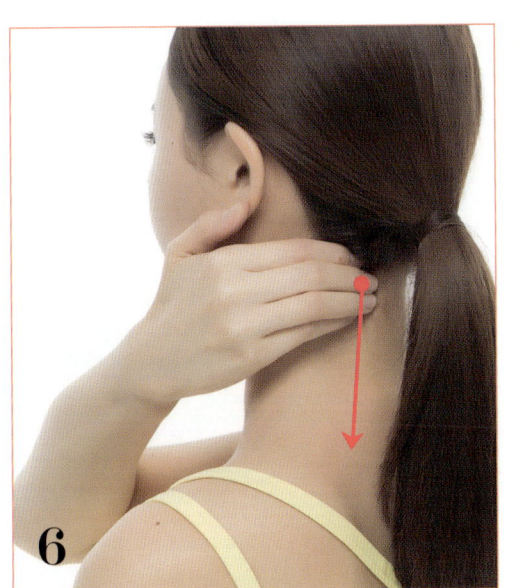
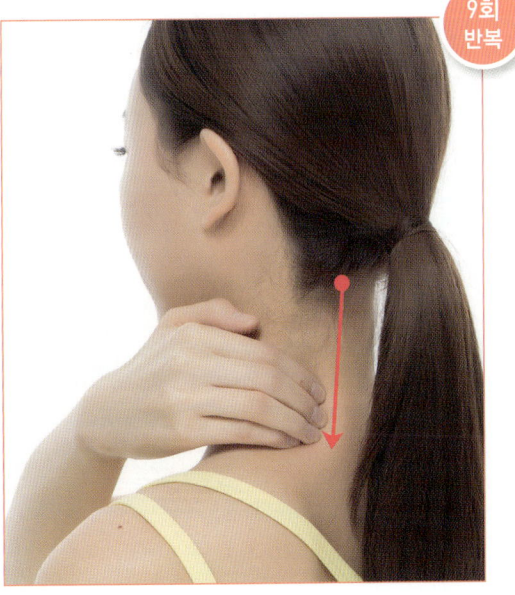

손을 반대쪽 목 뒤로 돌려 목뼈 옆을 2, 3, 4번째 손가락으로 감싼 다음 목선이 끝나는 지점까지 아래로 쓸어내립니다. 9회 반복한 뒤 반대쪽도 같은 방법으로 실시합니다.

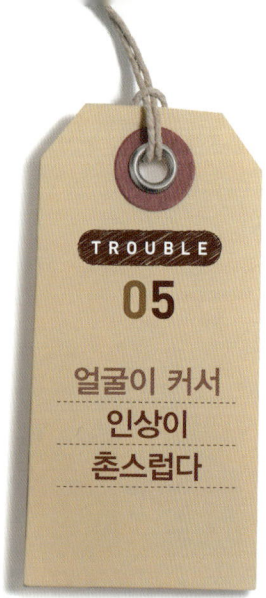

TROUBLE 05

얼굴이 커서 인상이 촌스럽다

얼굴 축소, 양손에 쏙 들어오게

이목구비가 예뻐도 얼굴이 크면 촌스럽고 긴장감이 없어 보이죠. 이런 느낌은 나이가 들수록 더한데요. 피부가 처져서, 또는 볼 살이 빠지면서 골격이 두드러져서 어쩔 수 없는 일이라고 포기해서는 안 됩니다. 골근테라피에서 가장 먼저 효과를 볼 수 있는 것이 얼굴 축소라는 점을 기억하고 바로 시작해 보세요!

We's SOLUTION

❶ 소요 시간 : 1세트 3~5분
❷ 반복 횟수 : 1일 2회

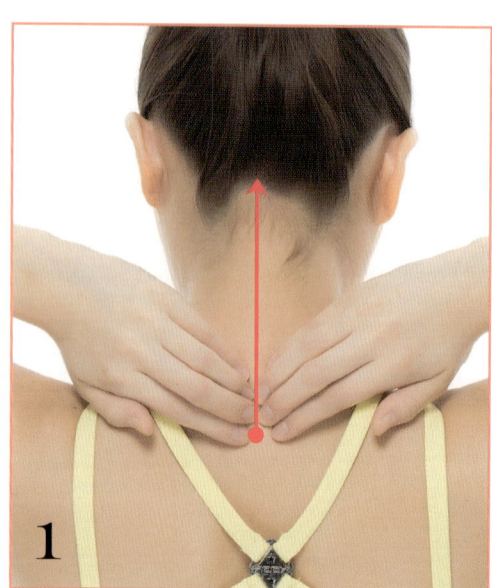

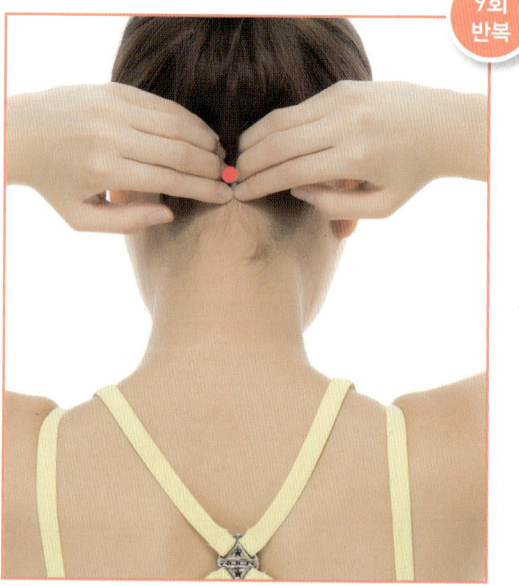

9회 반복

1

목을 살짝 숙이고 목 뒤에 튀어나오는 척추 위에 두 손끝을 맞댑니다. 헤어라인 부분까지 천천히 끌어올려주세요. 9회 반복합니다.

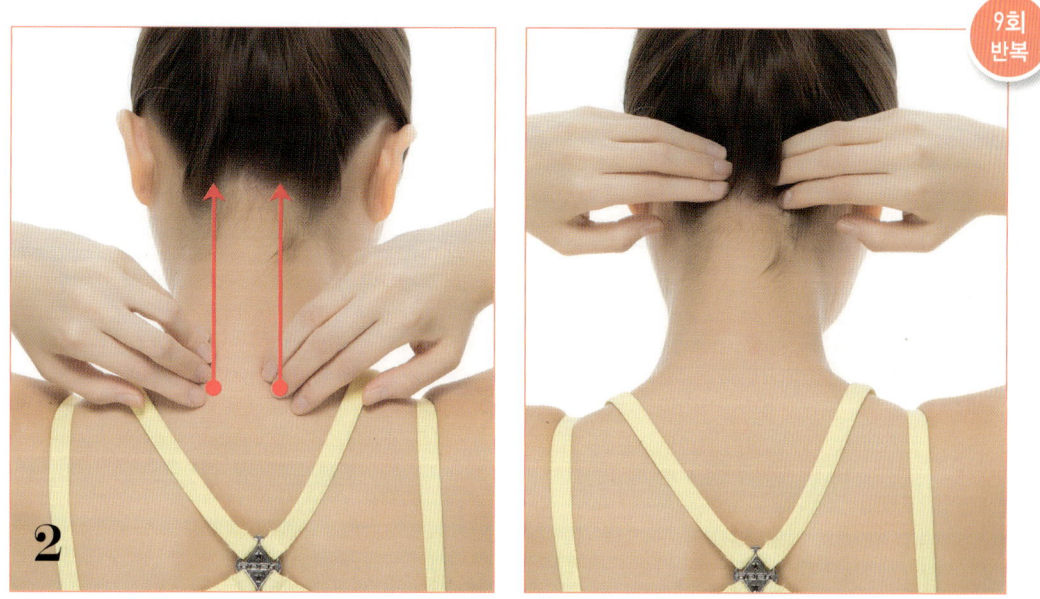

이번에는 척추 양옆의 근육에 두 손을 갖다 대고 헤어라인 부분까지 천천히 끌어올려주세요. 9회 반복합니다.

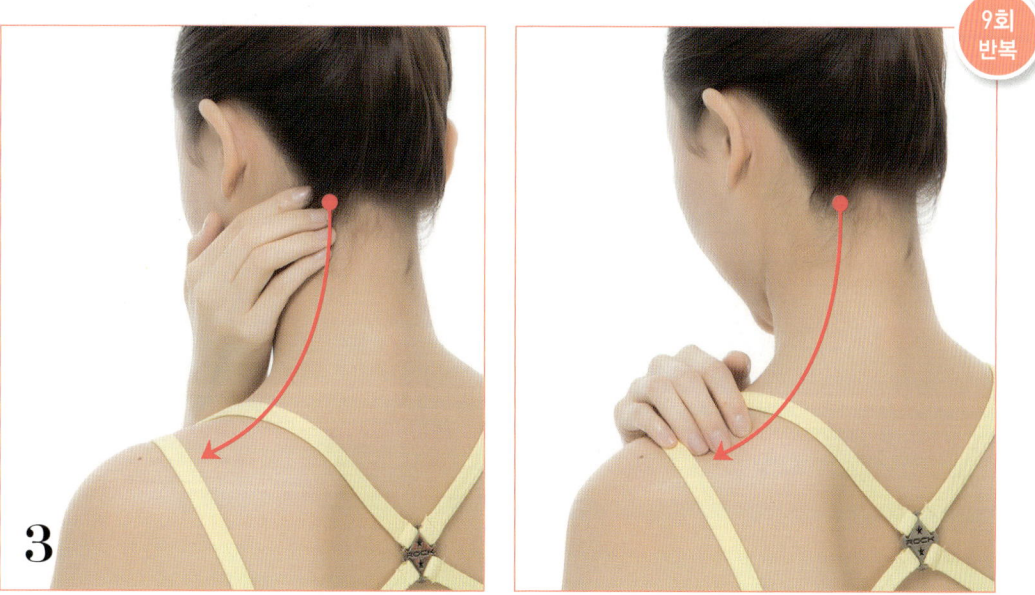

손을 반대쪽 목 뒤로 돌려 헤어라인에서 어깨뼈까지 길게 끌어내립니다. 9회 반복한 뒤 방향을 바꿔 같은 방법으로 실시합니다.

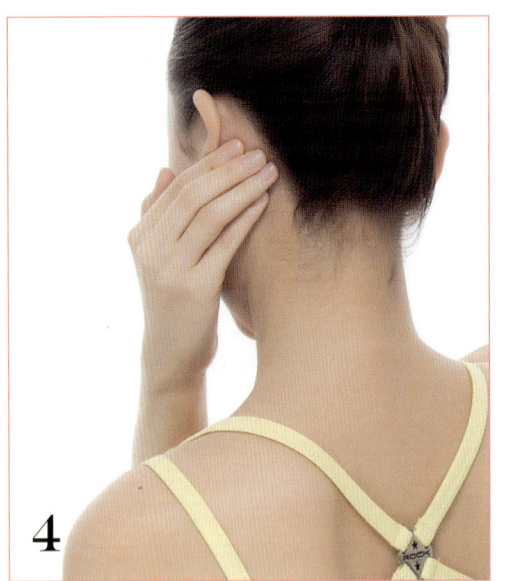 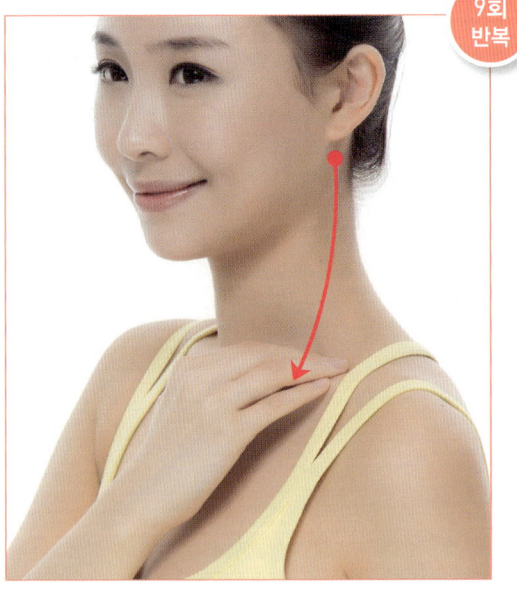

손을 반대쪽 귀 뒤로 돌려 봉긋 솟아 있는 뼈 부위를 지그시 눌러줍니다. 그 힘을 유지하면서 천천히 쇄골 부위까지 쓸어내립니다. 9회 반복한 뒤 방향을 바꿔 같은 방법으로 실시합니다.

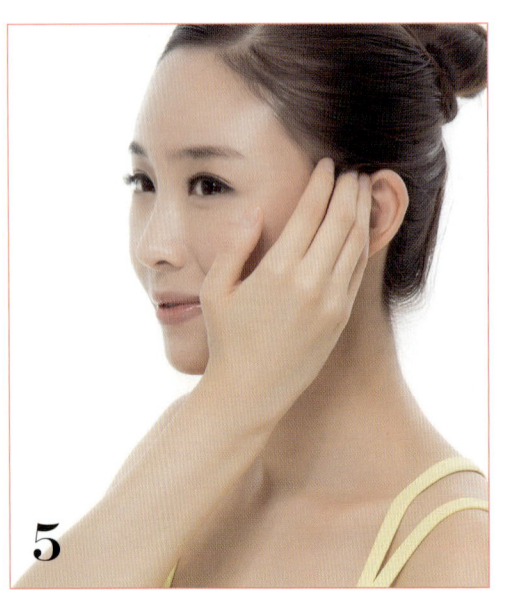 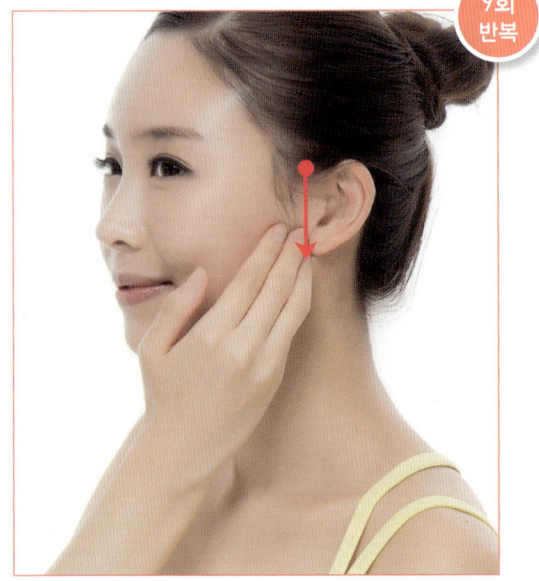

손을 반대쪽 귀 앞에 갖다 대고 귀 시작점에 지그시 자극을 주면서 그대로 수직으로 귓불 앞까지 쓸어내립니다. 9회 반복한 뒤 방향을 바꿔 같은 방법으로 실시합니다.

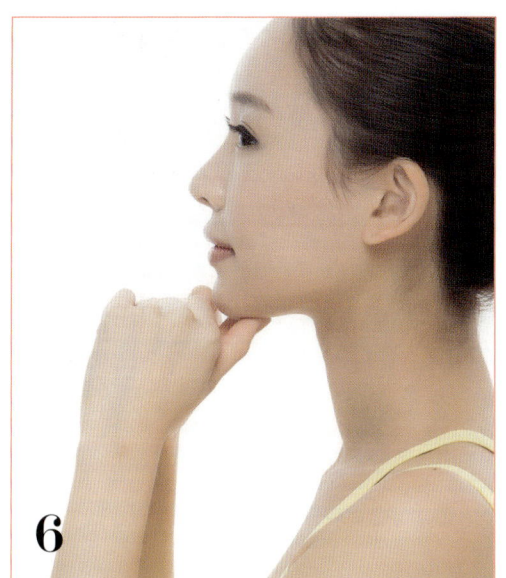 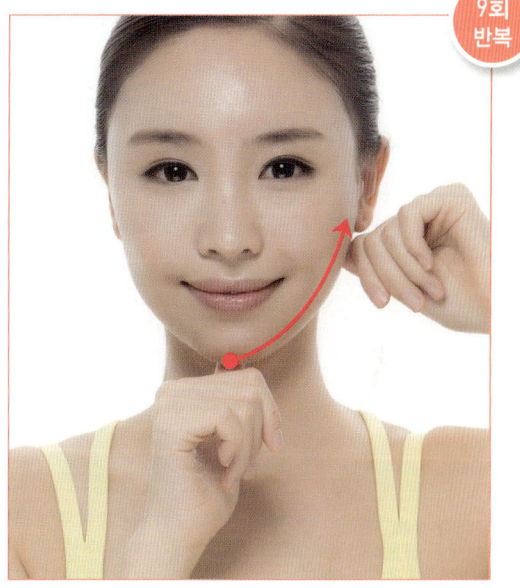

6

가볍게 주먹을 쥐고 엄지를 세워 턱 끝을 받칩니다. 턱이 엄지와 중지 사이에 들어오게 한 뒤 한 손은 고정하고, 한 손은 턱선을 따라 귀 아래까지 쓸어줍니다. 9회 반복한 뒤 방향을 바꿔 같은 방법으로 실시합니다.

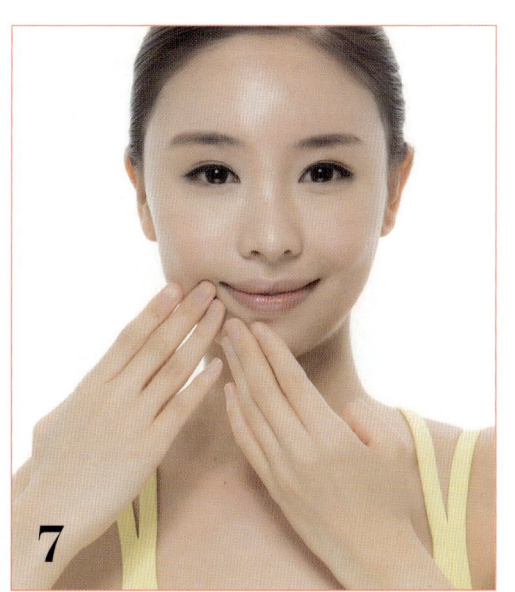 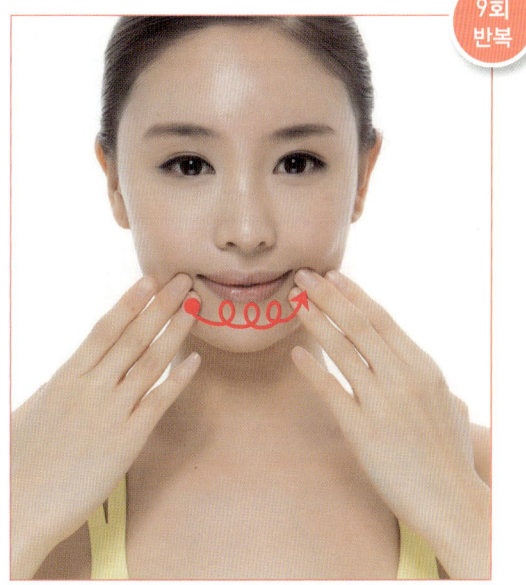

7

양쪽 손을 길게 펴서 한쪽 입술 끝에 갖다 댑니다. 한 손은 입술 끝을 지지하고 다른 한 손은 아래쪽 입술 선을 따라 손끝을 둥글리며 끌어당깁니다. 이때 위로 살짝 올리는 느낌이 들도록 합니다. 9회 반복한 뒤 방향을 바꿔 같은 방법으로 실시합니다.

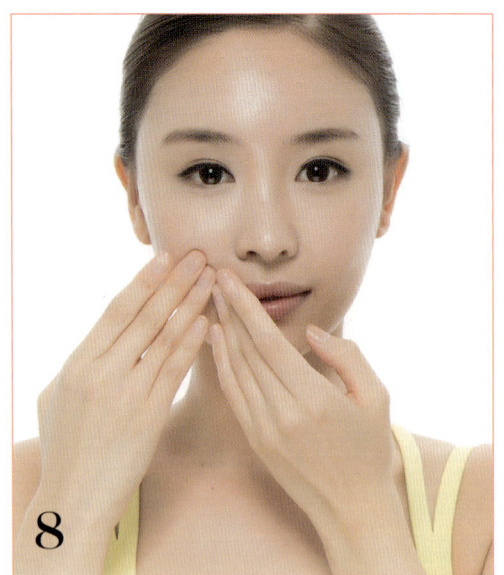 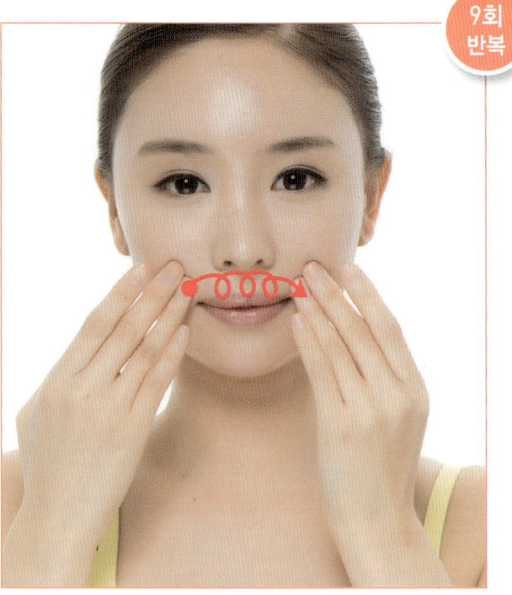

같은 방법으로 윗입술도 입술 선을 따라 손끝을 둥글리며 위로 살짝 쓸어줍니다. 9회 반복한 뒤 방향을 바꿔 같은 방법으로 실시합니다.

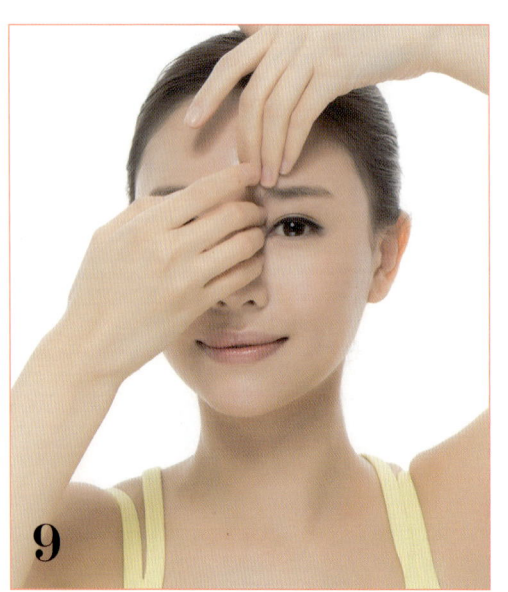 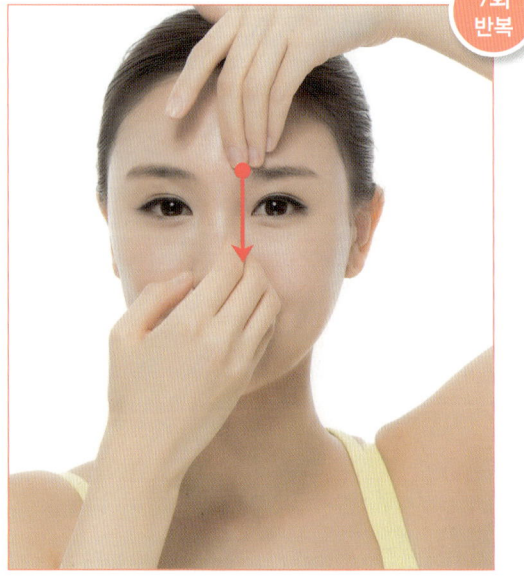

한쪽 손으로 눈썹 머리를 지지하며 반대쪽 2, 3, 4번째 손가락으로 눈썹 머리부터 콧방울 위까지 끌어내립니다. 9회 반복한 뒤 방향을 바꿔 같은 방법으로 실시합니다.

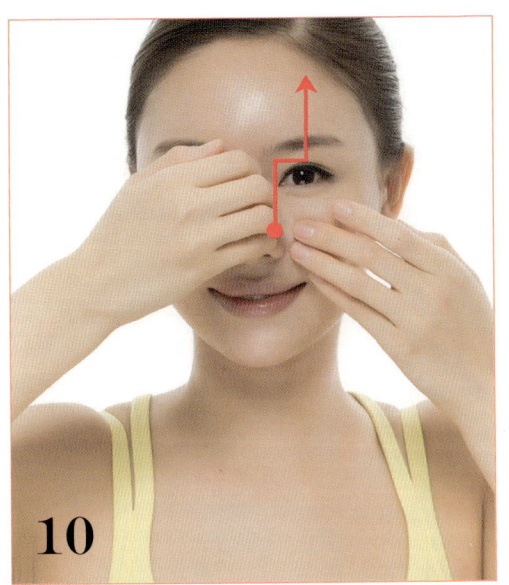
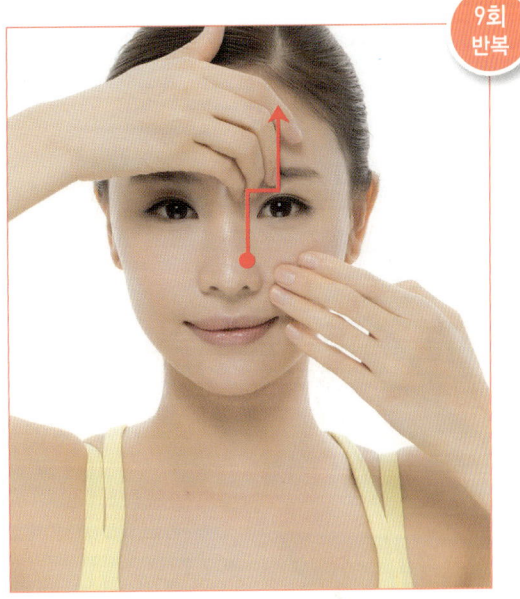

10

한쪽 손으로 콧방울 옆 볼 부위를 지지하고, 반대쪽 2, 3, 4번째 손가락을 코 옆선에서 눈썹 머리, 다시 눈썹 라인을 따라 수평으로 이동하다 눈썹 중앙에서 이마 쪽으로 끌어 올립니다. 9회 반복한 뒤 방향을 바꿔 같은 방법으로 실시합니다.

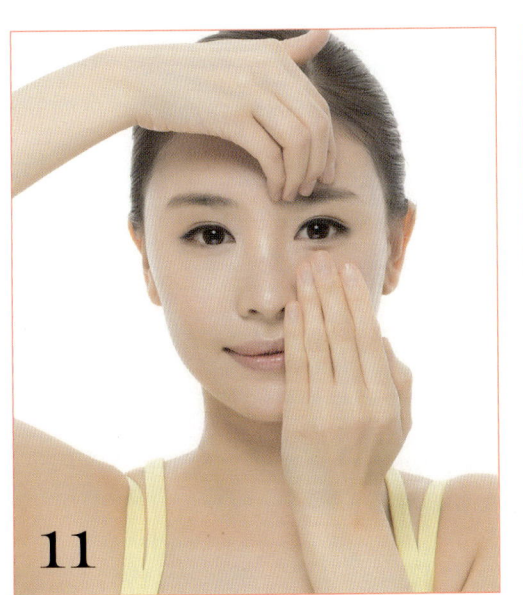
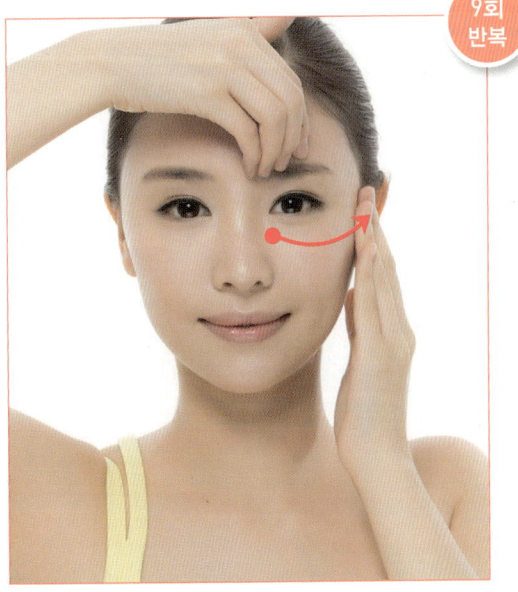

11

한쪽 손은 눈썹 부위에 갖다 대고 이마를 지지하고, 다른 한 손은 손가락을 길게 펴서 눈 밑 뼈를 머리에서 꼬리 쪽으로 길게 쓸어줍니다. 이때 광대뼈 윗부분을 옆으로 미는 느낌이 나도록 합니다. 9회 반복한 뒤 방향을 바꿔 같은 방법으로 실시합니다.

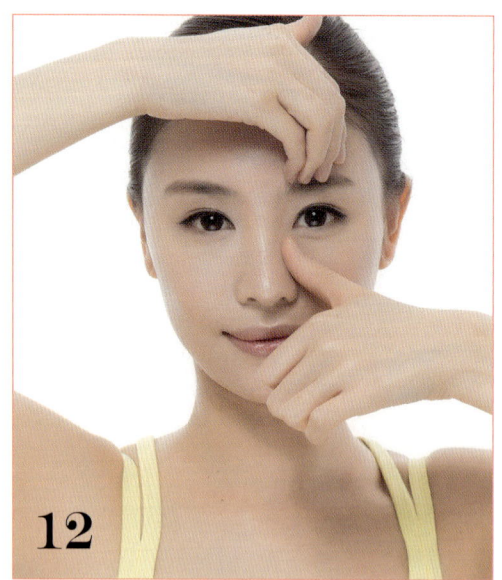 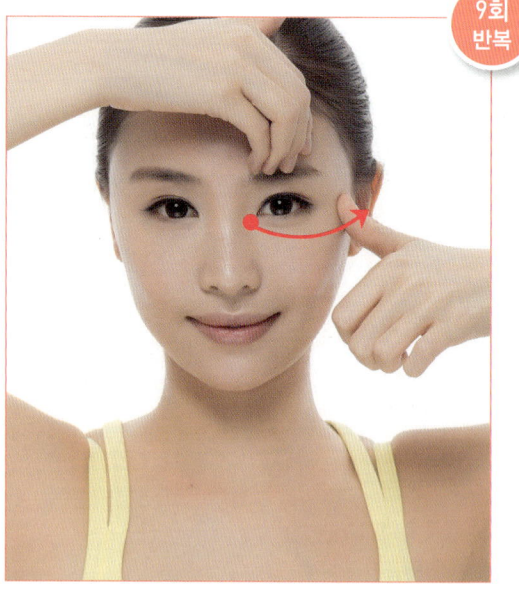

12

한쪽 손은 눈썹 부위에 갖다 대고 이마를 지지하고, 다른 한 손은 엄지손가락을 세워 눈 밑 뼈를 따라 길게 옆으로 밀어줍니다. 9회 반복한 뒤 방향을 바꿔 같은 방법으로 실시합니다.

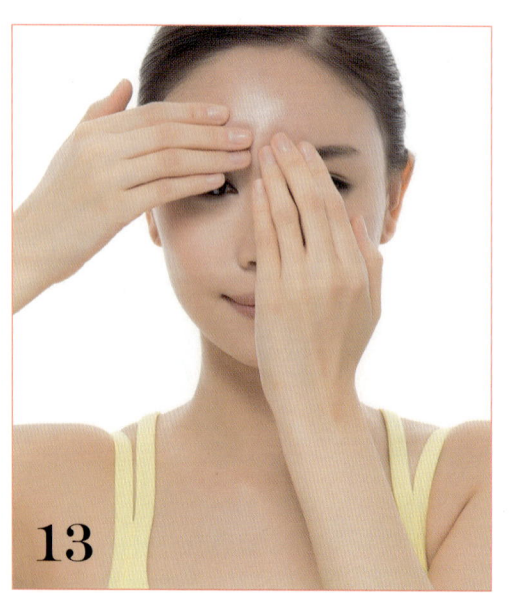 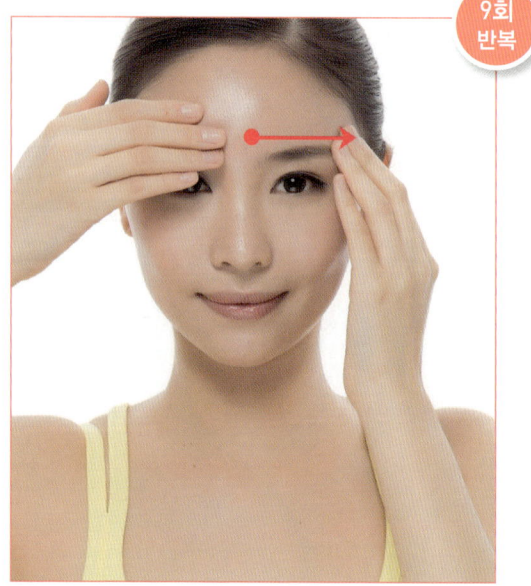

13

한쪽 손은 미간에 대고 이마를 지지하고, 다른 한 손은 손끝을 펴서 손끝으로 눈썹 부위를 옆으로 길게 밀어줍니다. 9회 반복한 뒤 방향을 바꿔 같은 방법으로 실시합니다.

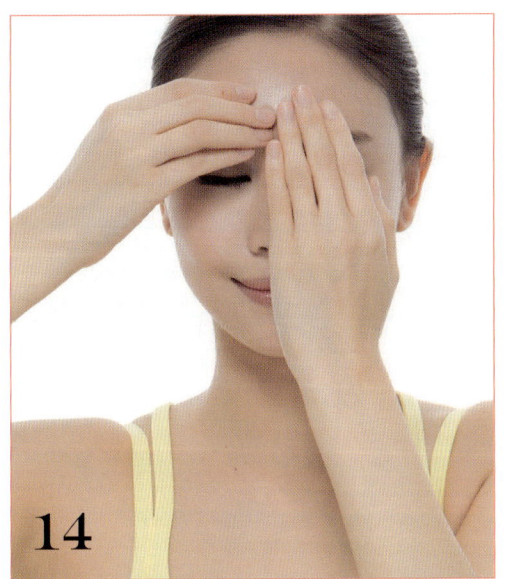
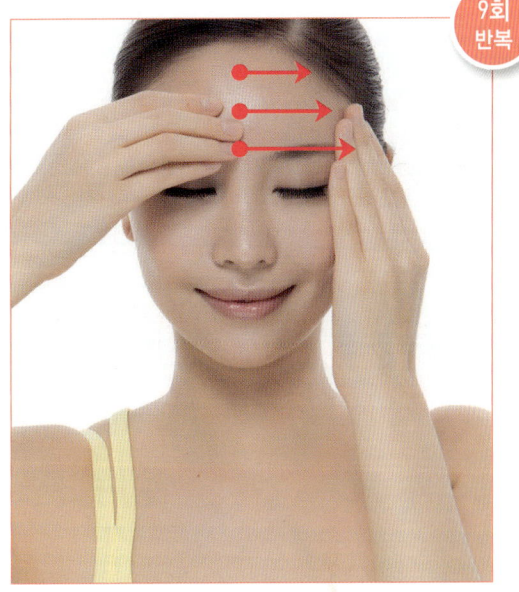

9회 반복

한쪽 손은 이마를 지지하고 다른 한 손은 손끝을 길게 펴서 이마를 옆으로 쓸어줍니다. 이마를 3분할해서 차례로 올라가며 실시합니다. 9회 반복한 뒤 방향을 바꿔 같은 방법으로 실시합니다.

꿀샘 TIP 이마가 예뻐지는 습관

13번 동작으로 양쪽 눈썹의 위치가 같아지며, 14번 동작으로 세안하실 때 매일 9회씩 하시면 볼록한 이마가 되어 앞머리를 올릴수 있는 이마가 됩니다.

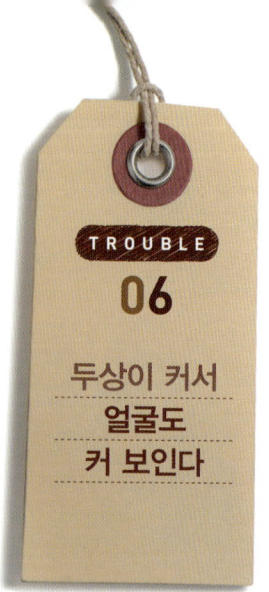

TROUBLE 06

두상이 커서 **얼굴도 커 보인다**

두상 관리, 양파처럼 동그랗게

머리가 큰 사람들은 남모르게 고민을 많이 합니다. 얼굴 크기와 상관없이 '대두' 소리를 들을 수밖에 없으니, 어떻게든 작아보이게 하려고 애를 쓰게 됩니다. 특히 머리가 옆으로 벌어진 경우, 모자를 써도 영 폼이 안 나죠. 골근테라피는 두개골을 직접 자극해 머리를 양파처럼 동그랗고 작게 만들어준답니다.

We's SOLUTION

① 소요 시간 : 1세트 3~5분
② 반복 횟수 : 1일 2회

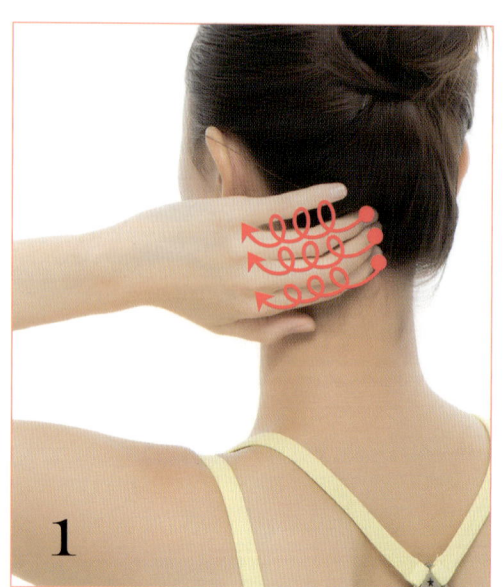
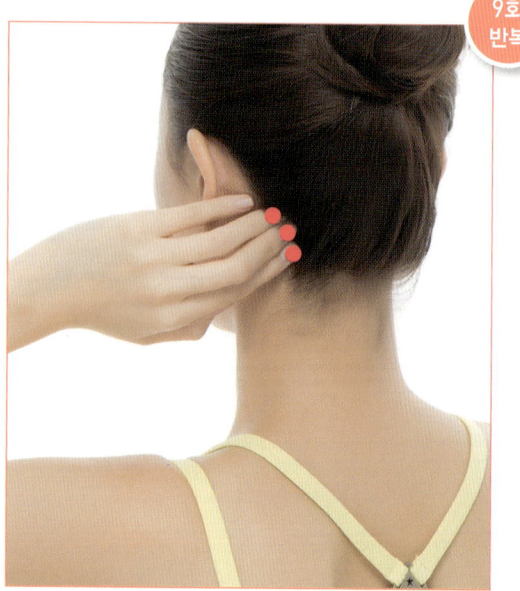

9회 반복

1

머리와 뒷목의 경계점에 움푹 들어간 지점에서 손끝을 둥글리며 귀 쪽으로 끌어당깁니다. 양손 동시에 9회 반복합니다.

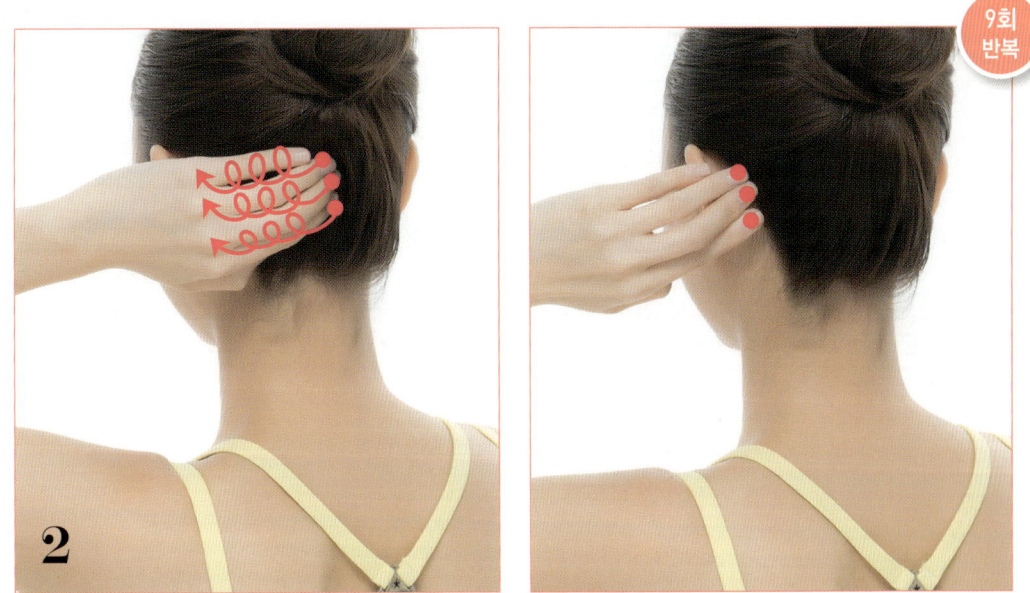

2

1의 시작점에서 3cm 정도 위로 올라가 같은 방법으로 헤어라인까지 끌어당깁니다. 양손 동시에 9회 반복합니다.

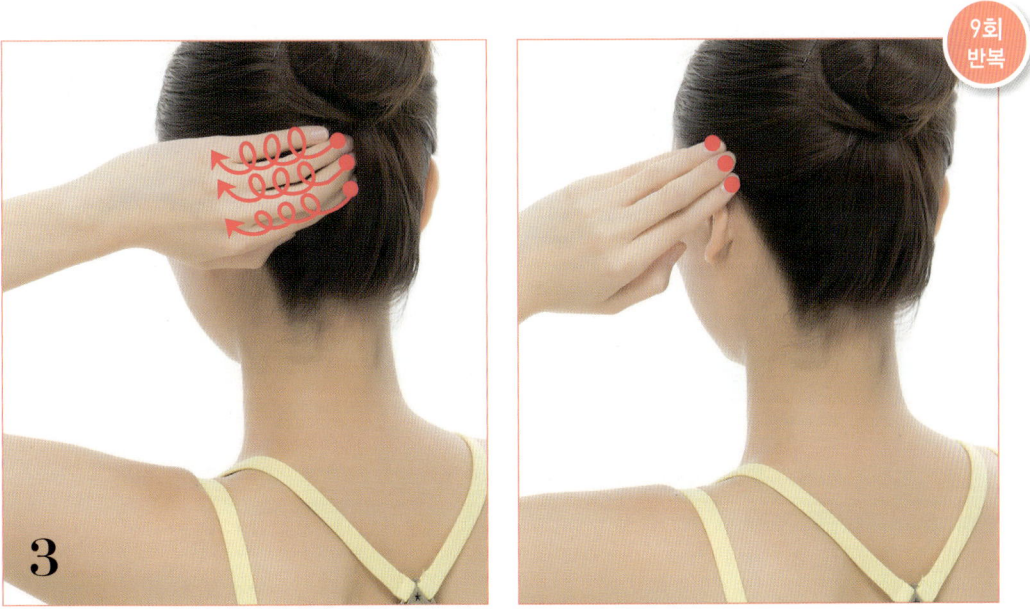

3

2의 시작점에서 다시 3cm 정도 위로 올라가 같은 방법으로 귀 윗부분까지 끌어당깁니다. 양손 동시에 9회 반복합니다.

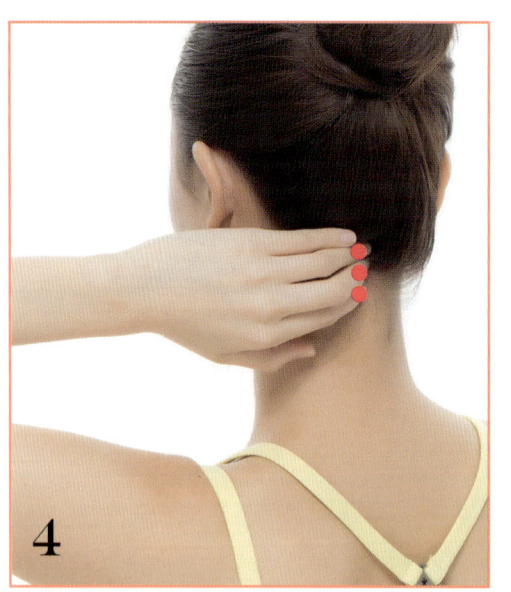 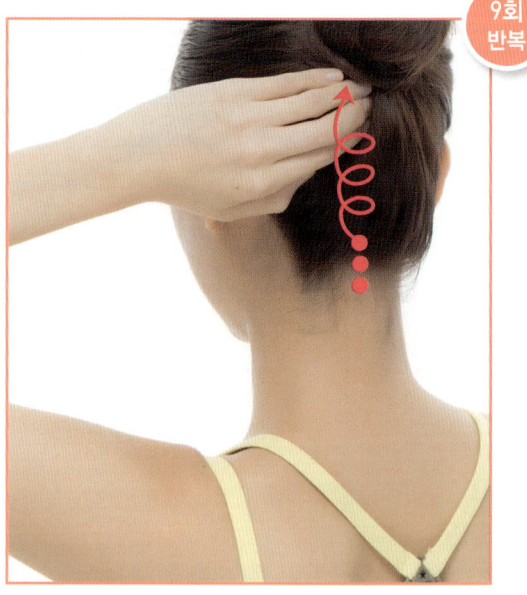

1의 시작점에서 이번에는 손끝을 위로 둥글리며 정수리까지 끌어 올립니다. 양손 동시에 9회 반복합니다.

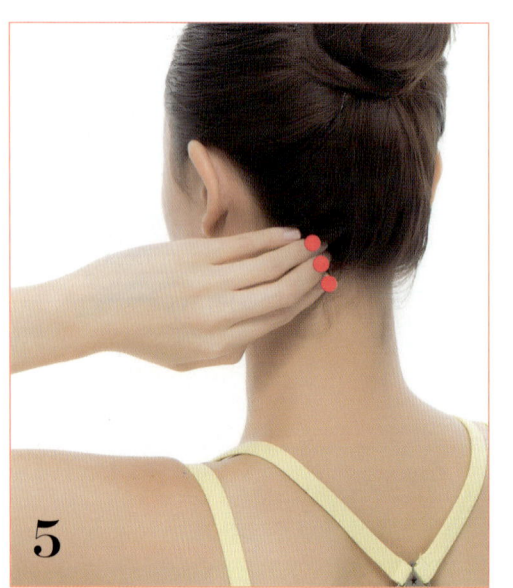 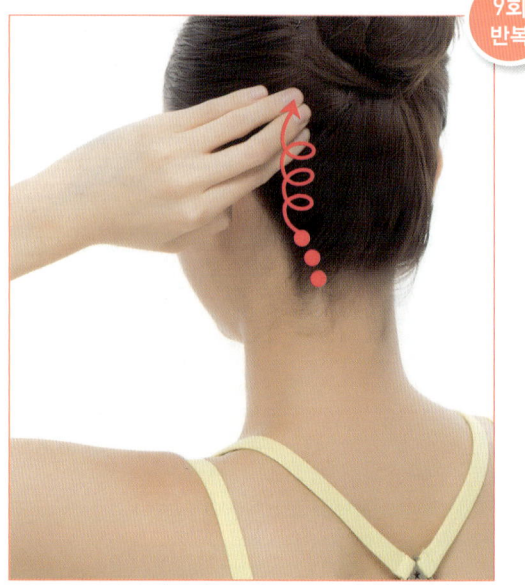

옆으로 1cm 정도 이동하여 그대로 수직으로 정수리 높이까지 둥글리며 끌어 올립니다. 양손 동시에 9회 반복합니다.

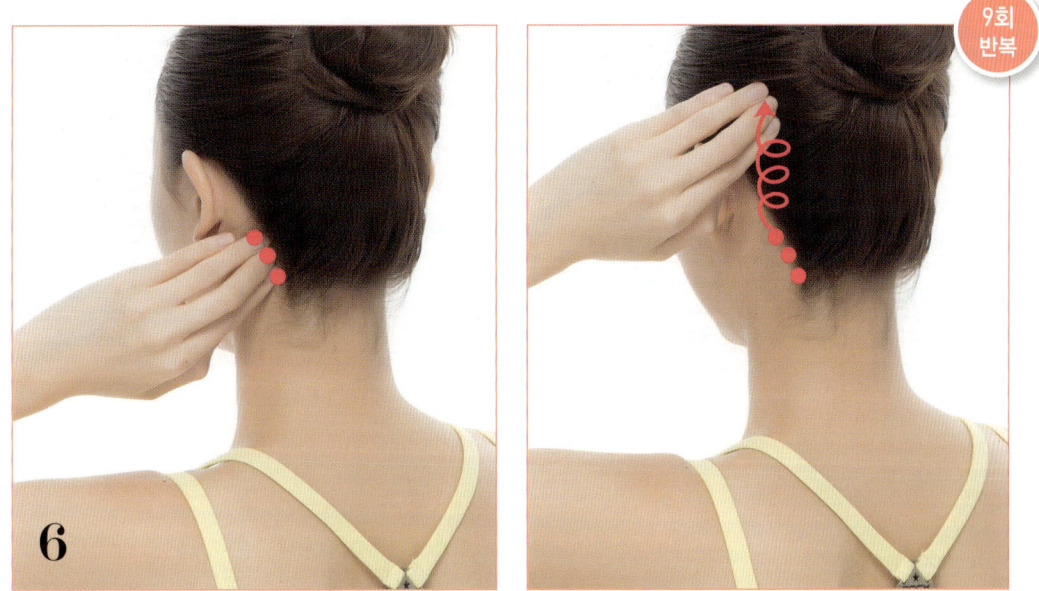

다시 옆으로 이동하여 헤어라인 옆면을 따라 손끝을 둥글리며 수직으로 끌어 올립니다. 양손 동시에 9회 반복합니다.

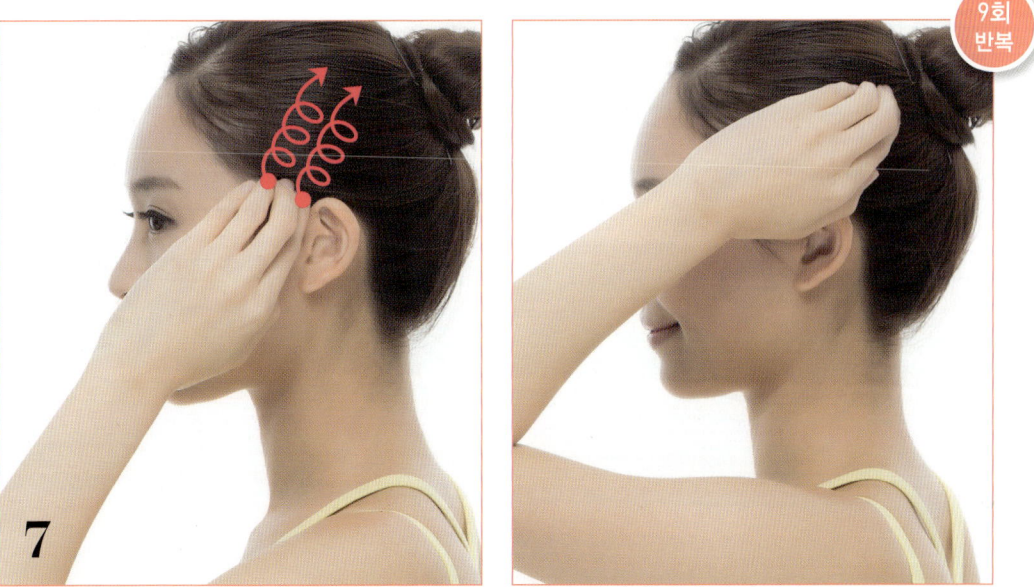

손끝을 관자놀이 부분으로 옮겨 두상을 5분할하여 정수리 방향으로 둥글리며 풀어줍니다. 양손 동시에 각각 9회 반복합니다.

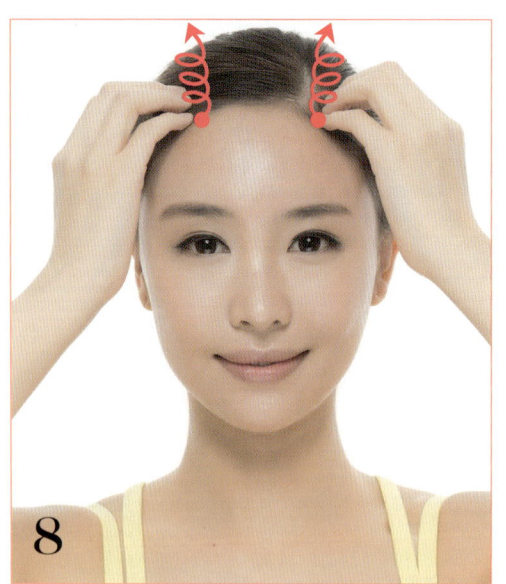
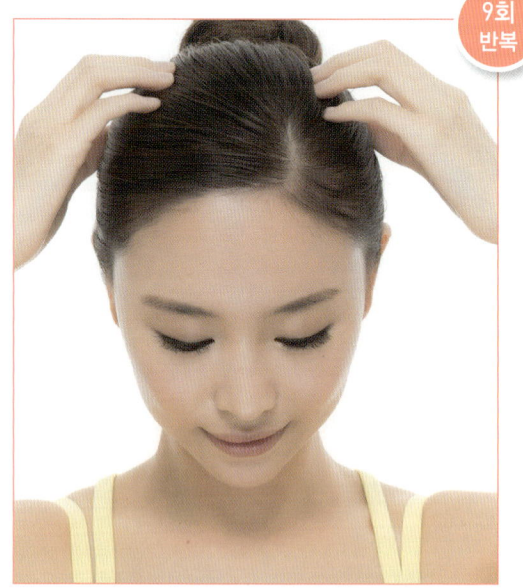

머리뼈 앞쪽을 2분할하여 손끝으로 둥글리며 정수리 높이까지 풀어줍니다. 각각 9회 반복합니다.

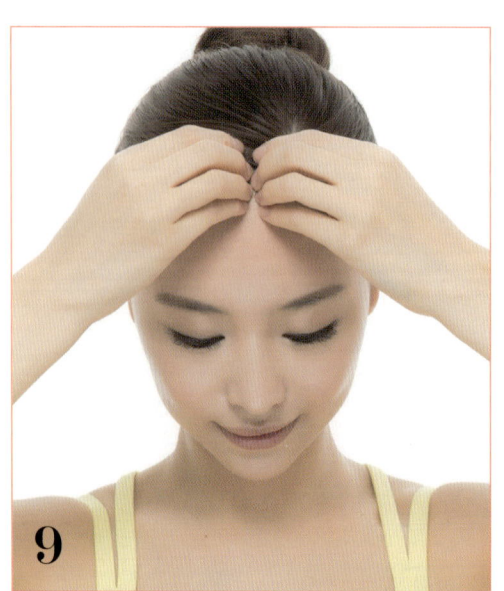
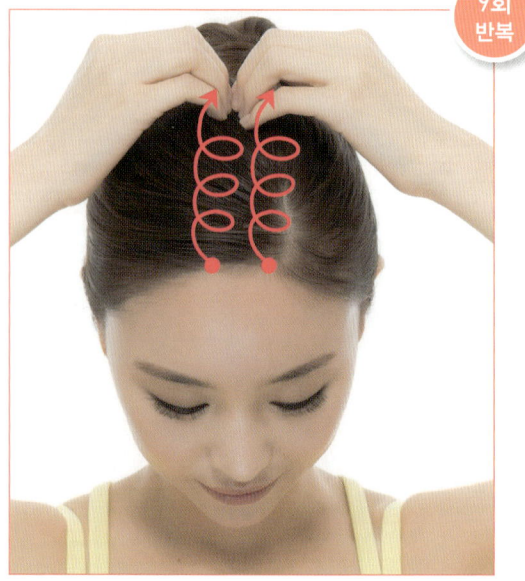

양쪽 손끝을 이마 한가운데 헤어라인에서 맞대고 둥글리며 정수리 부위까지 풀어줍니다. 9회 반복합니다.

안면비대칭 교정, 단아한 표정 잡고!

대부분의 사람은 어느 정도 안면비대칭을 갖고 있습니다. 이는 자연스러운 현상 중 하나인데요. 그 정도가 심해서 금방 눈에 띌 정도라면 교정이 필요합니다. 특히 턱 관절 같은 경우는 건강을 악화시킬 수 있어 관심이 필요합니다. 안면비대칭 관리는 큰 두상 마사지를 먼저 한 뒤 다음 관련 동작을 해주면 효과를 높일 수 있습니다.

We's SOLUTION

1. 소요 시간 : 1세트 3~5분
2. 반복 횟수 : 1일 2회

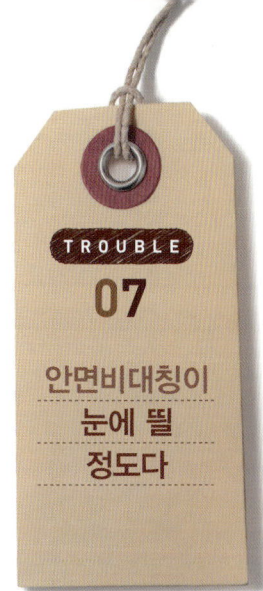

TROUBLE 07
안면비대칭이 눈에 띌 정도다

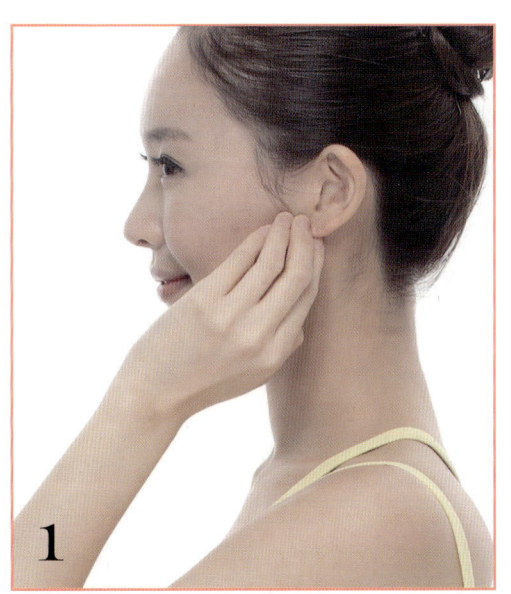

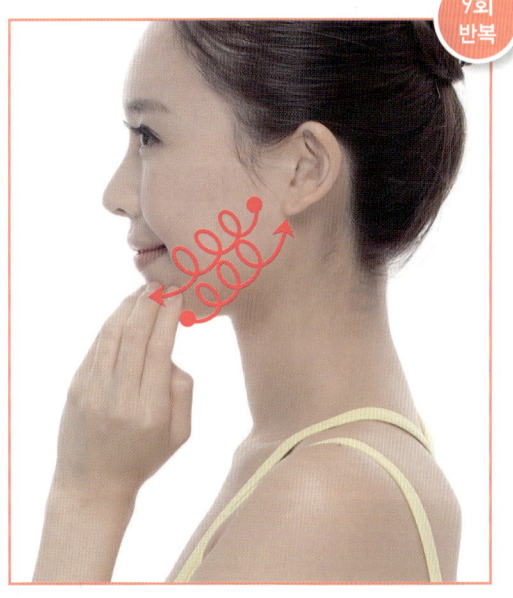

9회 반복

손끝을 모아 귀 앞에 갖다 대고 부드럽게 둥글리며 턱까지 내려왔다 올라가기를 반복합니다. 9회 반복한 뒤 방향을 바꿔 반대쪽도 같은 방법으로 실시합니다.

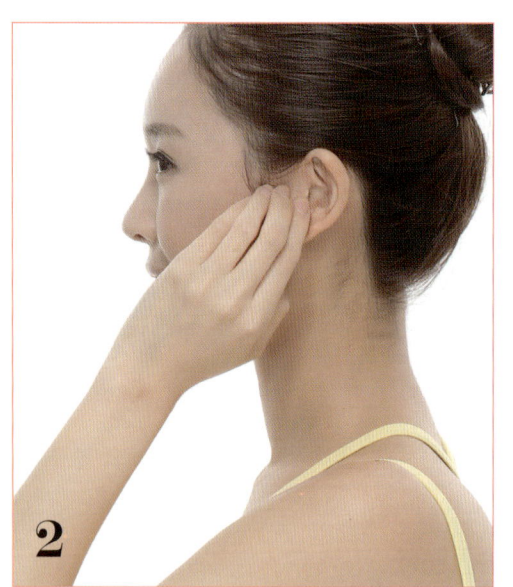
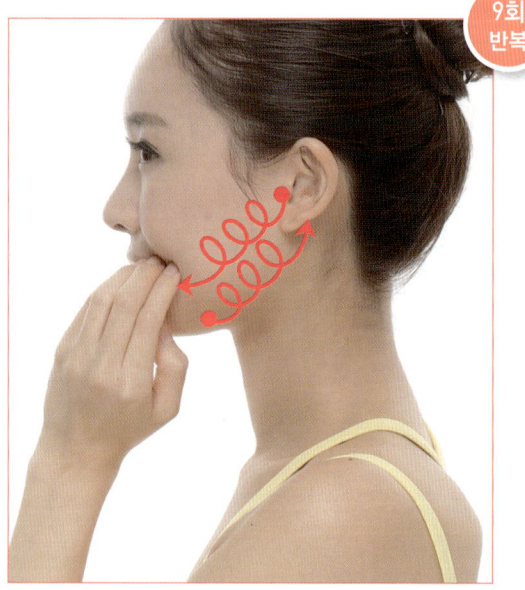

2 손끝을 모아 귀 앞에 갖다 대고 부드럽게 둥글리며 입꼬리까지 내려왔다 올라가기를 반복합니다. 9회 반복한 뒤 방향을 바꿔 반대쪽도 같은 방법으로 실시합니다.

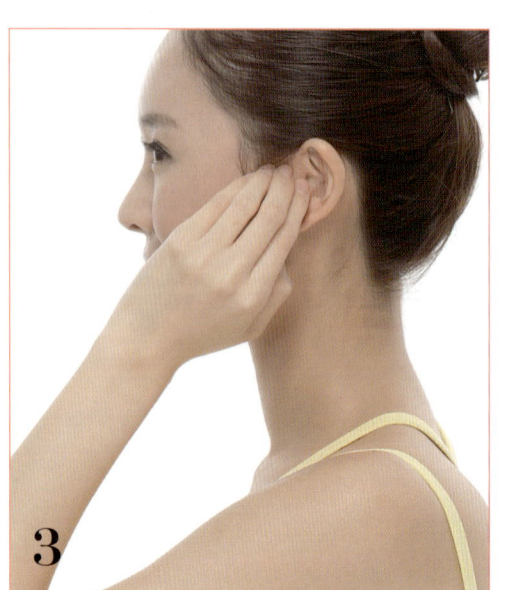
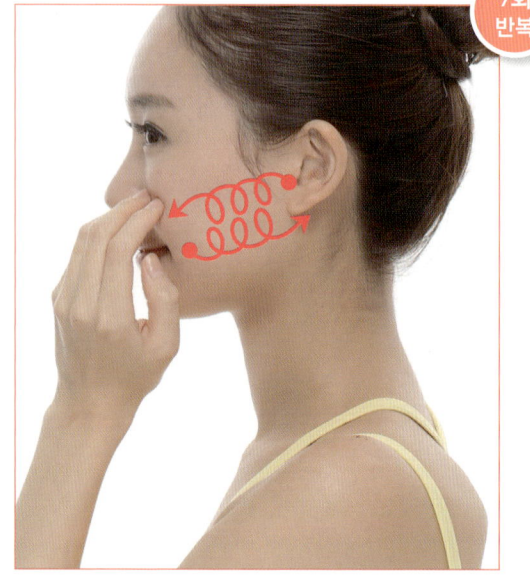

3 손끝을 모아 귀 앞에 갖다 대고 부드럽게 둥글리며 콧방울까지 내려왔다 올라가기를 반복합니다. 9회 반복한 뒤 방향을 바꿔 반대쪽도 같은 방법으로 실시합니다.

샤워하면서 예뻐지기 3 **복부 관리**

뱃살 빼고 변비까지 시원하게~

샤워할 때 조금만 시간을 투자하면 복부에 정체되어 있던 노폐물의 순환이 원활해져 날씬한 배를 가질 수 있답니다. 또한 장의 연동운동이 잘되고 소장과 대장 기능이 좋아져 변비 해소에도 도움이 된답니다.

1. 복부에 시계 방향 원 그리기

두 손을 겹쳐 명치에서 시작해 복부 위에 둥그런 원을 그려줍니다. 방향은 장 순환과 같은 방향인 시계 방향이 맞습니다. 이렇게 하는 것만으로도 노폐물 배출에 도움이 된답니다. 배가 약간 눌리는 느낌이 드는 강도로 1~2분간 반복해주세요.

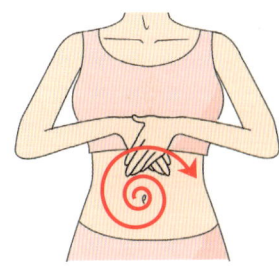

2. 명치에서 골반까지 눌러 내리기

두 손을 모아 명치에서 아래로 쓸어내려 줍니다. 배가 약간 눌리는 느낌이 드는 강도가 적당한데요, 배꼽 부위에서는 조금 더 힘을 주어 아래쪽으로 지그시 눌러주면서 골반 중앙부까지 내려오세요. 골반 중앙부에서 노폐물이 빠지게 된답니다. 1~2분간 반복해주세요.

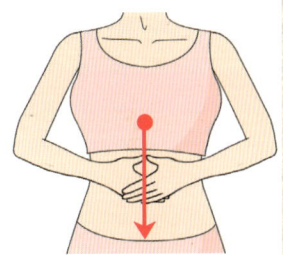

3. 허리 살 아래로 쓸어내리기

골반 뼈 위쪽에서 양쪽 허리 살을 끌고 내려온다는 느낌으로 쓸어내립니다. 삼각팬티 라인을 따라 손을 움직인다고 생각하며 가랑이 안쪽으로 쓸어 넣어주세요. 약간 눌리는 느낌이 드는 강도로 1~2분간 반복해 주면 멋진 허리라인을 가질 수 있답니다.

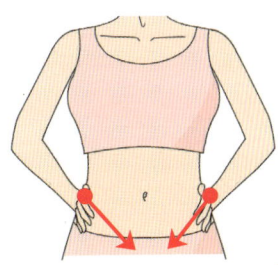

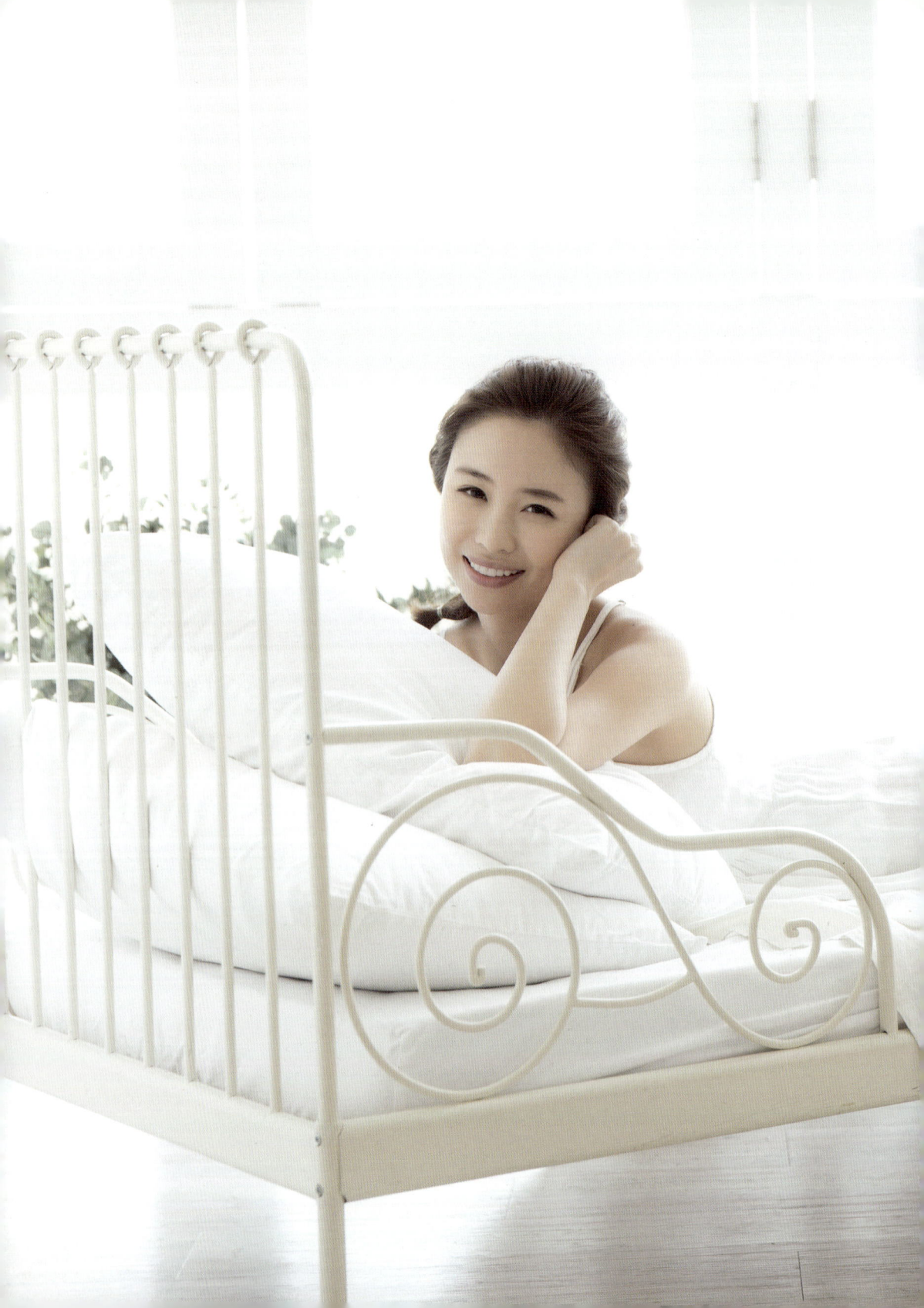

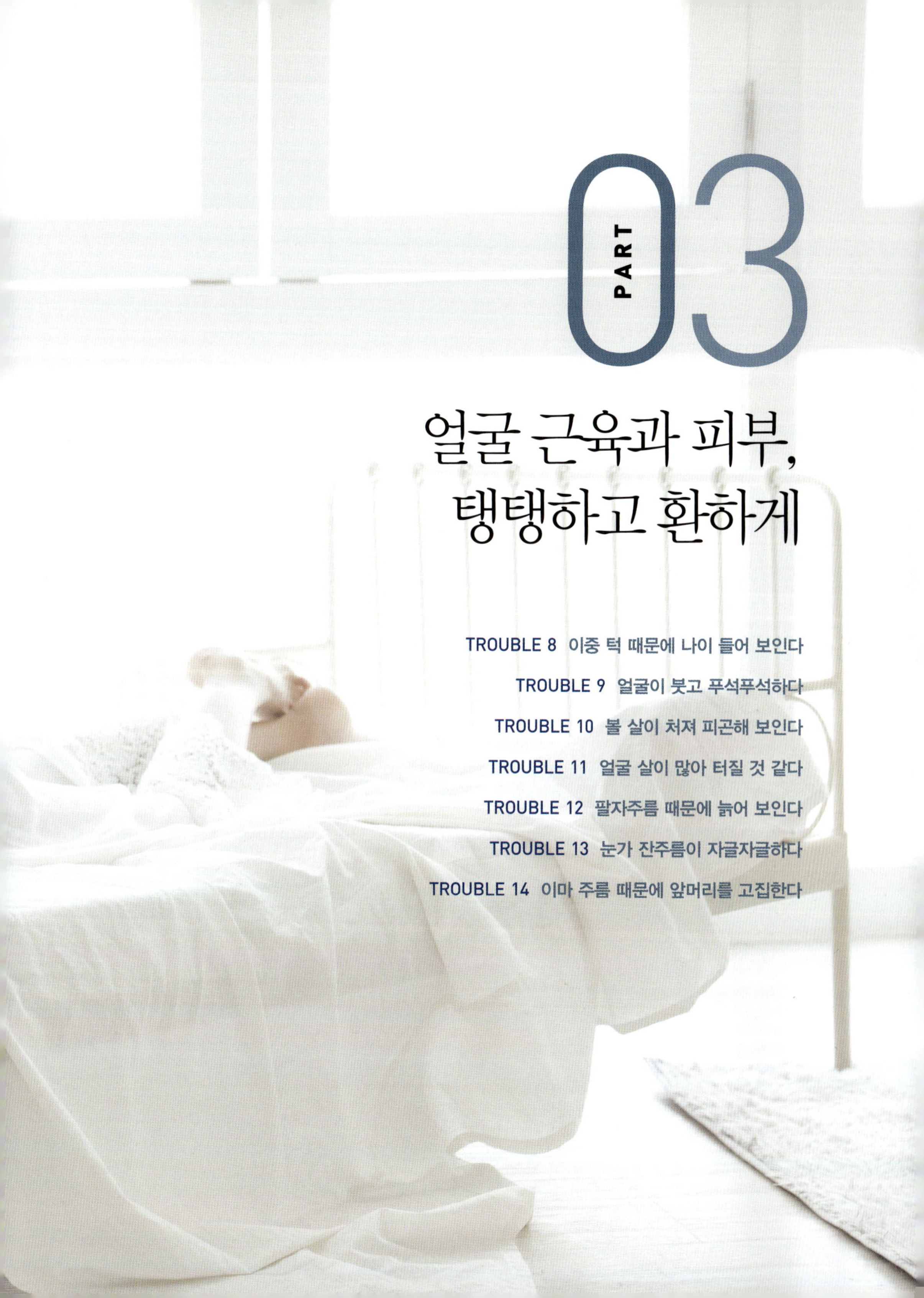

PART 03

얼굴 근육과 피부, 탱탱하고 환하게

TROUBLE 8 이중 턱 때문에 나이 들어 보인다

TROUBLE 9 얼굴이 붓고 푸석푸석하다

TROUBLE 10 볼 살이 처져 피곤해 보인다

TROUBLE 11 얼굴 살이 많아 터질 것 같다

TROUBLE 12 팔자주름 때문에 늙어 보인다

TROUBLE 13 눈가 잔주름이 자글자글하다

TROUBLE 14 이마 주름 때문에 앞머리를 고집한다

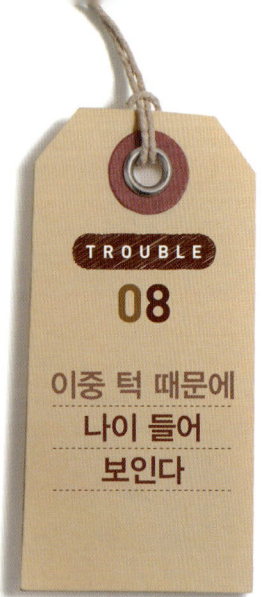

TROUBLE
08

이중 턱 때문에
나이 들어
보인다

이중 턱 제거,
탄탄하게 끌어 올리기

나이가 들면서 근육이 탄력을 잃으면 자연스럽게 턱밑이 늘어져 이중 턱이 나타납니다. 그런데 나이가 어린 사람들 중에도 이중 턱인 경우를 종종 찾아볼 수 있습니다. 이 경우, 조금만 관리를 해주면 날렵한 턱 선을 가질 수 있습니다. 근육에 탄력을 부여해 세련되고 깔끔한 얼굴 라인을 만들어보세요~

We's SOLUTION

① 소요 시간 : 1세트 3~5분
② 반복 횟수 : 1일 2회

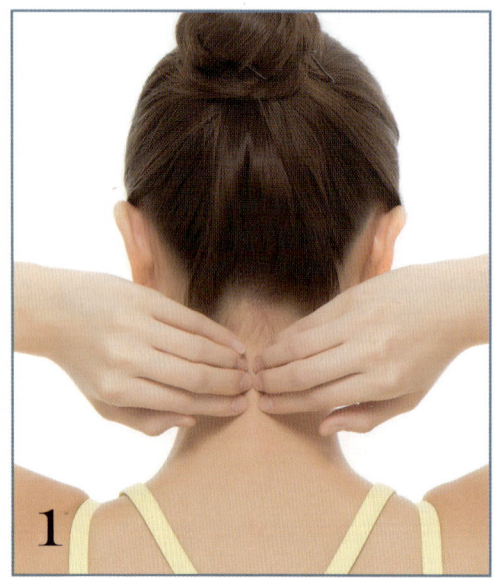

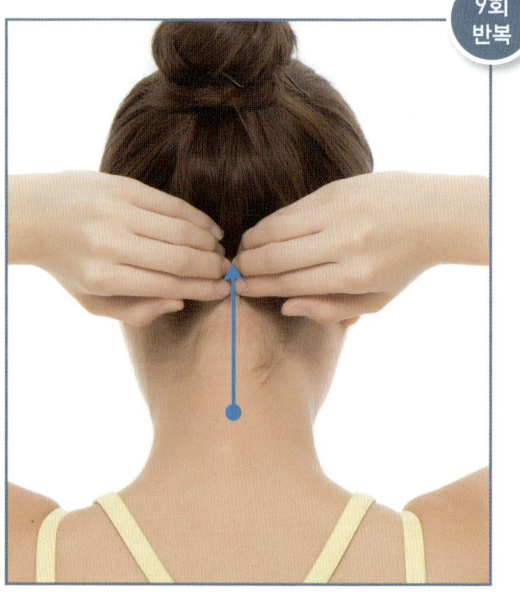

9회 반복

양손을 뒷목 중앙의 뼈 부위에 갖다 댑니다. 양손에 같은 압력을 가하며 헤어라인 부위까지 천천히 끌어 올립니다. 9회 반복합니다.

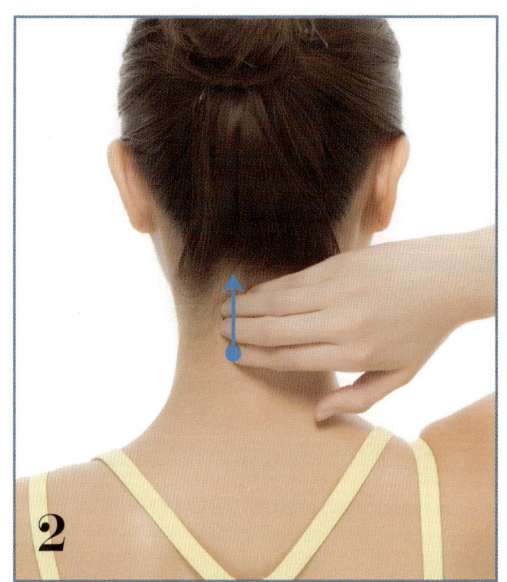 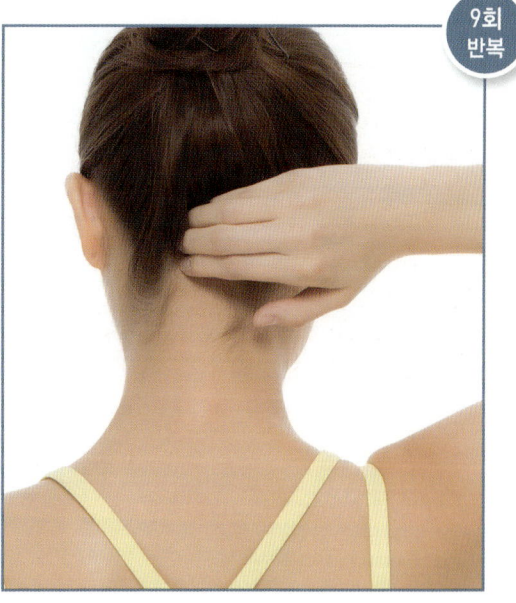

2

목뼈 바로 옆의 근육 부위를 손끝으로 자극하며 헤어라인 부위까지 천천히 끌어 올립니다. 양쪽 손 교대로 반대 방향을 자극해주는 것이 수월합니다. 좌우 각각 **9회** 반복해주세요.

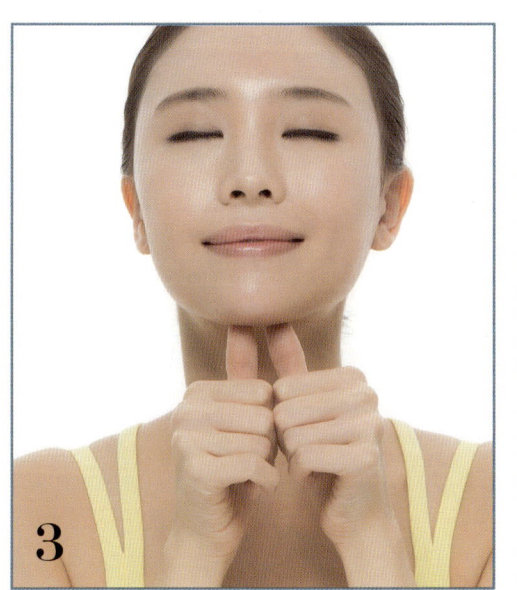 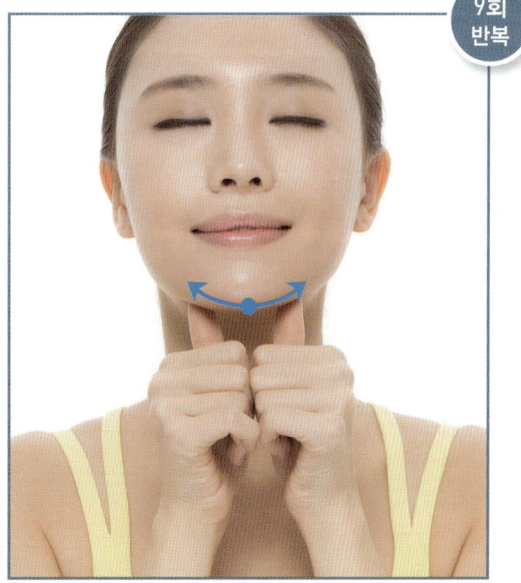

3

양쪽 엄지손가락을 모아 턱 밑을 받치고 각각 바깥쪽으로 짧게 밀어줍니다. **9회** 반복합니다.

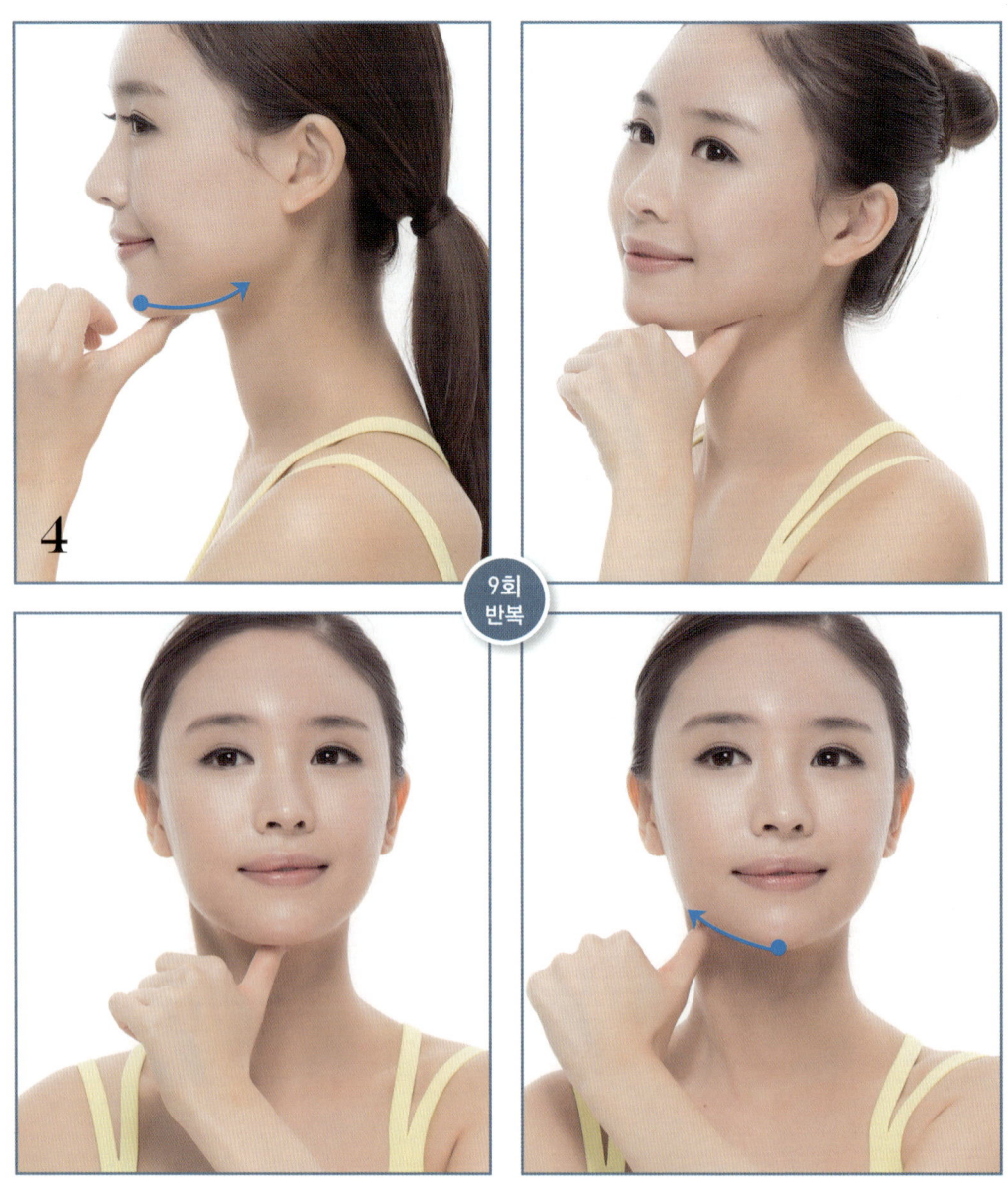

엄지손가락을 세워 턱 밑에 대고 턱선을 따라 턱관절 부위까지 천천히 끌어당깁니다. 엄지를 다시 턱 밑으로 끌어와 반대쪽으로 밀어 넘깁니다. 여기까지가 1회로, 좌우 각각 9회 반복합니다.

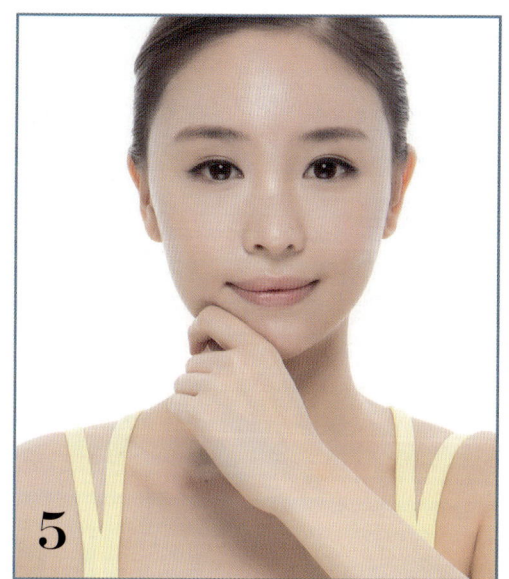
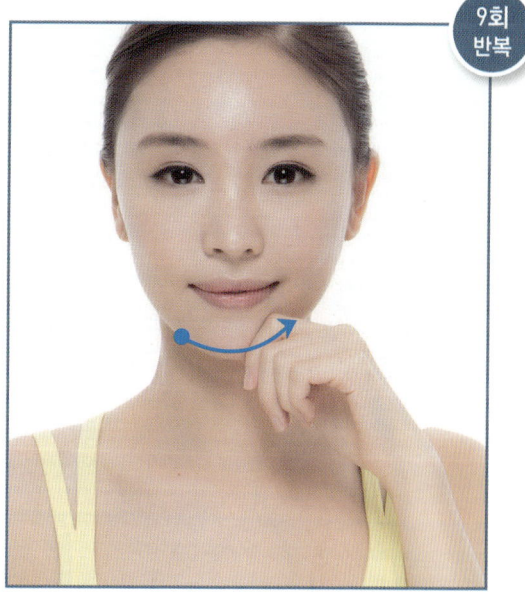

5 검지를 구부려 턱을 감싸 쥐고 천천히 잡아당깁니다. 9회 반복한 뒤 방향을 바꿔 반대쪽도 9회 반복합니다.

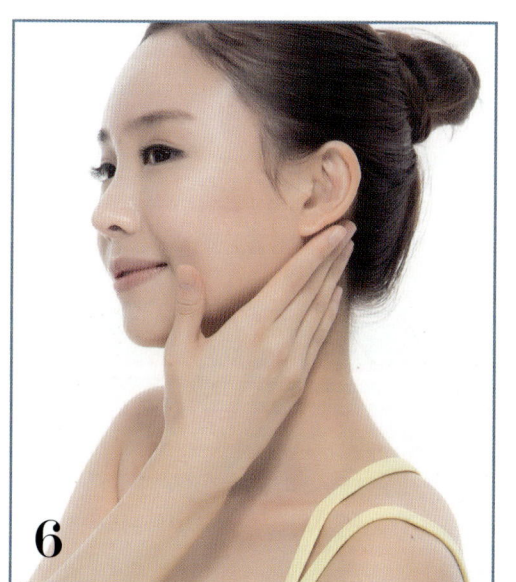
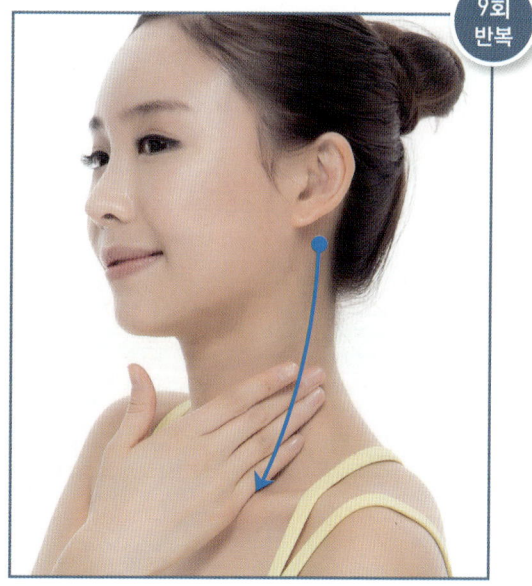

6 손바닥을 길게 펴서 반대쪽 귀 뒤에서 목선을 따라 천천히 쓸어내립니다. 이때 쇄골 라인까지 내려오지 않도록 주의해주세요. 9회 반복한 뒤 방향을 바꿔 실시합니다.

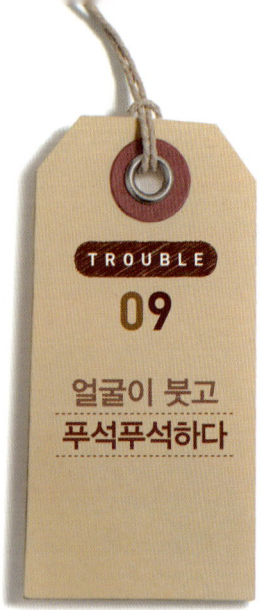

TROUBLE 09

얼굴이 붓고 푸석푸석하다

얼굴 붓기 빼는 법, 작고 상큼한 얼굴 만들기!

유난히 얼굴이 잘 붓는 사람이 있습니다. 아침에 잠자리에서 일어났을 때 눈두덩이 붓거나 푸석한 분들은 밤에 물 마시는 것조차 부담스럽다고 합니다. 부종이 심하면 얼굴이 크고 피로해 보입니다. 화장도 잘 안 받죠. 이런 분들은 집중적인 부종 관리가 필요합니다. 골근테라피로 얼굴을 촉촉하고 탄력 있게 만들어보세요.

We's SOLUTION

1. 소요 시간 : 1세트 3~5분
2. 반복 횟수 : 1일 2회

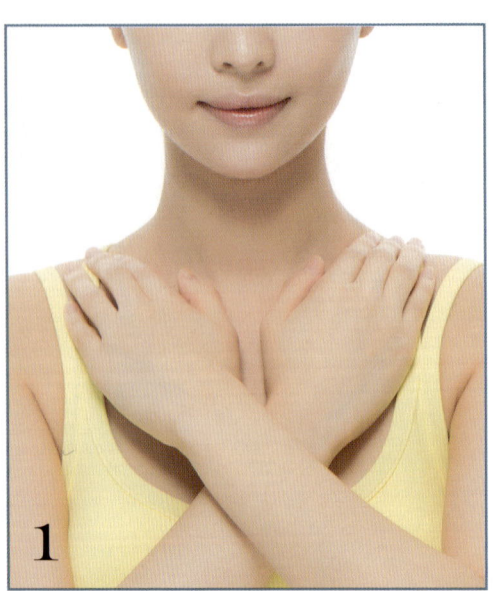

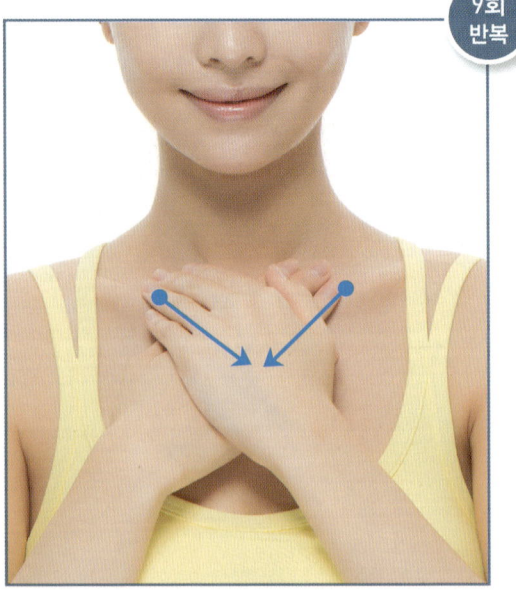

9회 반복

양손을 가슴 앞에서 교차해 쇄골 위에 손을 올립니다. 두 손을 양쪽으로 끌어내리며 쇄골 중앙에 양손을 모아줍니다. 9회 반복합니다.

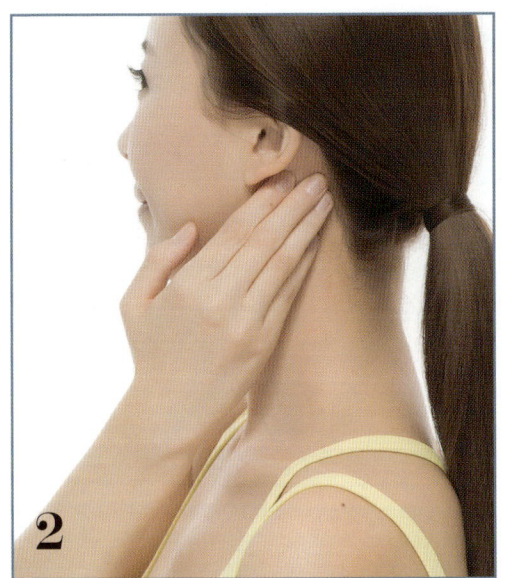
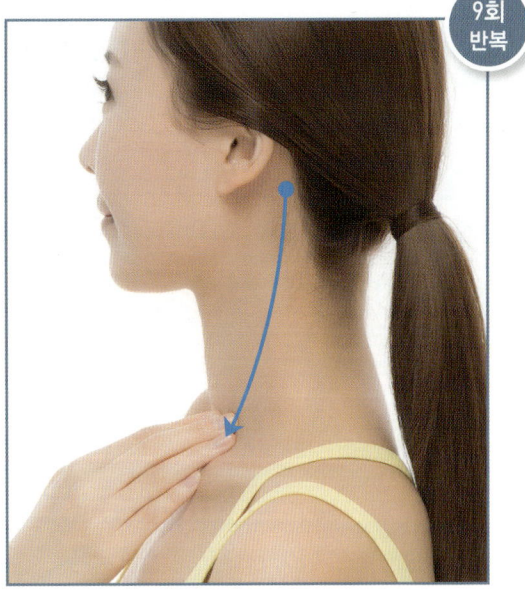

9회 반복

② 손을 앞으로 돌려 반대편 귀 뒤에 볼록하게 튀어나온 뼈 위에 갖다 댑니다. 손끝에 힘을 주어 쇄골 방향으로 쓸어내립니다. 9회 반복한 뒤 반대쪽도 같은 방법으로 반복합니다.

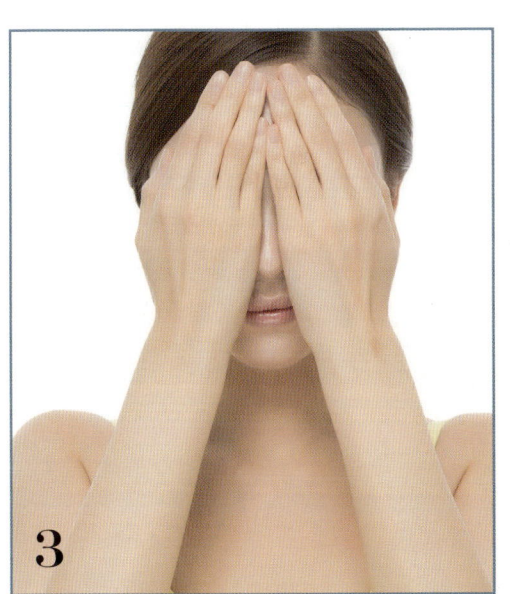
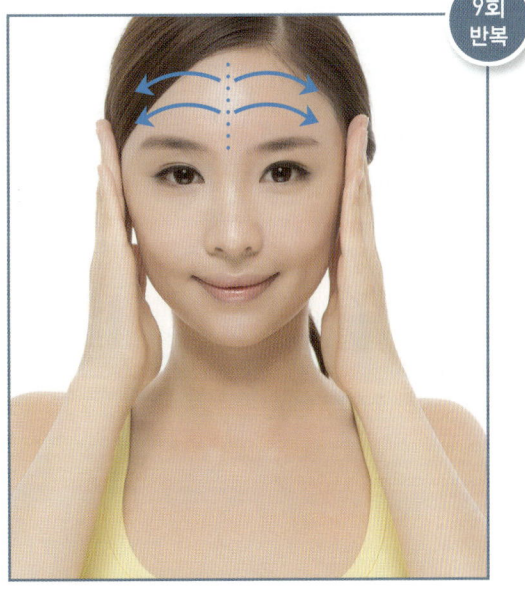

9회 반복

③ 양손을 길게 펴서 이마를 감쌉니다. 양손을 좌우로 벌려 관자놀이까지 쓸어내립니다. 9회 반복합니다.

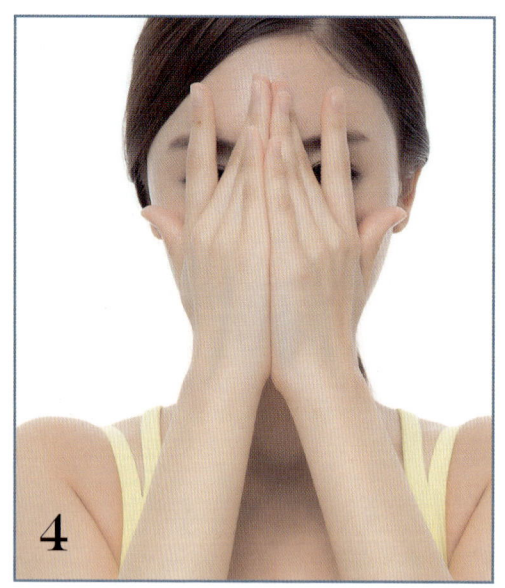 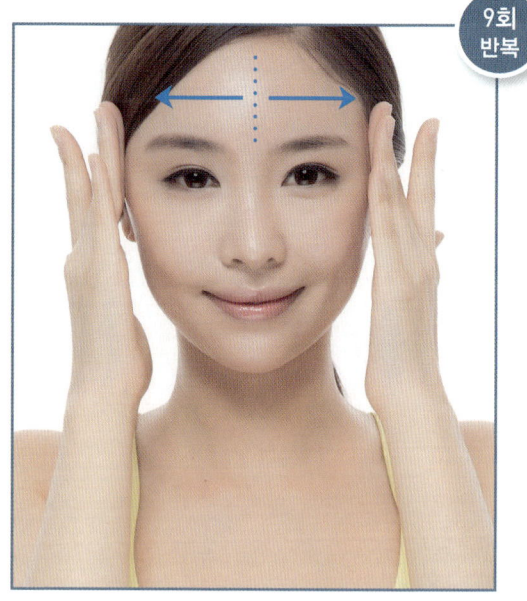

양손을 길게 펼쳐 3번째 손가락을 이마 앞에서 맞댑니다. 미간 사이에서 시작해 귀 앞까지 쓸어줍니다. 9회 반복합니다.

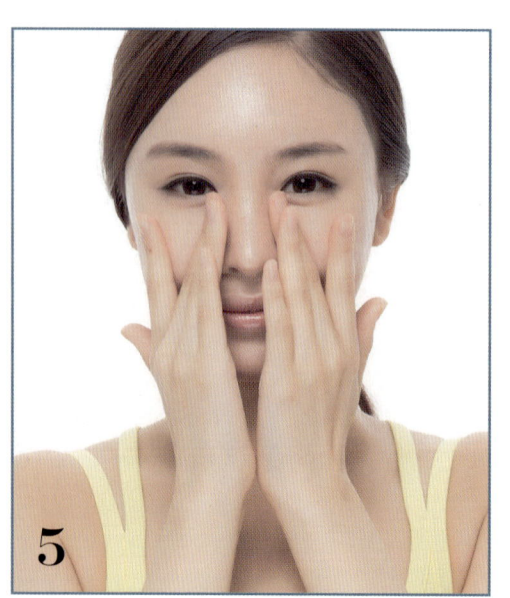 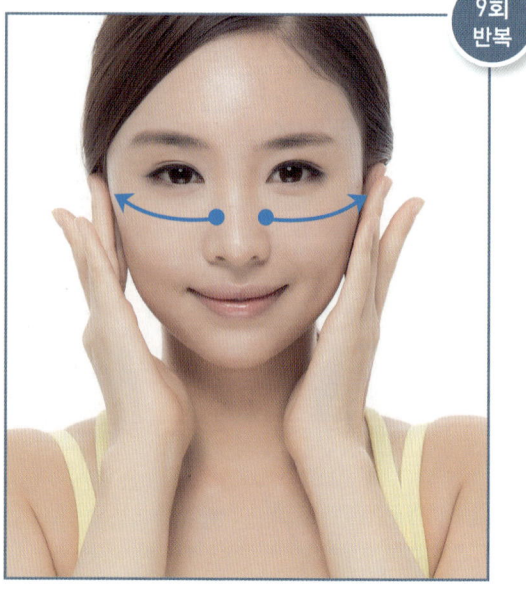

콧날 양옆에 양쪽 3번째 손가락을 갖다 댑니다. 눈 밑 뼈를 따라 귀 앞까지 쓸어줍니다. 9회 반복합니다.

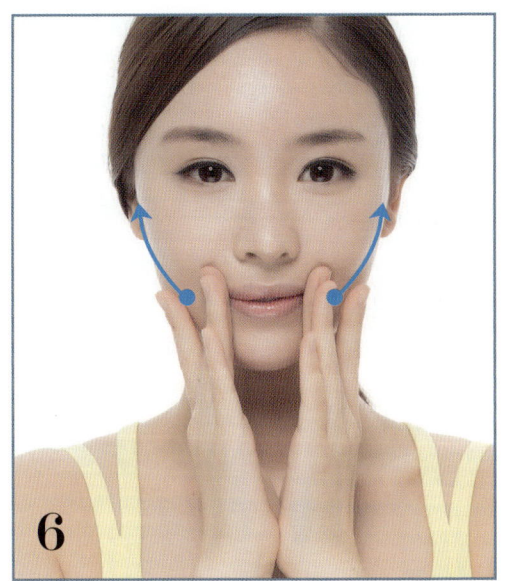 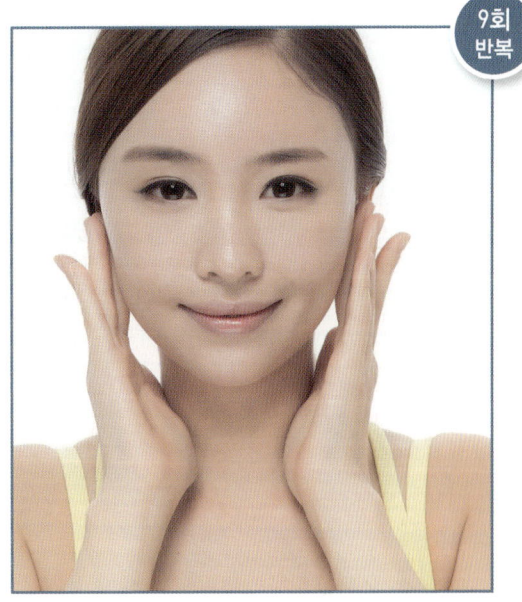

이번에는 입술 양 끝에서 시작해 귀 앞까지 같은 방법으로 쓸어줍니다. 9회 반복합니다.

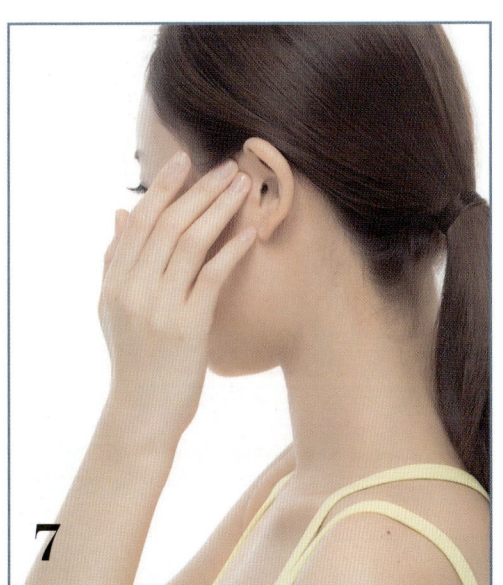 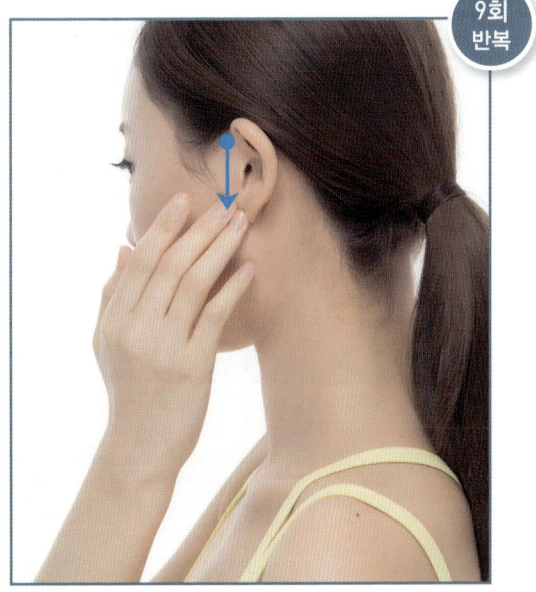

손을 앞으로 돌려 3, 4번째 손가락을 이용해 반대편 귀 앞을 위에서 아래로 짧게 쓸어내립니다. 9회 반복한 뒤 반대쪽도 같은 방법으로 반복합니다.

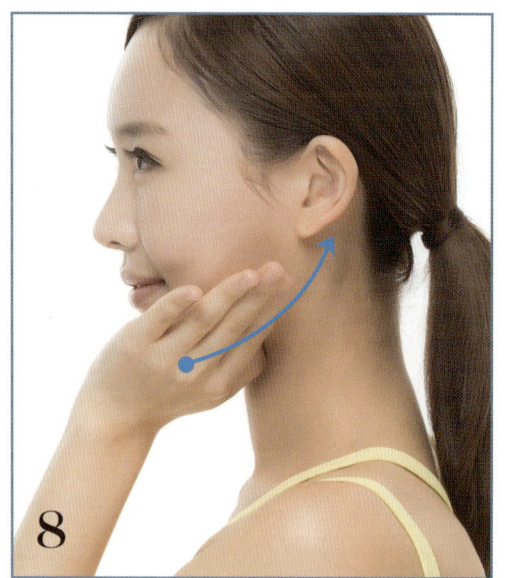 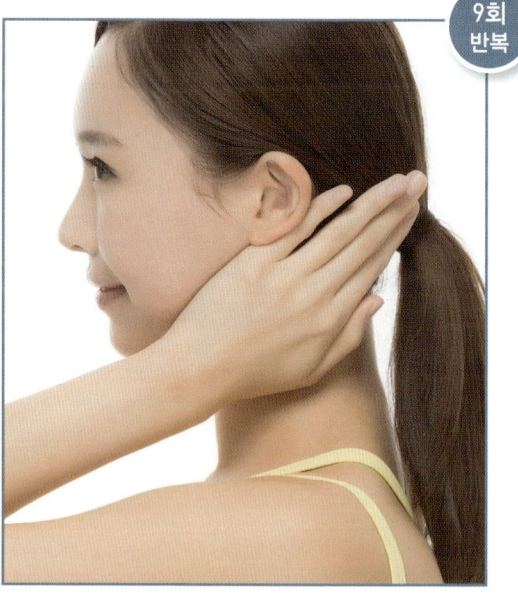

손을 펼쳐서 손끝이 바깥쪽을 향하도록 턱 밑을 받칩니다. 턱 선을 따라 귀 아래까지 길게 쓸어내립니다. 9회 반복한 뒤 반대쪽도 같은 방법으로 반복합니다.

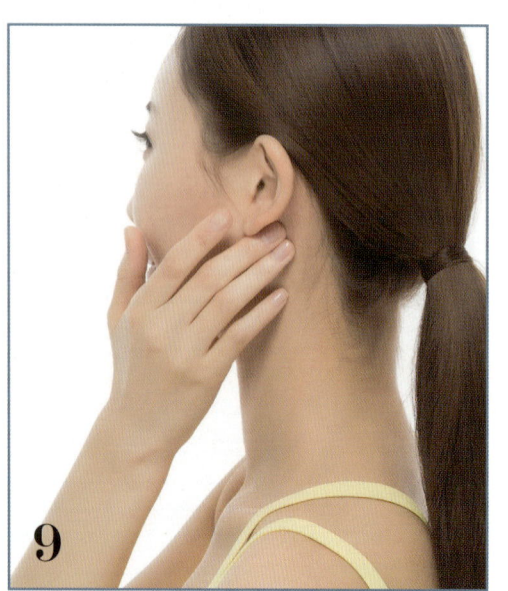 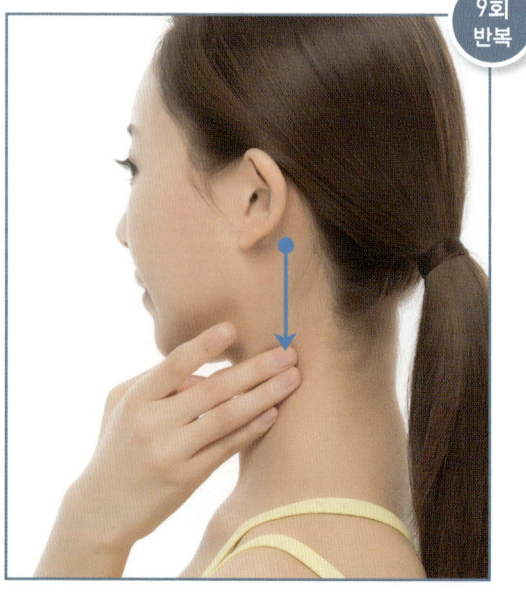

손을 앞으로 돌려 3, 4번째 손가락을 이용해 반대편 귀 뒤 움푹 들어가는 지점에서 목 중간까지 쓸어내립니다. 부종이 심하면 이 부위가 볼록 튀어나와 있는 경우가 많습니다. 9회 반복한 뒤 반대쪽도 같은 방법으로 반복합니다.

쳐진 볼 살 리프팅, 탱탱하게 되살리기

이 처지는 것은 중력의 영향과 근육의 탄력 저하 때문이죠. 볼 살이 처지면 팔자주름이 생기고 이중 턱이 되기 쉽습니다. 또한 입꼬리가 처져 보여 피곤하고 우울한 인상으로 변하게 됩니다. 이 경우, 피부 마사지만으로는 효과를 보기 어렵습니다. 근육 속부터 건강하고 탄력 있게 만들어주는 마사지를 배워볼까요?

We's SOLUTION

1. 소요 시간 : 1세트 3~5분
2. 반복 횟수 : 1일 2회

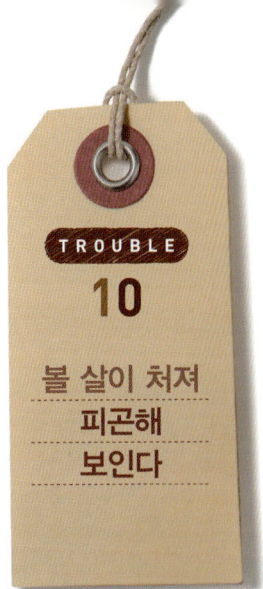

TROUBLE 10
볼 살이 처져 피곤해 보인다

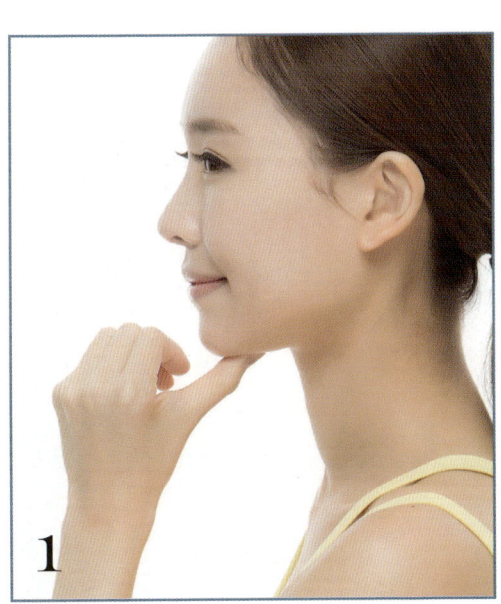

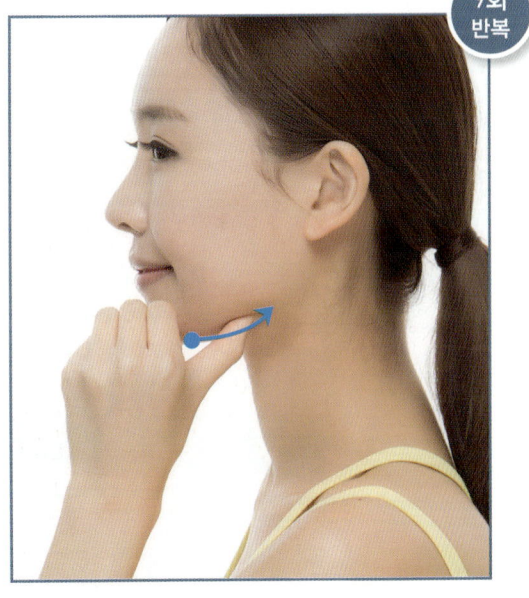

9회 반복

엄지손가락을 세워 턱 선 아래에 받칩니다. 아래턱 선을 따라 천천히 옆으로 밀어줍니다. 양쪽 동시에 9회 반복합니다.

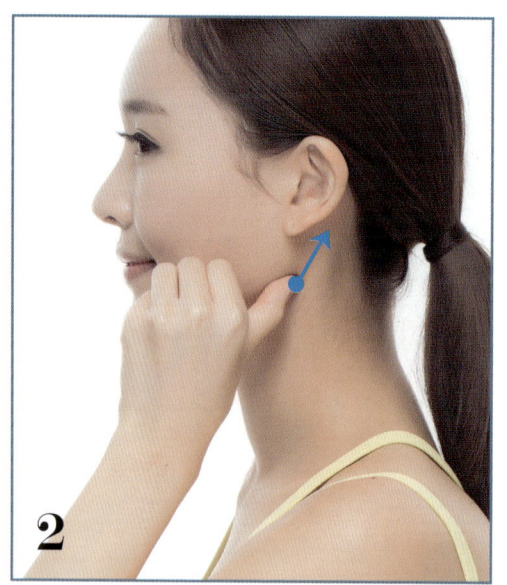
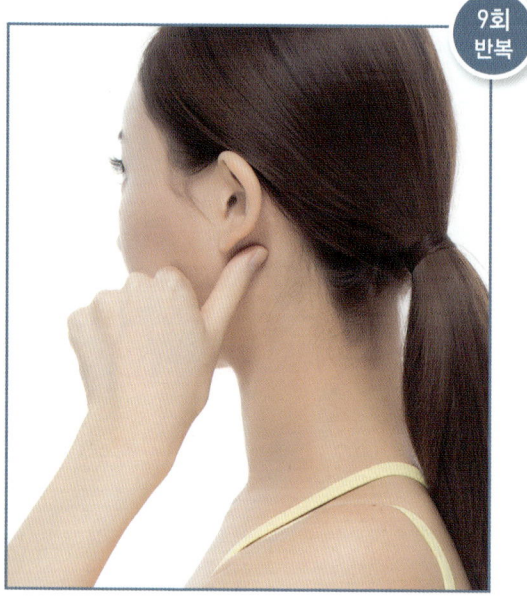

이번에는 턱 선의 각이 있는 부위에 엄지손가락을 대고 귓불 뒤까지 밀어 넘겨줍니다. 양쪽 동시에 9회 반복합니다.

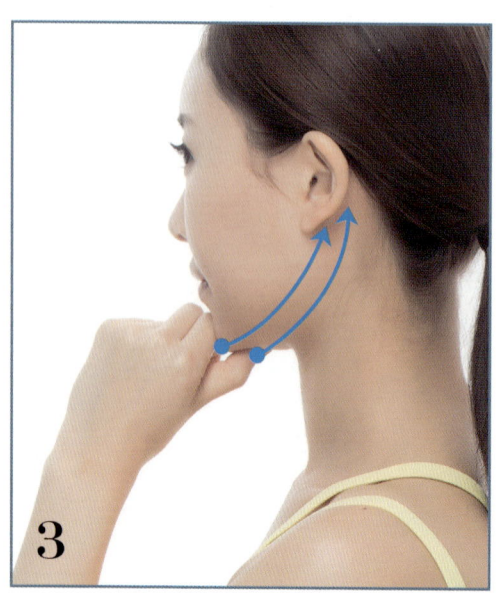
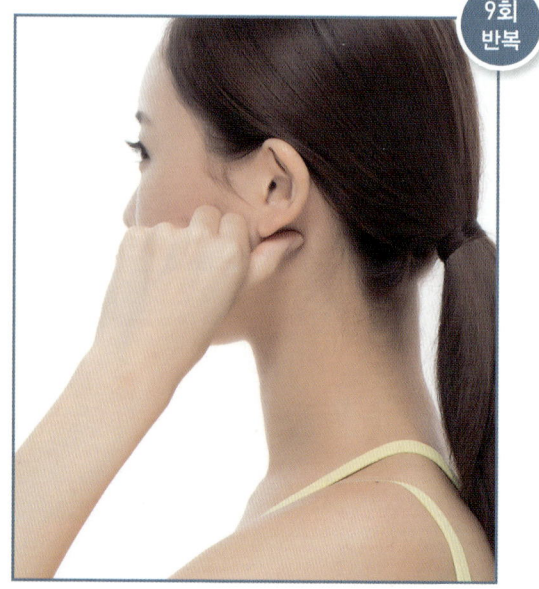

엄지로 턱밑을 받치고 검지를 구부려 턱 부위를 감싸줍니다. 볼 살을 천천히 위로 밀어 올린다는 느낌으로 귀 밑까지 끌어 올립니다. 턱관절 부위를 지나갈 때는 조금 더 힘을 주어 끌어 올려주면 효과적입니다. 양쪽 동시에 9회 반복합니다.

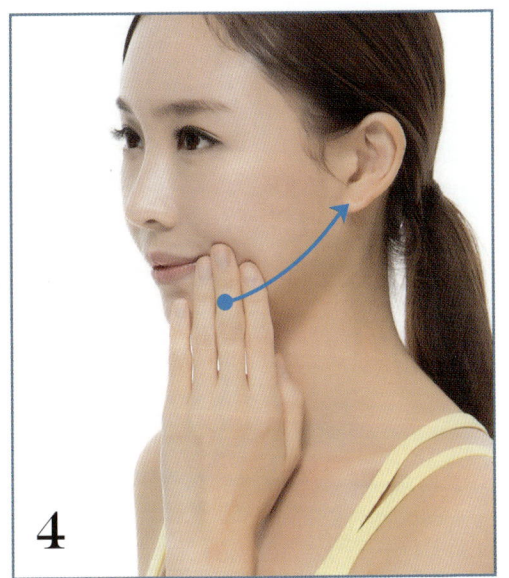
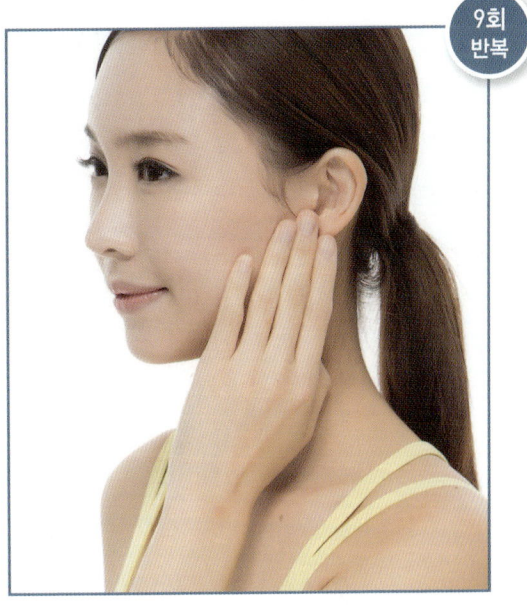

손끝을 모아 입 꼬리에 갖다 댑니다. 손끝에 힘을 주어 귓불 앞까지 쓸어 넘깁니다. 양쪽 동시에 9회 반복합니다.

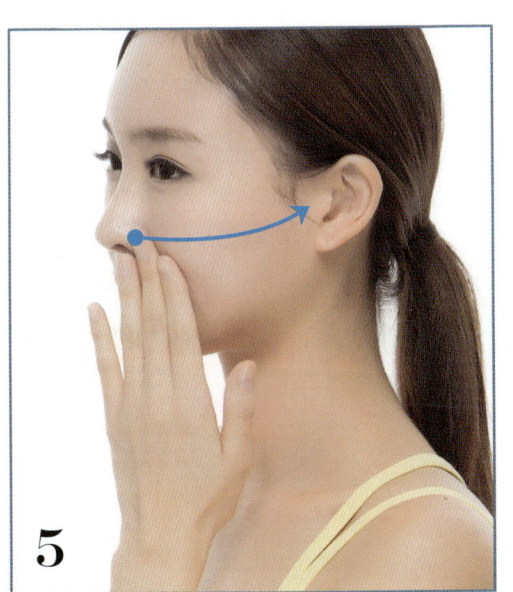
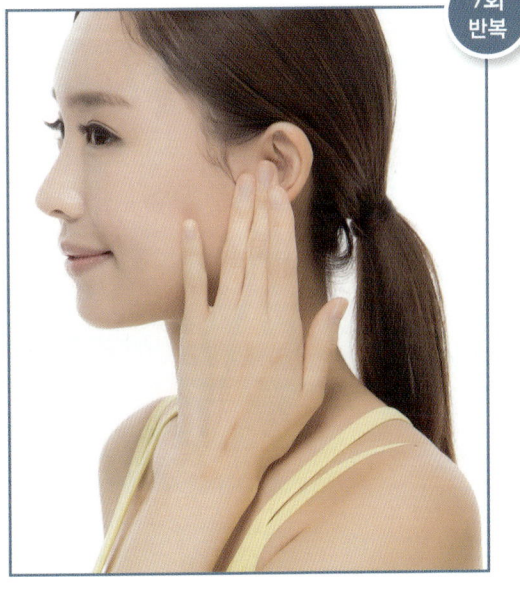

손끝을 모아 콧방울 옆에 갖다 댑니다. 손끝에 힘을 주어 귀 앞 연골 부위까지 쓸어 넘깁니다. 양쪽 동시에 9회 반복합니다.

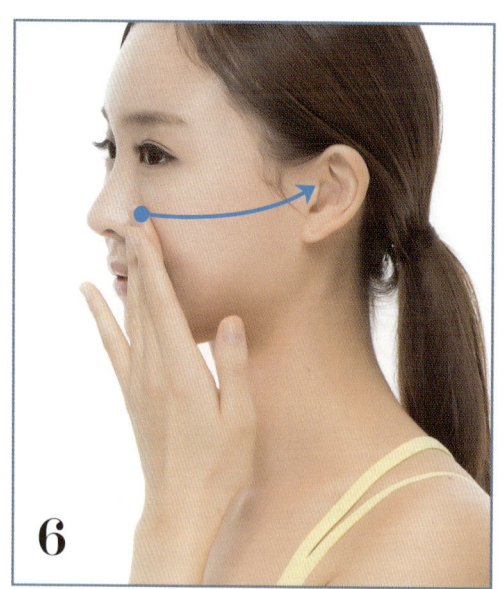 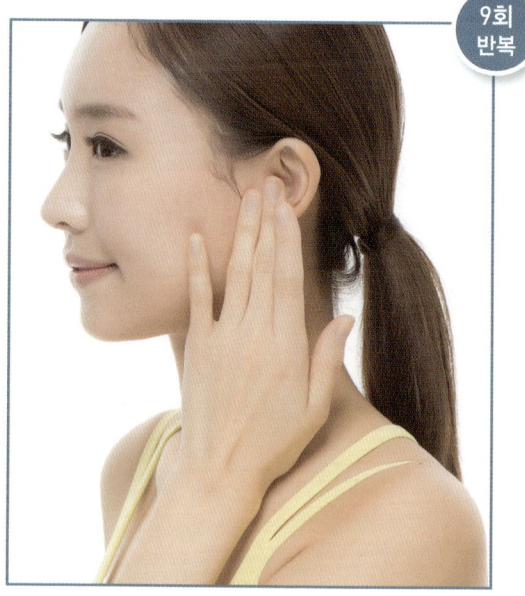

6 코 중앙 부위에서 시작해 귀 앞 연골 부위까지 쓸어 넘깁니다. 양쪽 동시에 **9회** 반복합니다.

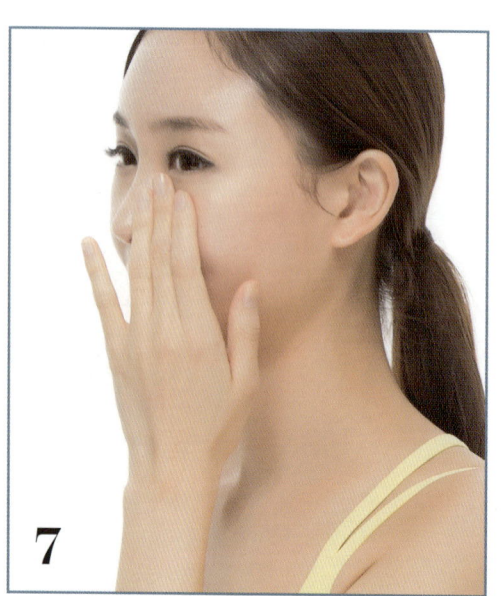 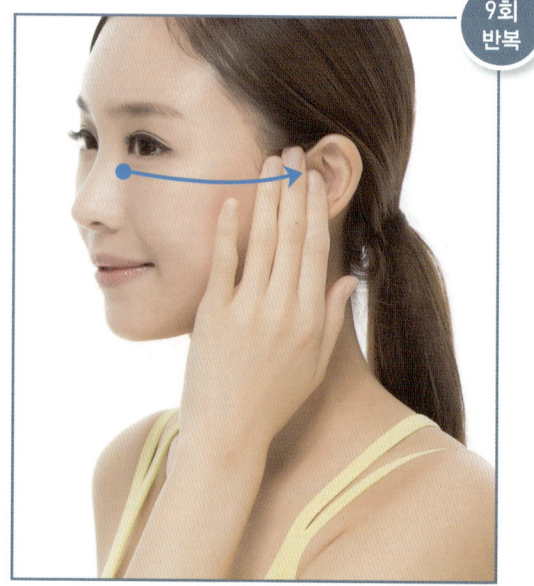

7 이번에는 손을 더 올려 눈물샘 바로 아래 지점에서 귀까지 쓸어 넘깁니다. 양쪽 동시에 **9회** 반복합니다.

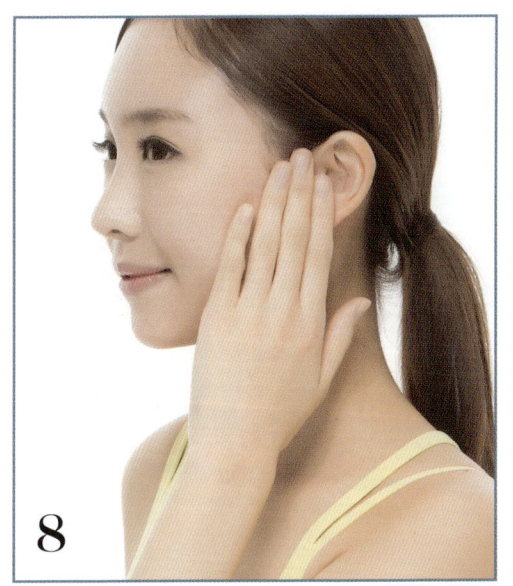
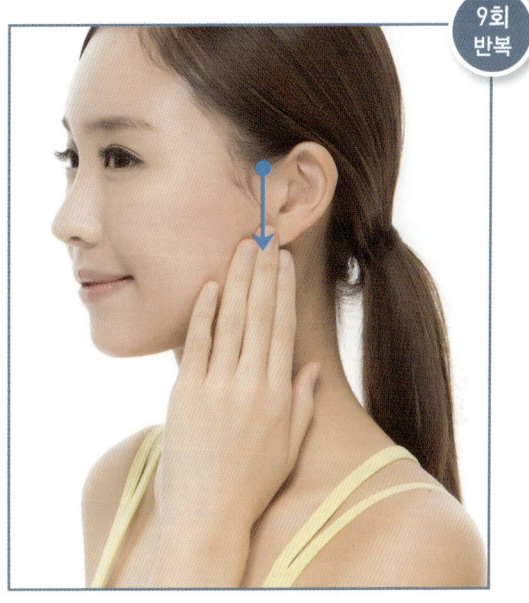

귀 바로 앞에 손을 길게 갖다 댑니다. 3번째 손가락에 힘을 주어 귓불 아래까지 쓸어내립니다. 양쪽 동시에 9회 반복합니다.

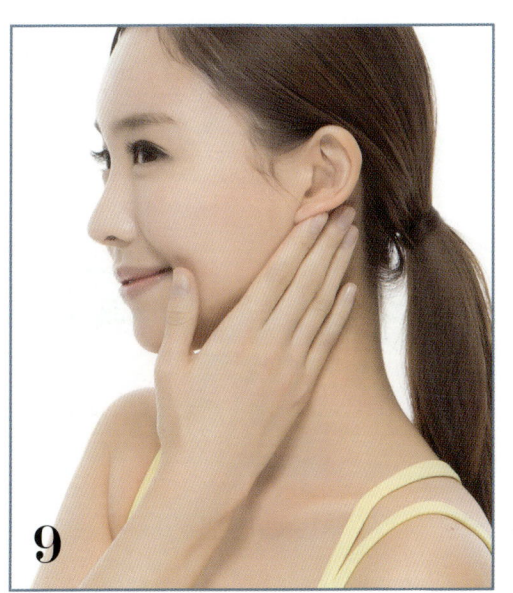
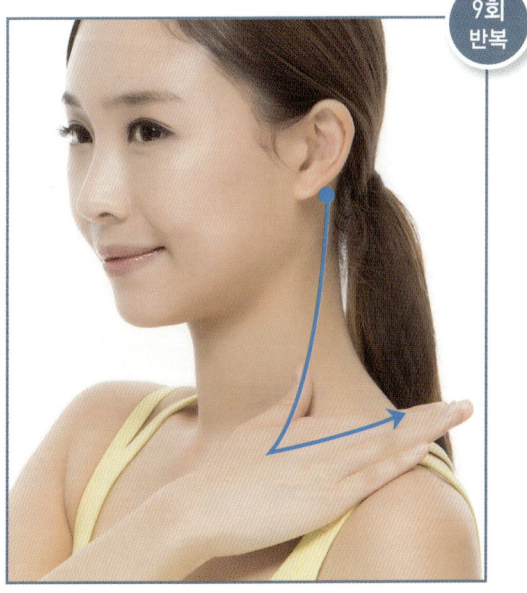

손바닥을 펴서 반대쪽 귀 아래를 받칩니다. 그대로 쇄골 앞까지 쓸어내린 뒤 쇄골 라인을 따라 어깨 위로 쓸어 넘깁니다. 이때 손이 너무 뒤로 넘어가지 않게 주의하세요. 9회 반복한 뒤 반대쪽도 같은 방법으로 실시합니다.

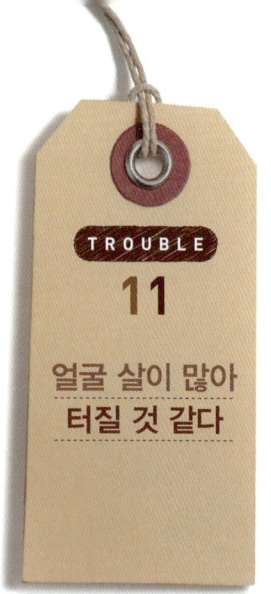

TROUBLE 11

얼굴 살이 많아 터질 것 같다

얼굴 지방 흡입, 쏙 빼주는 페이스 다이어트

얼굴 살은 다이어트로도 해결할 수 없는 문제죠. 다른 부위는 운동을 한다고 해도 얼굴은 마음대로 운동을 할 수 없으니까요. 그나마 마사지가 얼굴의 피부와 근육을 자극하는 유일한 방법인데요, 무턱대고 마사지를 하다가는 오히려 잔주름만 늘고 근육이 처질 수 있답니다. 얼굴 살 빼기, 제대로 한번 배워볼까요?

We's SOLUTION

① 소요 시간 : 1세트 3~5분
② 반복 횟수 : 1일 2회

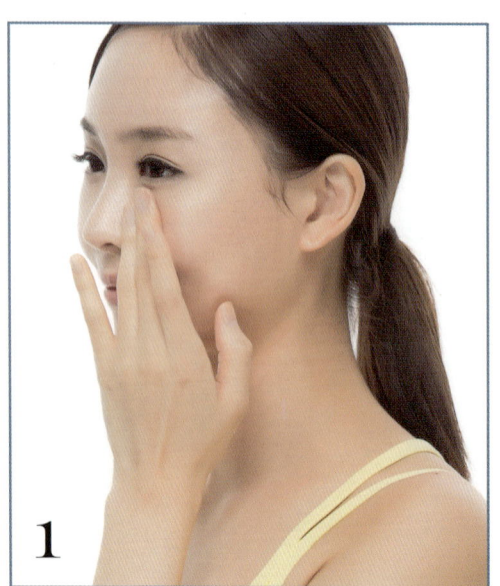

1

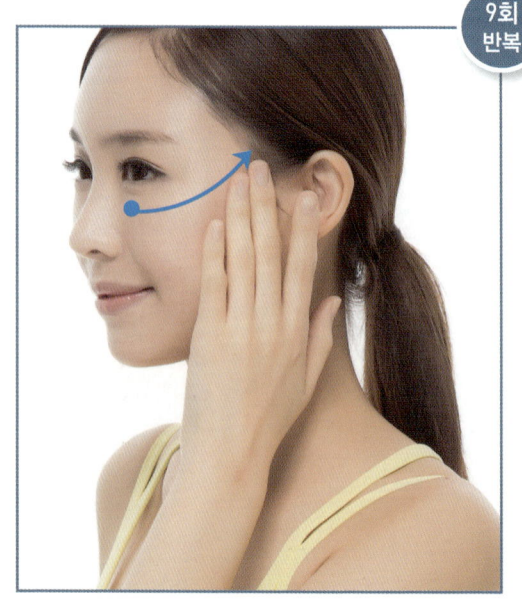

9회 반복

중지를 이용해 코 옆선 윗부분에서부터 관자놀이 앞까지 쓸어 넘깁니다. 9회 반복한 뒤 반대쪽도 같은 방법으로 실시하거나 양쪽 동시에 실시합니다.

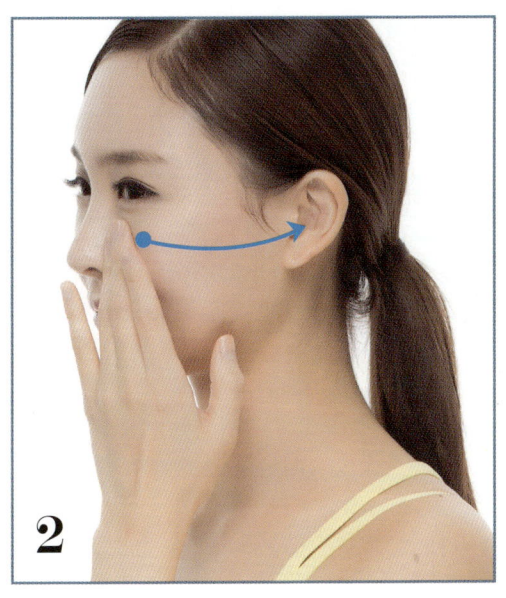

이번에는 코 옆선 중앙에서부터 광대뼈를 아래로 둥글게 타고 넘어가 귀 앞까지 쓸어줍니다. 9회 반복한 뒤 반대쪽도 같은 방법으로 실시하거나 양쪽 동시에 실시합니다.

✔ 골샘 TIP

얼굴 각이 꺾이는 지점에서부터 보다 강하게 쓸어주는 것이 포인트입니다.
볼 살 관리 때보다는 조금 강하게 자극해주는 것이 효과적입니다.

9회 반복

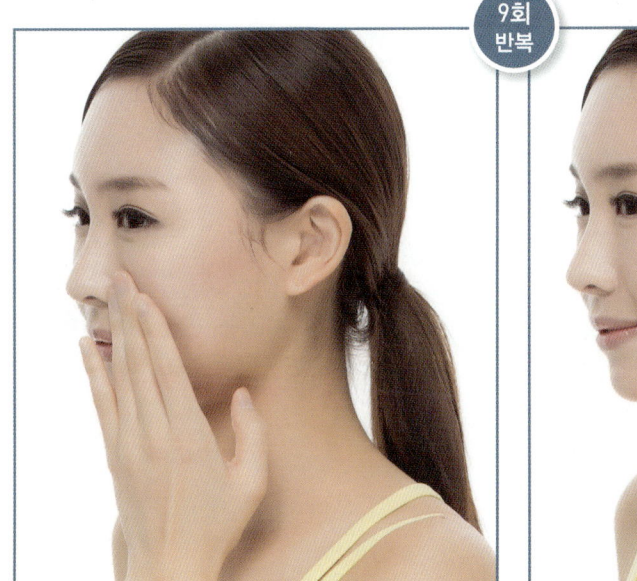
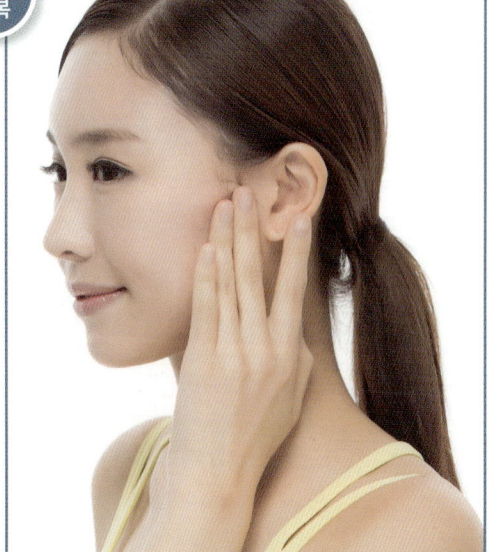

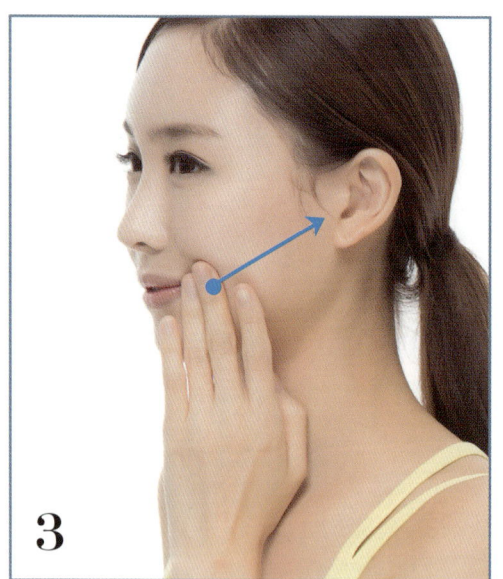 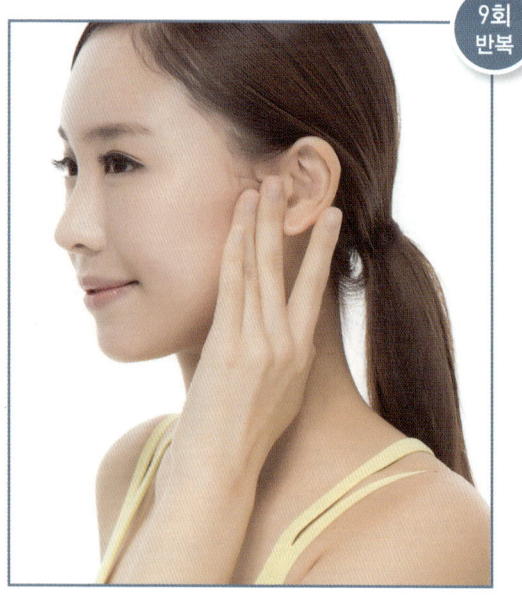

3, 4번째 손가락 끝을 모아 입술 끝에서부터 귀 앞까지 쓸어줍니다. 9회 반복한 뒤 반대쪽도 같은 방법으로 실시하거나 양쪽 동시에 실시합니다.

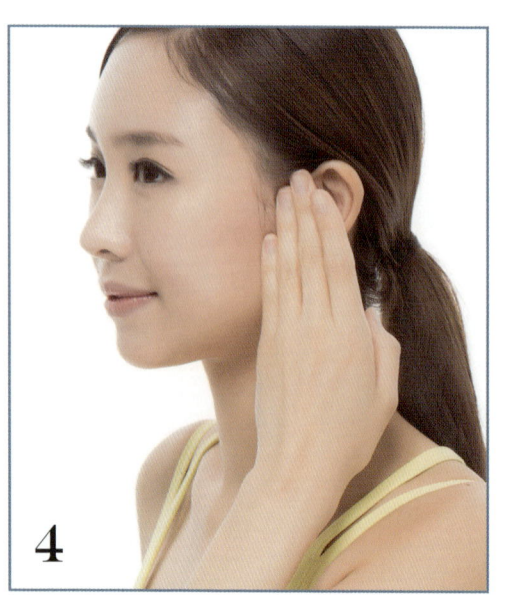 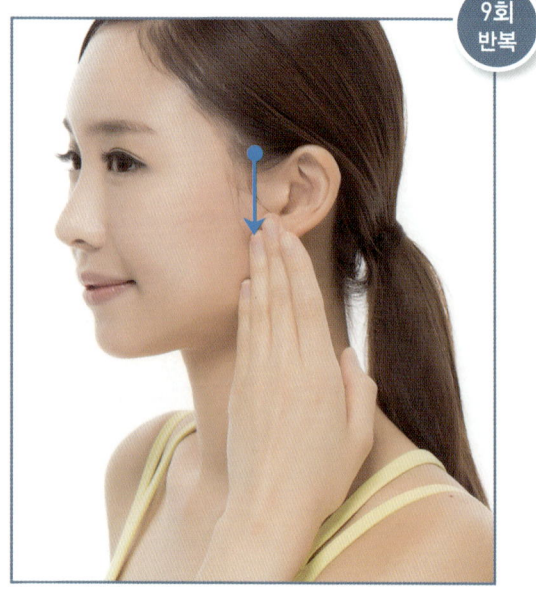

손날을 길게 세워 귀 앞에 대고 귓불 앞까지 쓸어내립니다. 9회 반복한 뒤 반대쪽도 같은 방법으로 실시하거나 양쪽 동시에 실시합니다.

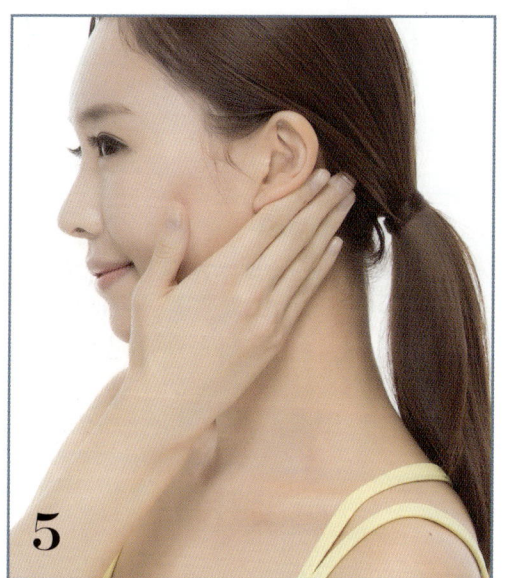 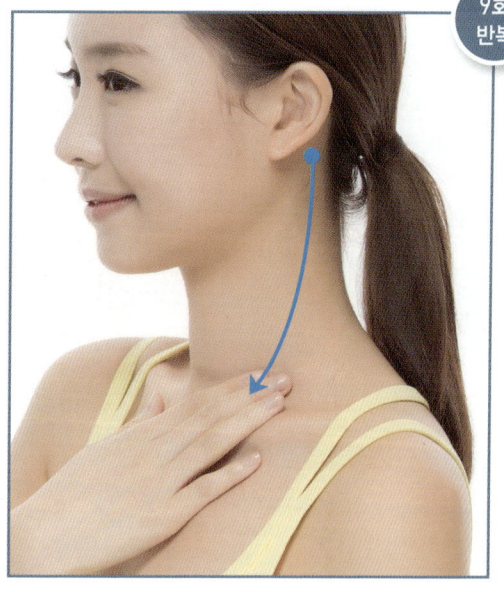

9회 반복

손을 앞으로 돌려 손바닥 전면을 이용해 반대쪽 귀 아래서 쇄골 방향으로 쓸어내립니다. 9회 반복한 뒤 반대쪽도 같은 방법으로 실시합니다.

> **✓ 꿀샘 TIP**
>
> 얼굴 근육에는 지방이 있답니다. 그중 유일하게 눈 주위 근육인 안륜근, 입주위 근육인 구륜근에는 지방이 없답니다.
> 지방이 없는 근육에 지방이 있는 근육이 연결되어 있어 얼굴이 부을 때 이 테크닉을 하게 되면 매끄럽고 부드러운 안면이 될 수 있습니다.

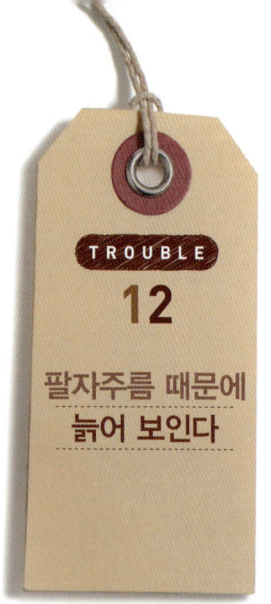

팔자주름 없애는 방법, 10년 어려지기

팔자주름 하나에 얼굴 나이가 10년은 좌우됩니다. 팔자주름은 다양한 얼굴 근육이 복합적으로 영향을 미쳐서 생기게 되는데요. 얼굴뿐만 아니라 머리 속부터 탄탄하게 잡아 올려주어야 해소할 수 있답니다. 무엇보다 중요한 것은 예방이죠. 평소 팔자주름을 예방하는 골근테라피를 통해 얼굴이 나이 드는 것을 미리미리 막아주세요!

We's SOLUTION

① 소요 시간 : 1세트 3~5분
② 반복 횟수 : 1일 2회

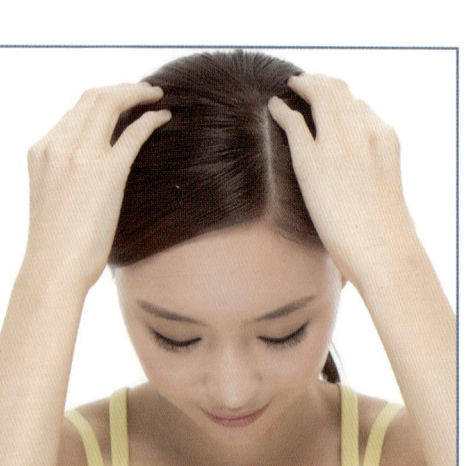

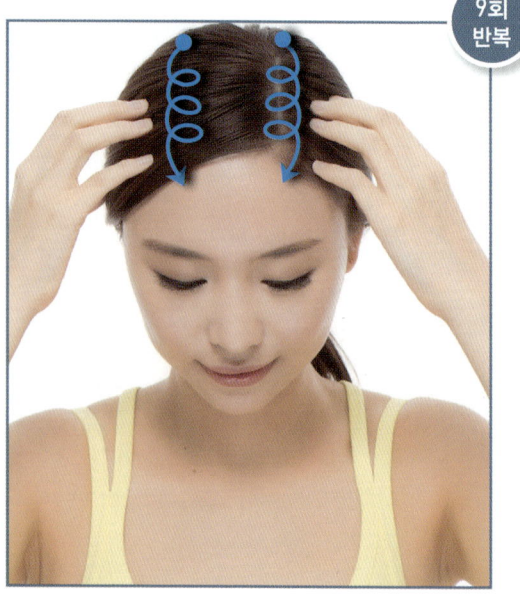

9회 반복

양손을 정수리 양쪽에 대고 부드럽게 둥글리면서 헤어라인까지 내려옵니다. 9회 반복합니다.

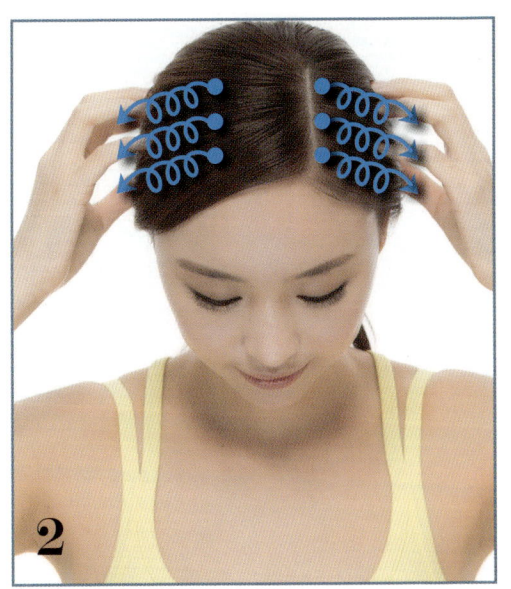 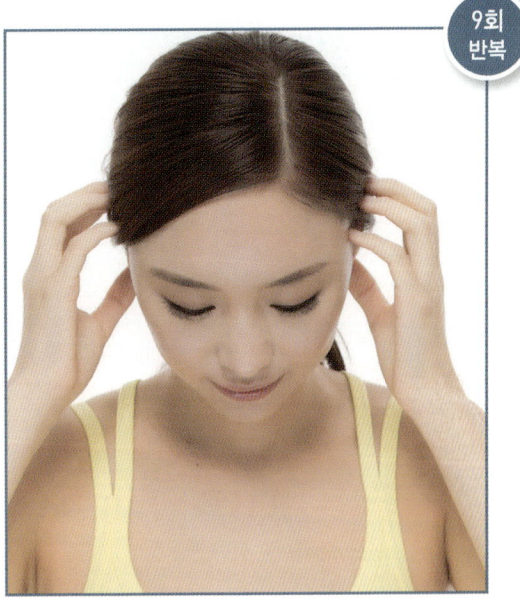

2 양손을 머리 옆면 끝에 대고 부드럽게 둥글리면서 관자놀이 부분까지 내려옵니다. 9회 반복합니다.

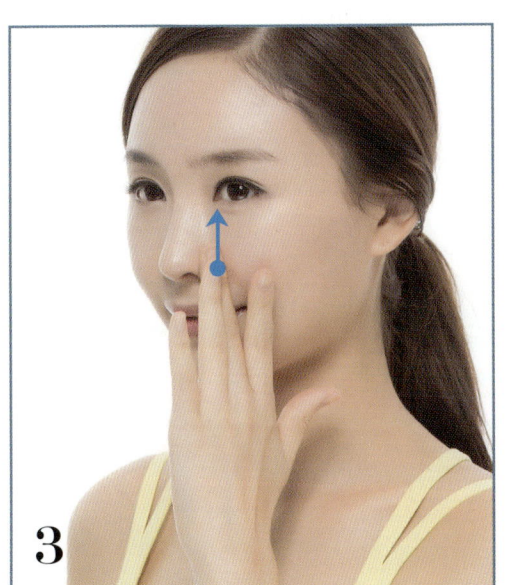 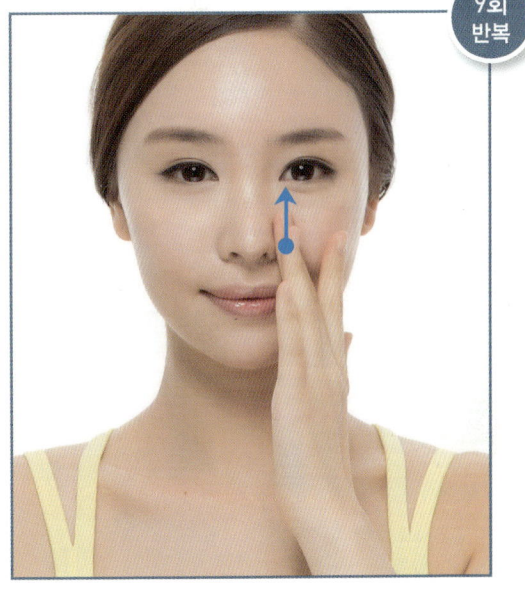

3 콧방울 옆에 3번째 손가락을 갖다 대고 부드럽게 압력을 가하면서 지그시 위로 밀어 올립니다. 9회 반복한 뒤 방향을 바꿔 반대쪽도 같은 방법으로 실시합니다.

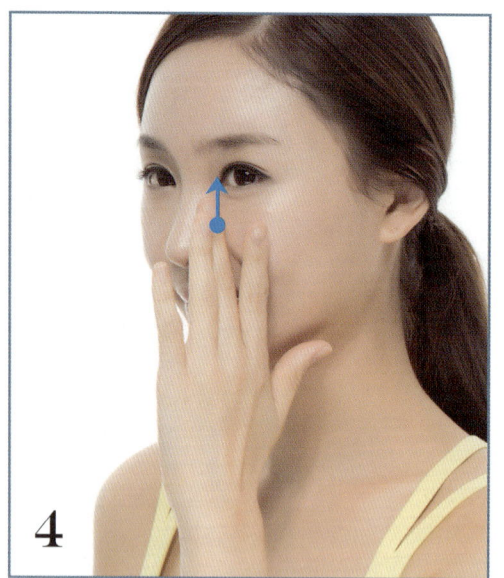
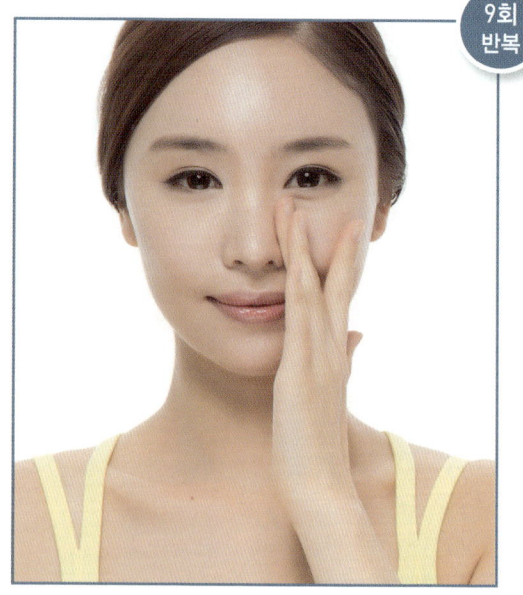

4

코 옆 중앙 부위에 3번째 손가락을 갖다 대고 부드럽게 압력을 가하면서 지그시 위로 밀어 올립니다. 9회 반복한 뒤 방향을 바꿔 반대쪽도 같은 방법으로 실시합니다.

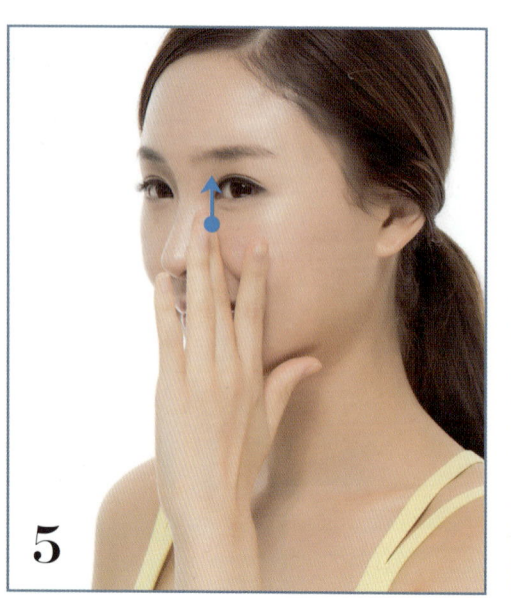
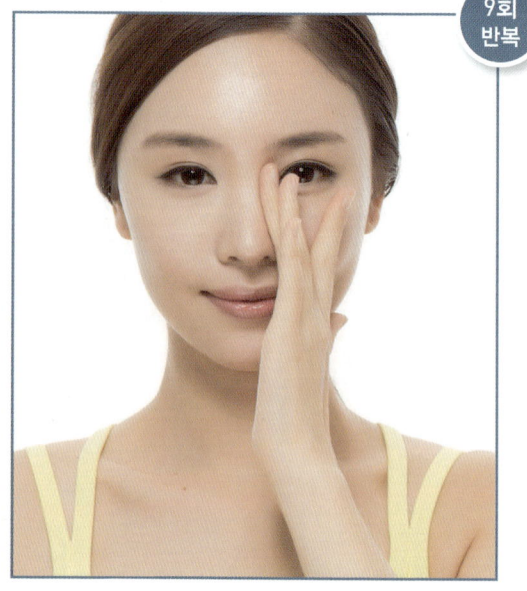

5

코 옆 끝부분에 3번째 손가락을 갖다 대고 부드럽게 압력을 가하면서 지그시 위로 밀어 올립니다. 9회 반복한 뒤 방향을 바꿔 반대쪽도 같은 방법으로 실시합니다.

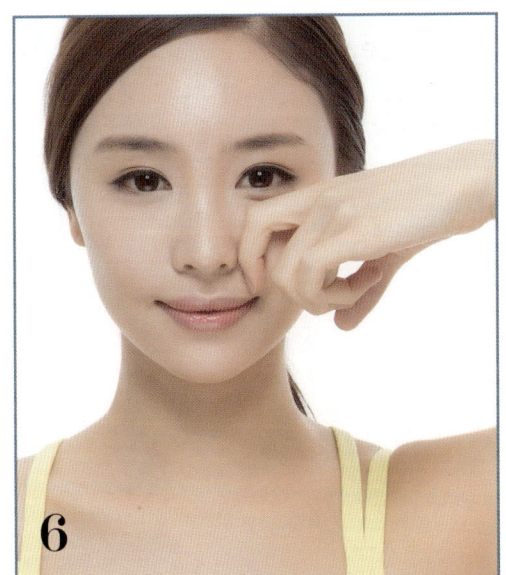
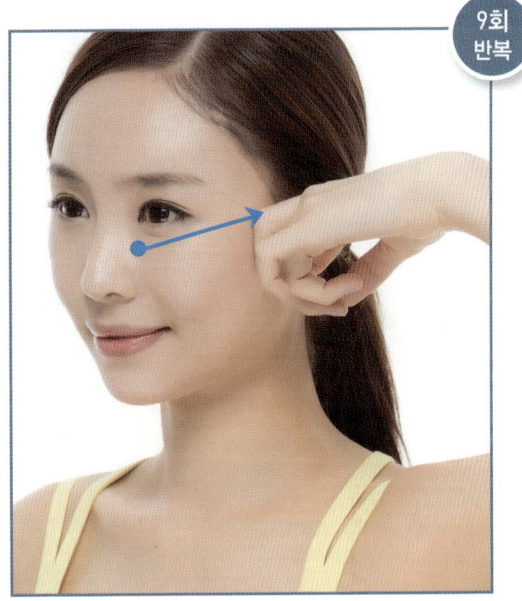

6

검지를 구부려 눈 밑 광대뼈 위에 대고 옆으로 길게 쓸어줍니다. 9회 반복한 뒤 방향을 바꿔 반대쪽도 같은 방법으로 실시합니다.

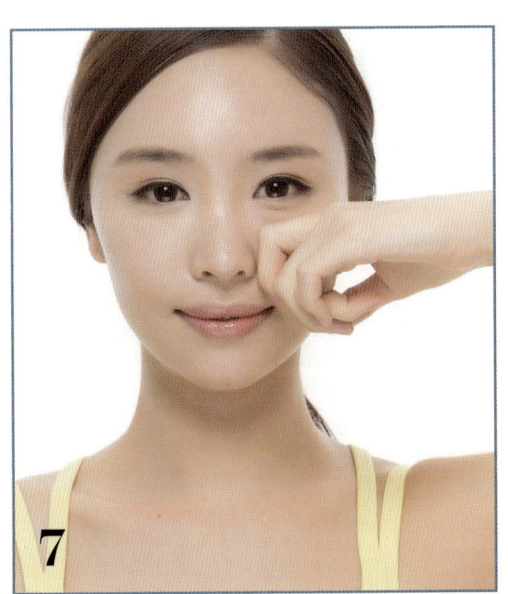
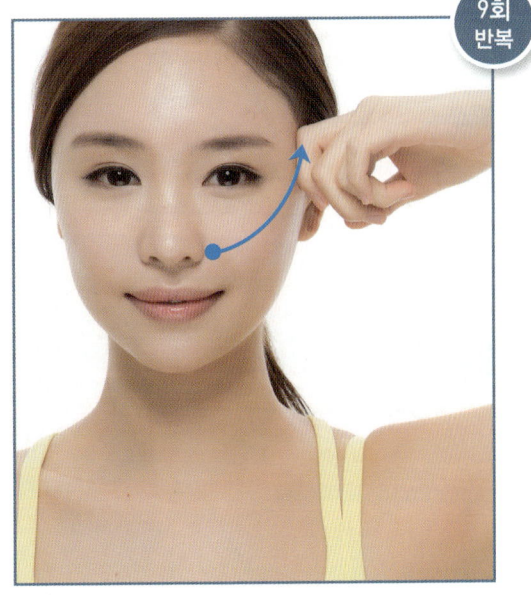

7

검지를 구부려 콧방울 옆에 대고 관자놀이까지 길게 끌어 올립니다. 9회 반복한 뒤 방향을 바꿔 반대쪽도 같은 방법으로 실시합니다.

119

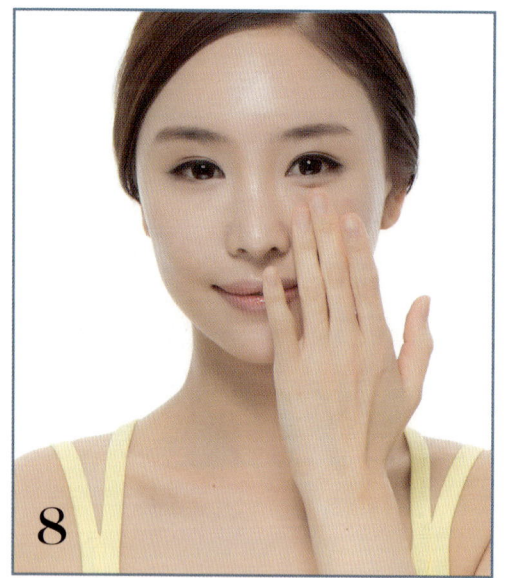 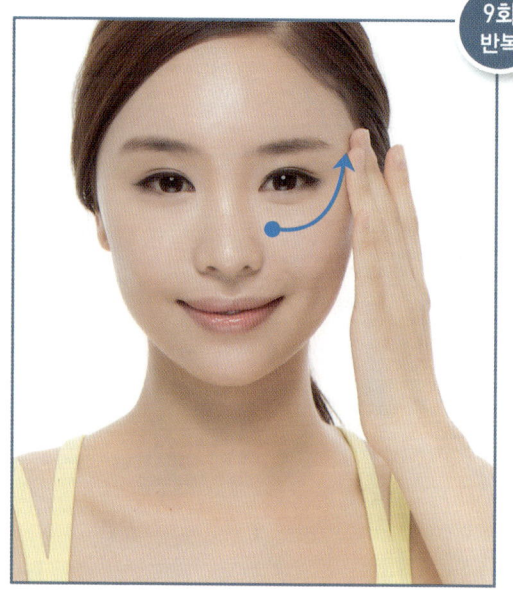

9회 반복

손가락을 길게 펴고 3, 4번째 손가락을 이용해 광대뼈 위에서부터 시작해 관자놀이 지점까지 끌어 올립니다. 9회 반복한 뒤 방향을 바꿔 반대쪽도 같은 방법으로 실시합니다.

> ✔ **꿀샘 TIP**
>
> 팔자주름을 없애는 작은 습관을 따라 해봅시다. 팔자주름 감추기는 관자놀이 부위를 매일 테라피 하시고 눈까지 웃는 생활을 하시면 10년은 젊어보일 수 있습니다.

눈가주름제거,
다크서클까지 환~하게

눈가의 잔주름과 다크서클은 사람의 인상을 좌우하는 중요한 요소입니다. 사람의 얼굴 가운데 가장 시선을 많이 끄는 곳이 바로 눈이기 때문입니다. 눈가가 칙칙하거나 주름이 많으면 편안하고 깔끔한 이미지를 주기 어렵습니다. 눈가를 환하게 관리하기만 해도 얼굴이 한결 예뻐 보이고 눈동자 또한 맑아진답니다.

We's SOLUTION

① 소요 시간 : 1세트 3~5분
② 반복 횟수 : 1일 2회

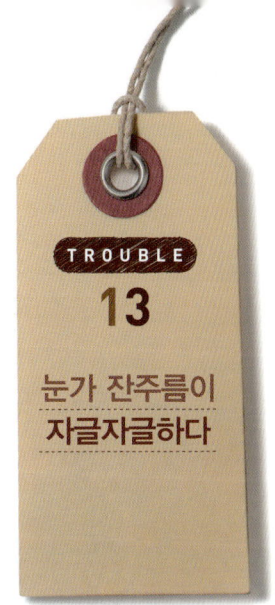

TROUBLE 13

눈가 잔주름이
자글자글하다

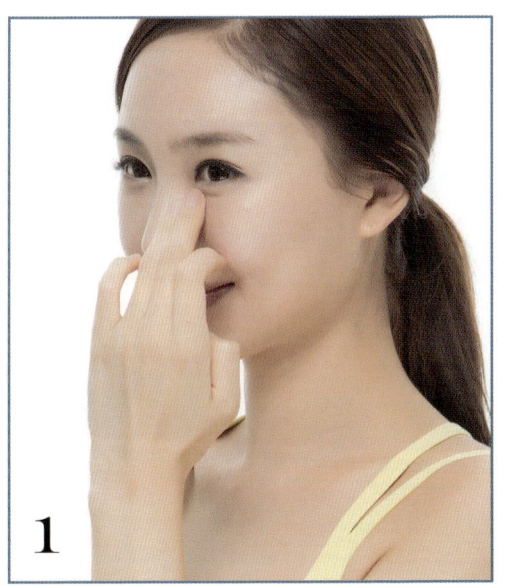

1

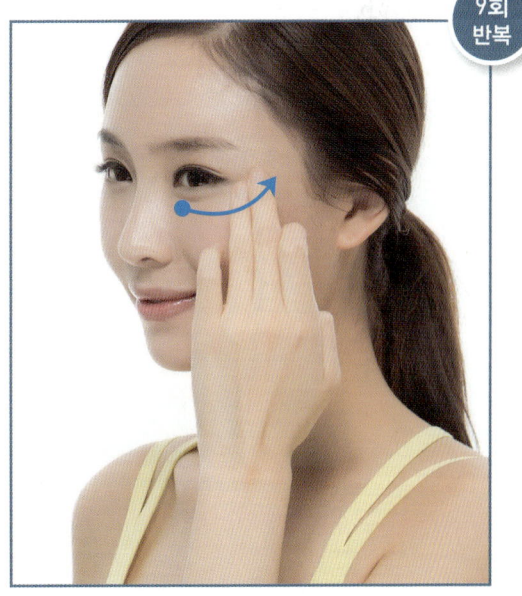

9회 반복

3, 4번째 손가락을 눈 밑 뼈 시작 부위에 갖다 댑니다. 손가락 첫 번째 마디의 면을 이용해 눈꼬리까지 쓸어줍니다. 9회 반복한 뒤 반대쪽도 같은 방법으로 실시하거나 양쪽 동시에 실시합니다.

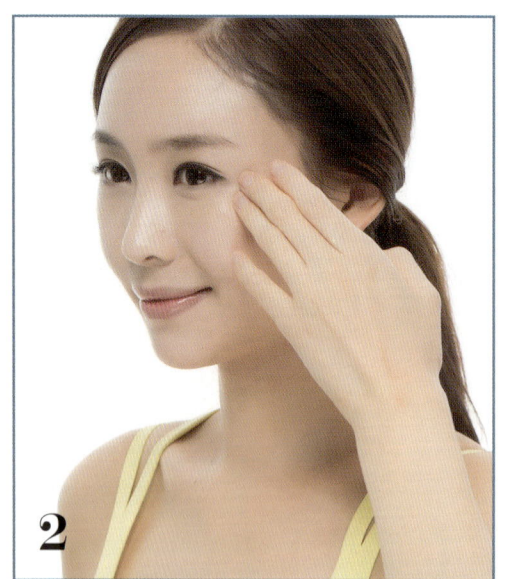
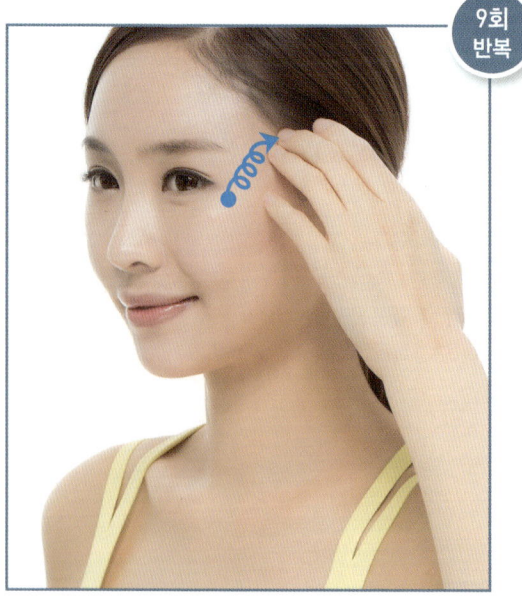

3, 4번째 손가락을 눈꼬리에 갖다 댄 뒤 관자놀이 방향으로 헤어라인까지 끌어 올려줍니다. 처진 눈 밑이 위로 올라간 다는 느낌으로 해주시면 효과적입니다. 1번 동작과 연결해서 실시하면 좋습니다. 9회 반복한 뒤 반대쪽도 같은 방법으로 실시하거나 양쪽 동시에 실시합니다.

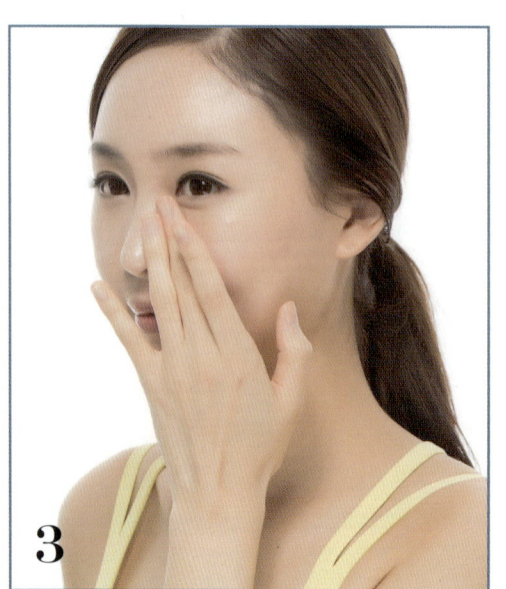
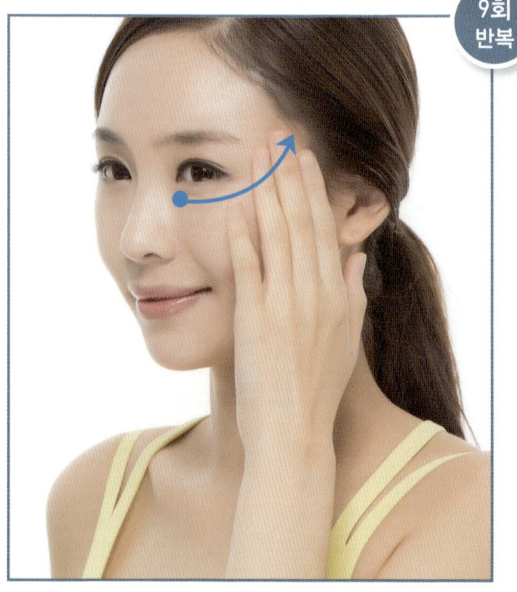

3, 4번째 손가락을 눈 밑 뼈 시작 부위에 갖다 댑니다. 관자놀이 부위까지 쓸어 넘기면서 눈 밑 피부를 끌어 올려줍니다. 9회 반복한 뒤 반대쪽도 같은 방법으로 실시하거나 양쪽 동시에 실시합니다.

이마 주름 보톡스, 세월의 흔적도 샥~

이마의 주름은 굵은 주름과 미세한 잔주름으로 나눌 수 있습니다. 굵은 주름은 대부분 근육이나 골격의 모양 때문에 생기는 것으로, 선천적인 경우가 많습니다. 반면에 잔주름은 표정이나 생활 습관 때문에 생기는 경우가 많죠. 골근테라피는 굵은 주름을 완화하고 잔주름으로 부터 해방시켜주는 효과가 있답니다.

We's SOLUTION

1. 소요 시간 : 1세트 3~5분
2. 반복 횟수 : 1일 2회

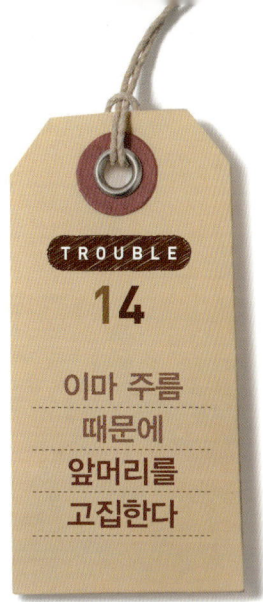

TROUBLE 14

이마 주름 때문에 앞머리를 고집한다

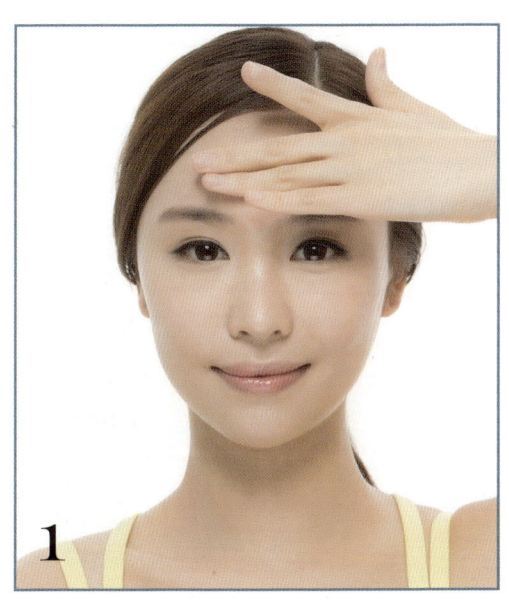
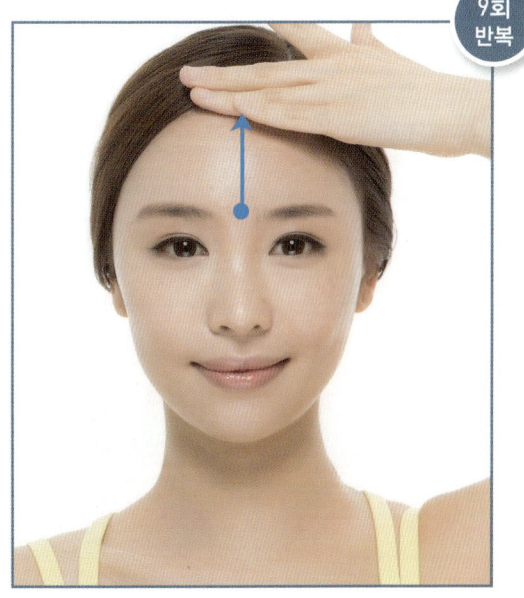

9회 반복

3, 4번째 손가락 가운뎃마디를 이마 중앙에 대고 천천히 위로 끌어 올립니다. 9회 반복합니다.

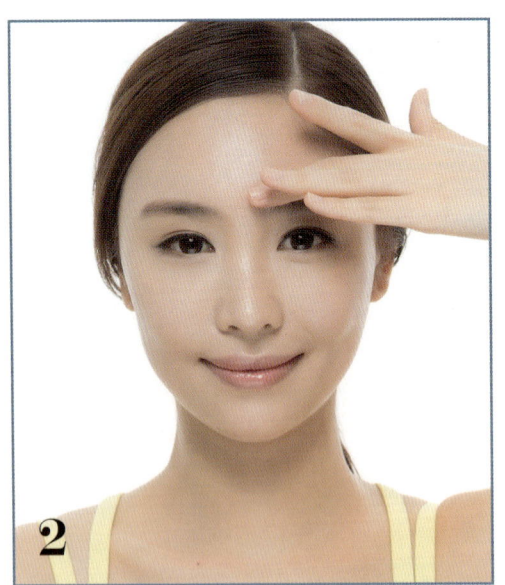 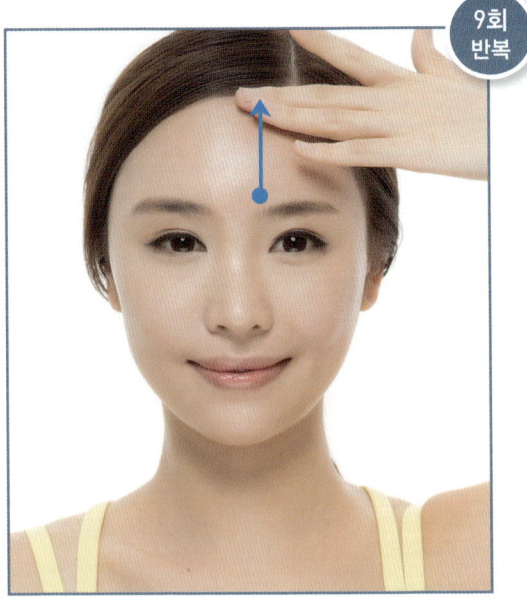

이번에는 눈썹 바로 윗부분에 손가락을 대고 천천히 위로 끌어 올립니다. 9회 반복한 뒤 방향을 바꿔 같은 방법으로 반복합니다.

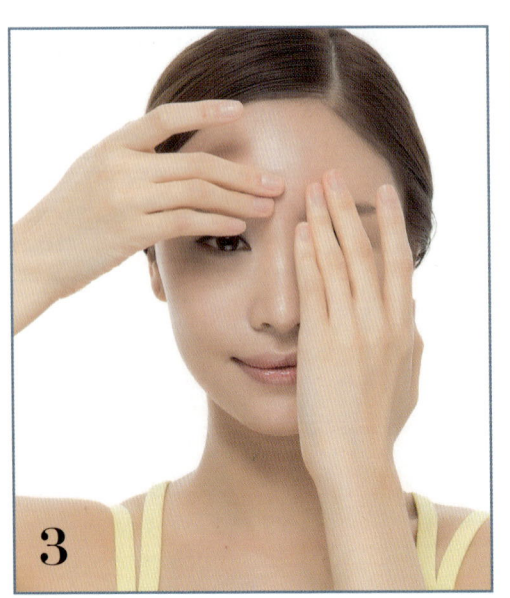 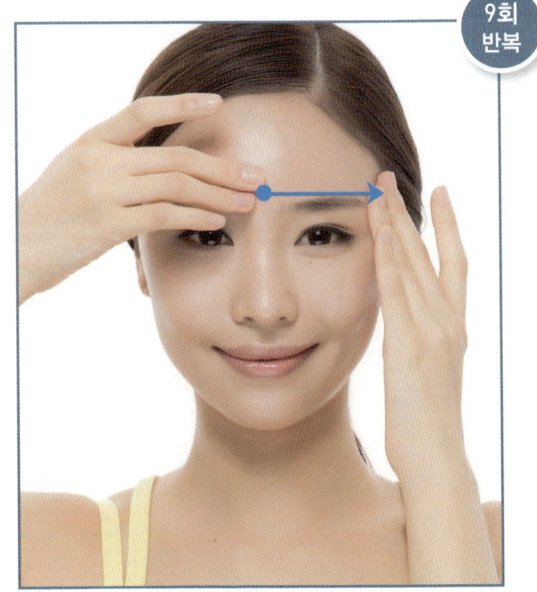

한쪽 손으로 눈썹 사이를 지지하고 반대쪽 손끝으로 눈썹 라인을 따라 눈썹 끝까지 쓸어줍니다. 9회 반복한 뒤 방향을 바꿔 같은 방법으로 반복합니다.

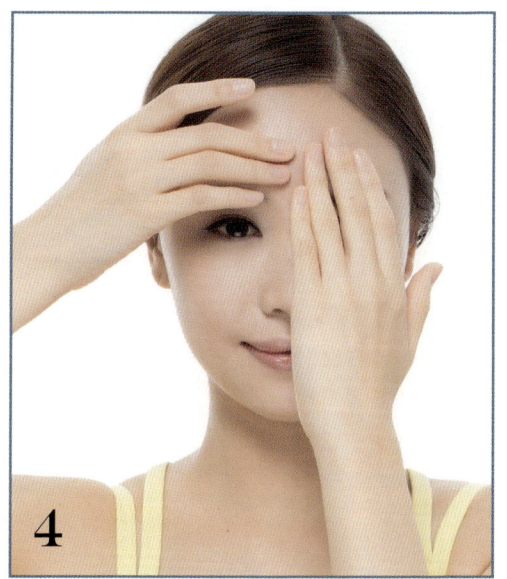
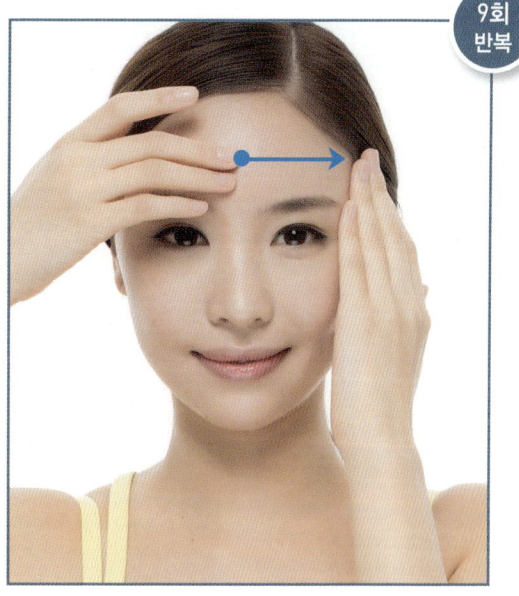

이번에는 손을 조금 더 위로 올려 이마 중앙 부위에 손을 고정한 후 옆으로 천천히 쓸어줍니다. 9회 반복한 뒤 방향을 바꿔 같은 방법으로 반복합니다.

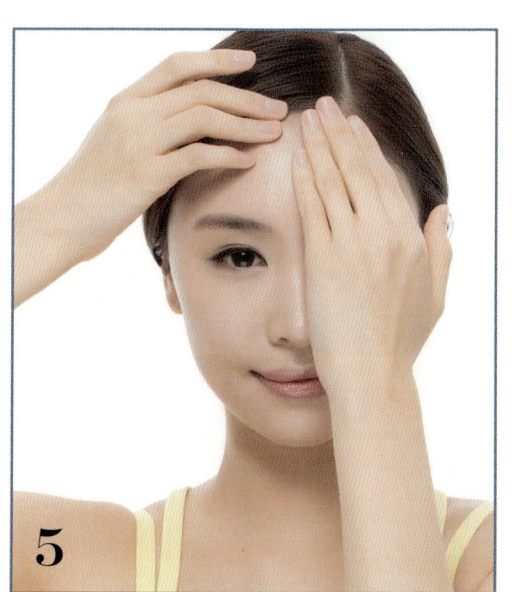
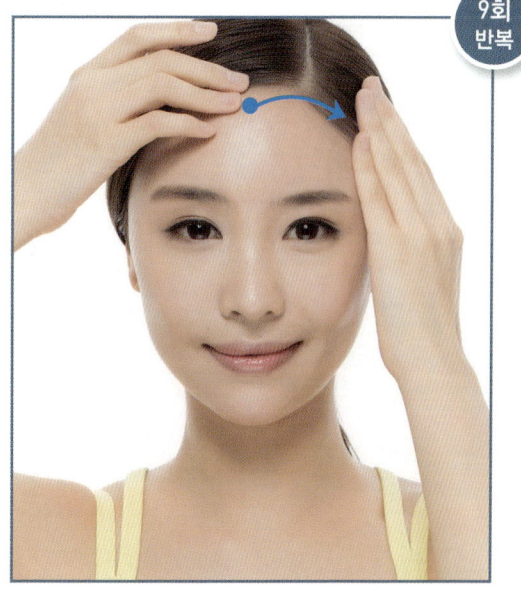

한쪽 손을 이마 맨 윗부분에 대고 지지한 뒤 반대쪽 손으로 헤어라인을 따라 천천히 쓸어줍니다. 9회 반복한 뒤 방향을 바꿔 같은 방법으로 반복합니다.

샤워하면서 예뻐지기 4 **팔 관리**

매끈하고 탱탱한 팔 만들기

팔이 자꾸만 두꺼워지거나 탄력 없이 흔들거린다면 바로 관리를 시작하세요. 팔뚝살은 나 잇살! 자칫 나이 들어 보일 수 있거든요! 슬림하고 매끄러운 팔 라인을 만들어보겠습니다.

1. 손목에서 어깨 위로 쓸어 올리기

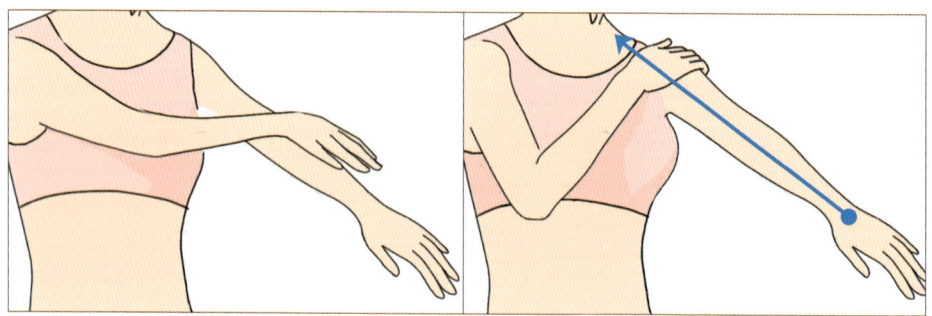

팔을 앞으로 쭉 뻗어 반대쪽 손을 손목 위에 갖다 댑니다. 여기서부터 시작해 어깨 위까지 길게 쭉 쓸어주세요. 9회 반복한 뒤 반대쪽도 같은 방법으로 마사지를 해줍니다.

2. 손바닥에서 가슴 쪽으로 쓸어 당기기

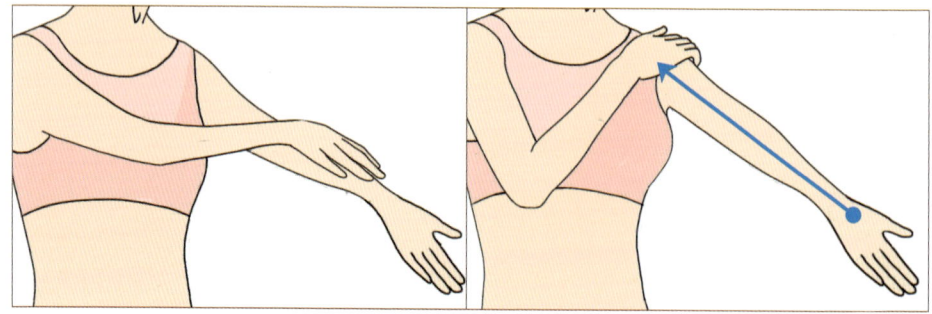

이번에는 손바닥 쪽 손목에서 시작해 가슴 쪽으로 쭉 쓸어 당겨줍니다. 9회 반복한 뒤 반

대쪽도 같은 방법으로 마사지를 해주세요. 1, 2번 과정을 모두 마친 뒤 방향을 바꿔서 해도 괜찮습니다.

3. 팔뚝 살과 겨드랑이 훑어내기

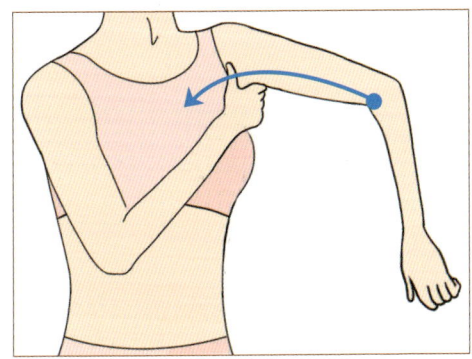

흔들거리는 팔뚝 살과 겨드랑이를 손바닥으로 감싸 쥐고 훑어낸다는 느낌으로 쓸어 올려 가슴골 방향으로 빼주세요. 시원스럽게 쑥쑥 당겨 빼주는 동안 팔뚝 살이 탱탱한 탄력을 되찾는답니다. 9회 반복한 뒤 반대쪽도 같은 방법으로 마사지를 해줍니다.

✓ **꿀샘 TIP** 팔은 가늘어지고 가슴은 커지고!

팔 마사지를 할 때 가슴골 부위까지 쑥쑥 끌어당기면 가슴이 커지는 효과가 있답니다. 주기적으로 꾸준히 해주면 가슴이 계속 커지죠. 보다 큰 가슴, 탄력있는 가슴을 원한다면 날마다 팔마사지를 해보세요.

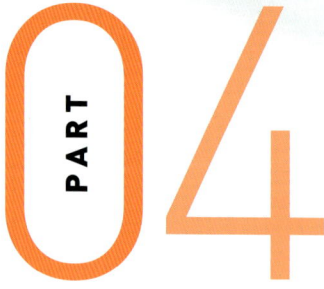

PART 04
어깨와 다리를 가늘고 날렵하게

TROUBLE 15 뒷목이 두껍고 둔해 보인다
TROUBLE 16 어깨가 넓고 각이 졌다
TROUBLE 17 팔뚝이 두껍고 살이 처졌다
TROUBLE 18 수시로 발이 붓고 둔한 느낌이다
TROUBLE 19 종아리 알이 크고 단단하다
TROUBLE 20 하체가 잘 붓고 쉽게 저린다

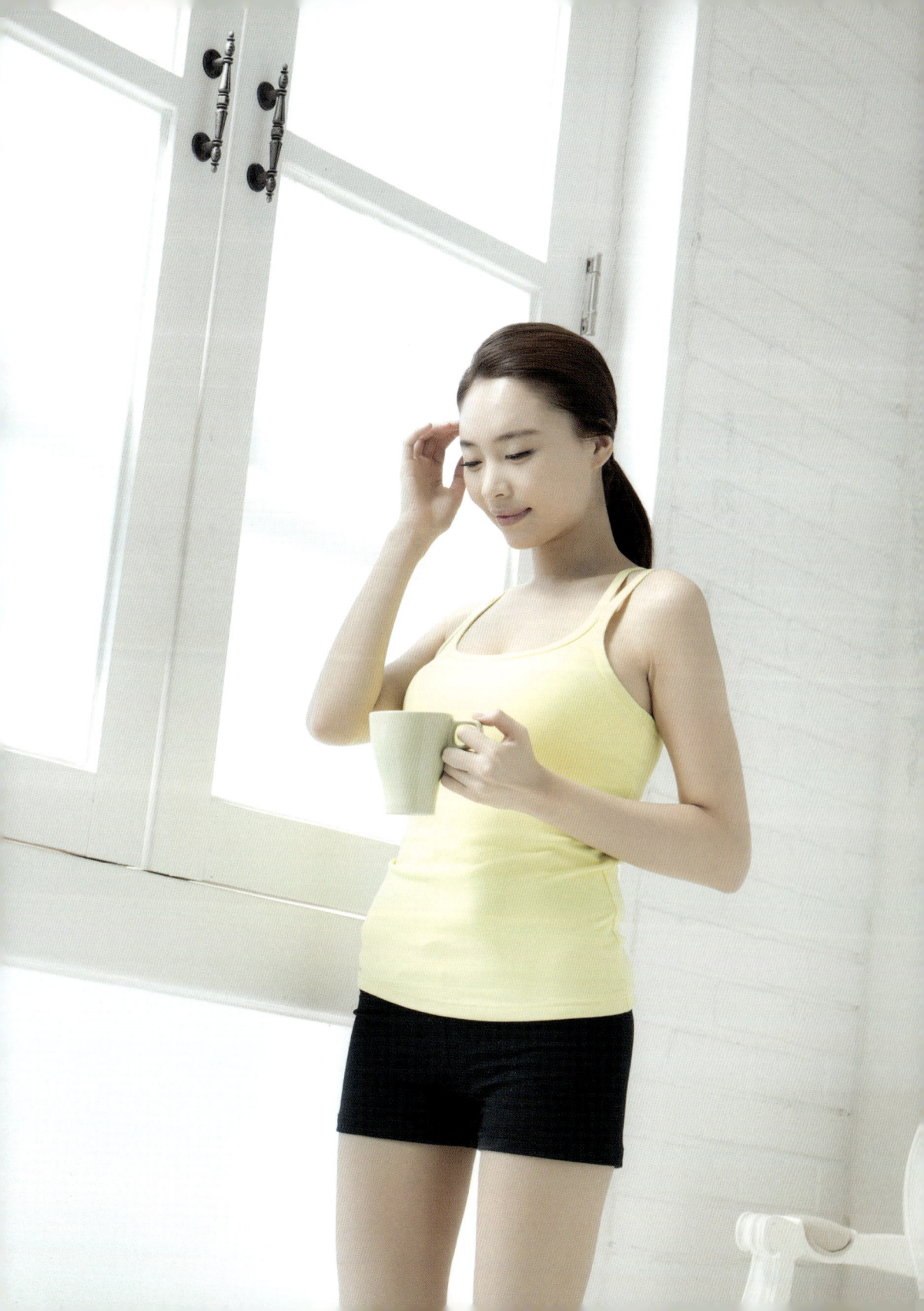

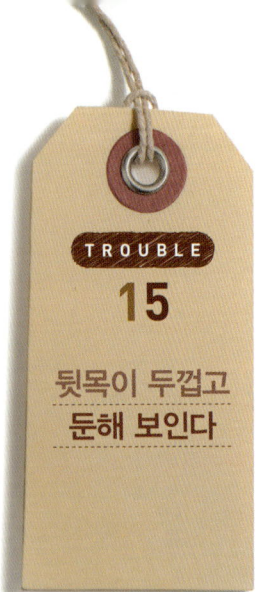

TROUBLE 15

뒷목이 두껍고 둔해 보인다

뒷목 가늘어지는 법, 옷태가 살아난다!

뒷목이 두껍거나 근육이 뭉쳐 있으면 맵시가 안 사는 것은 물론, 통증의 원인이 됩니다. 뒷목의 통증은 이내 어깨로 내려오죠. 이 부위의 문제는 방치할수록 해소하기 어려워집니다. 피로가 쌓일 때마다 그때그때 풀어주는 것이 가장 좋죠. 목선을 아름답고 섹시하게 살려주는 골근테라피를 소개합니다!

We's SOLUTION

① 소요 시간 : 1세트 3~5분
② 반복 횟수 : 1일 2회

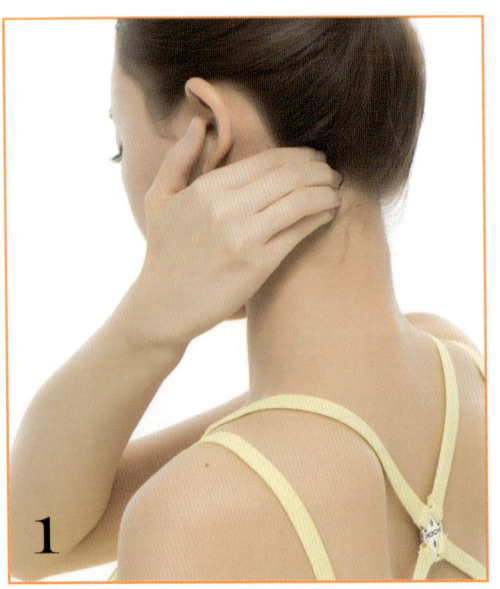

1

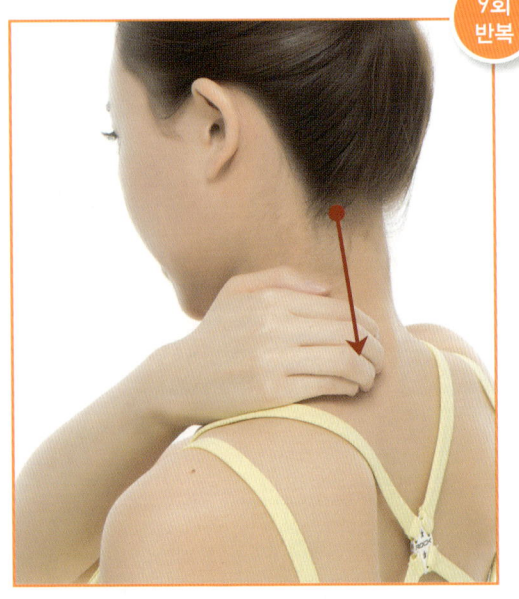

9회 반복

손을 목 앞으로 돌려 2, 3, 4번째 손가락을 이용해 목뼈 바로 옆 헤어라인에 갖다 댑니다. 목뼈와 근육 사이를 따라 아래로 쓸어내립니다. 목을 앞으로 숙였을 때 목과 어깨의 연결 지점에 볼록 튀어나오는 둥근 뼈까지 당겨주면 됩니다. 9회 반복한 뒤 반대쪽도 같은 방법으로 실시하거나 1~3동작을 모두 실시한 뒤 방향을 바꿔 실시합니다.

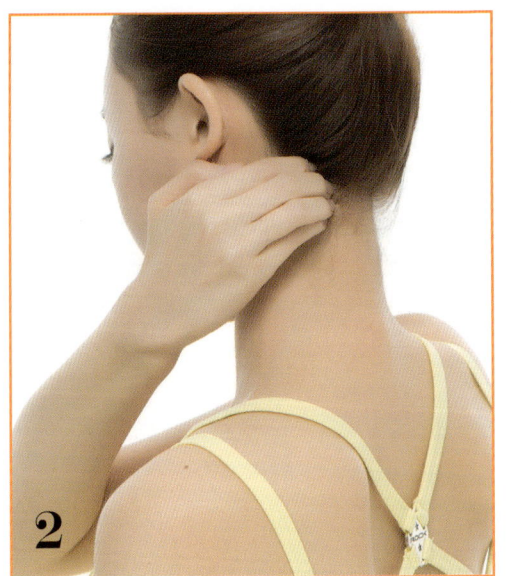
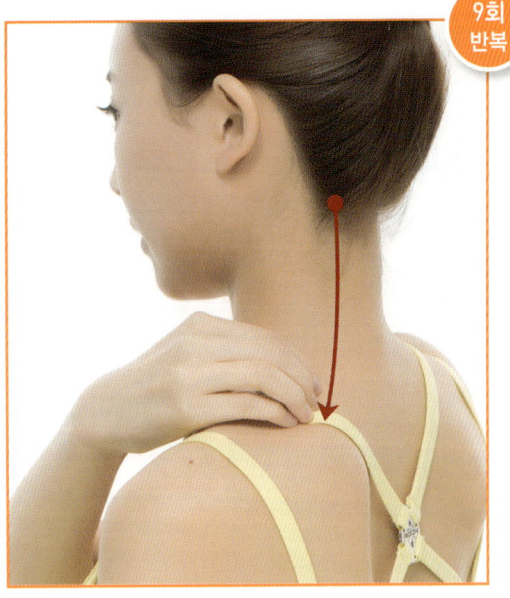

같은 방법으로 손을 목뼈 바로 옆 헤어라인에 갖다 댑니다. 이번에는 손을 쇄골과 어깨뼈 사이까지 지그시 쓸어내리며 뭉친 근육을 풀어줍니다. 같은 방법으로 9회 반복합니다.

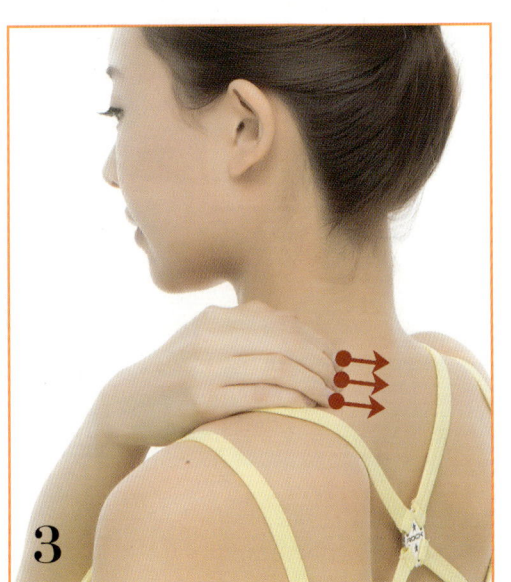
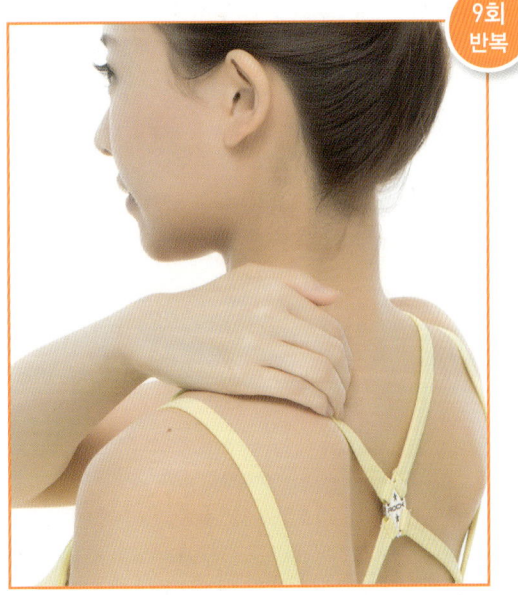

이번에는 손끝을 모아 어깨에 볼록 솟은 승모근에 손을 갖다 댑니다. 이 근육을 뒤로 밀어준다는 느낌으로 뒤로 밀어 넘깁니다. 같은 방법으로 9회 반복한 뒤 방향을 바꿔 실시합니다.

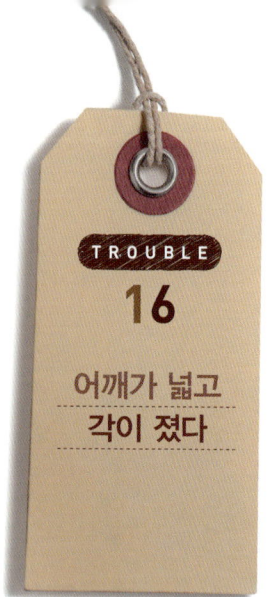

TROUBLE 16

어깨가 넓고
각이 졌다

어깨 마사지,
둥글둥글 부드럽게!

어깨가 넓거나 각이 진 것을 타고난 체형 탓으로만 돌리고 있나요? 어깨 위의 승모근과 어깨관절에도 노폐물이 축적되어 두껍고 둔해진 경우가 많답니다. 이 경우, 어깨 통증이나 등 통증이 나타나기 쉽습니다. 관절은 안 쓸수록 퇴화된다는 것을 기억하고 평소 운동과 마사지 등으로 부드럽고 건강하게 관리해주세요~

We's SOLUTION

① 소요 시간 : 1세트 3~5분
② 반복 횟수 : 1일 2회

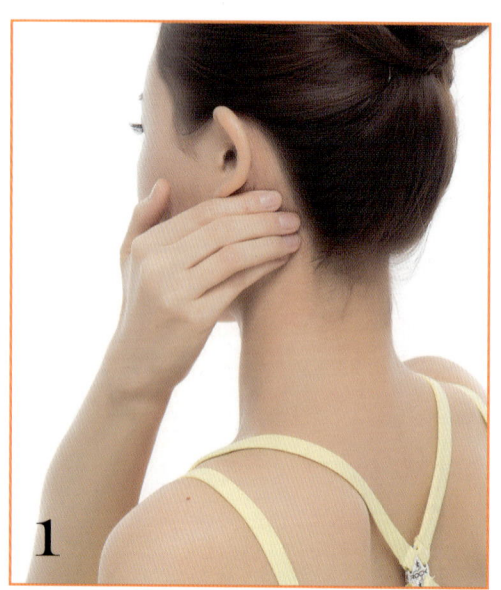

1

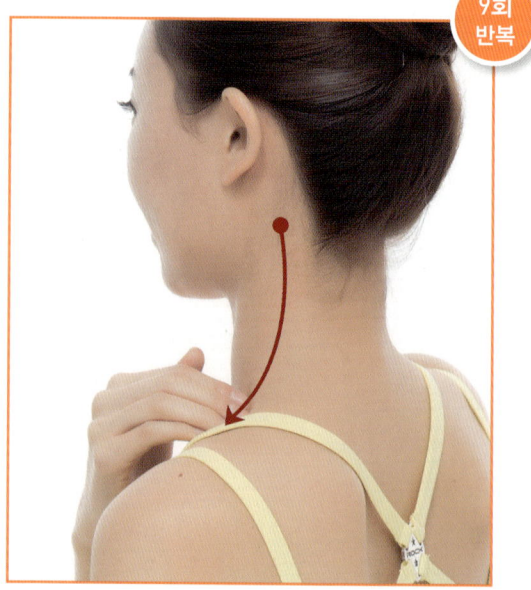

9회 반복

손을 앞으로 돌려 반대편 귀 뒤쪽을 만져보세요. 뼈 부위에서 2cm 정도 뒤쪽으로 넘어가면 움푹 들어가는 지점이 있습니다. 이 부위를 손가락으로 지그시 눌러 쇄골 앞까지 쓸어내립니다. 9회 반복한 뒤 반대쪽도 같은 방법으로 반복합니다.

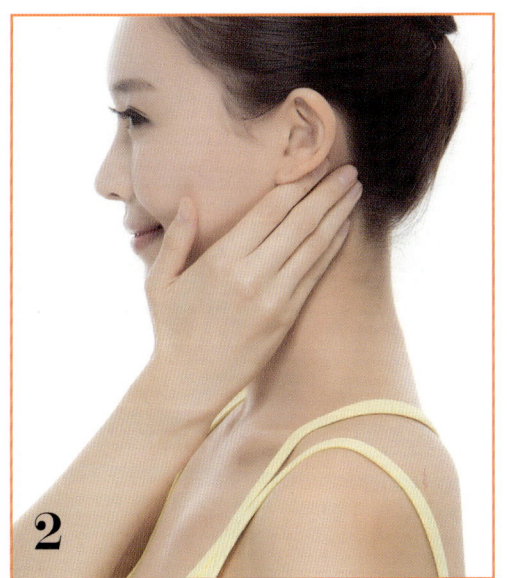
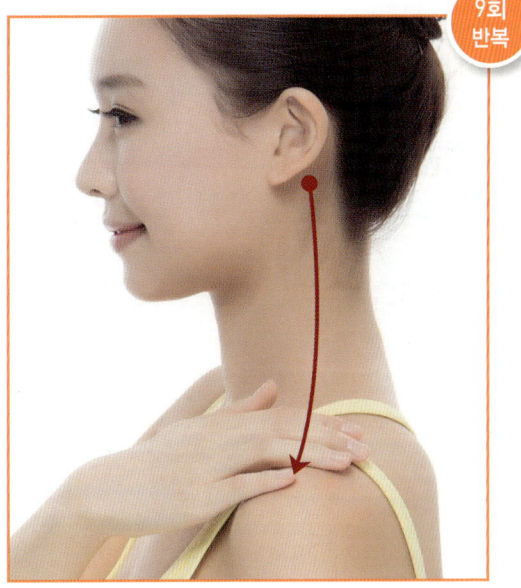

이번에는 손가락 전체를 이용해 귀 아래쪽에서 시작해 어깨 끝의 견정 지점까지 쓸어내립니다. 9회 반복한 뒤 반대쪽도 같은 방법으로 반복합니다.

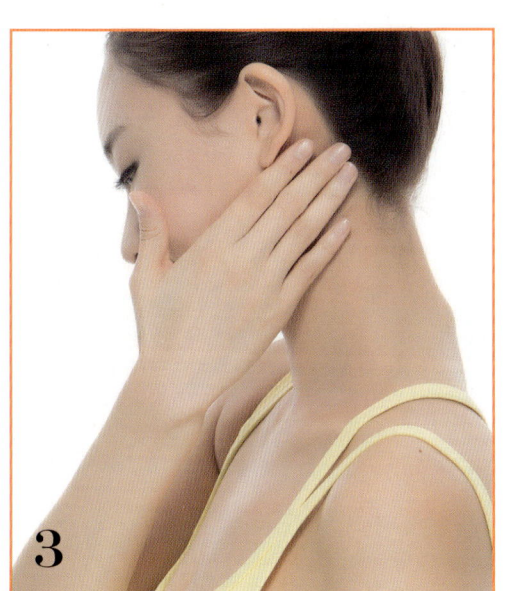
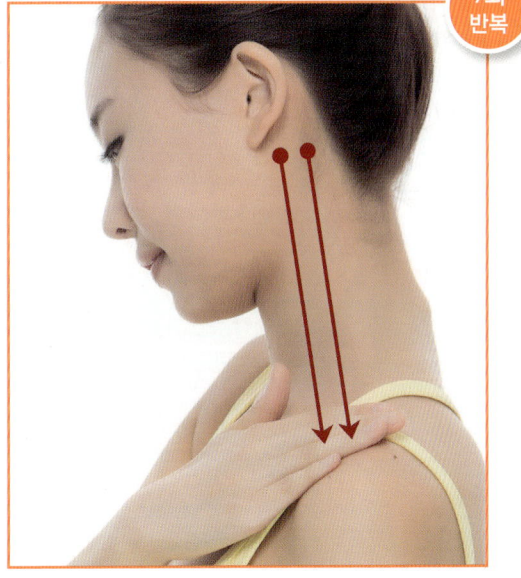

고개를 옆으로 기울이고 근육이 솟아오르게 해보세요. 손가락 전체를 이용해 목에서 어깨까지 길게 쓸어내려 주세요. 9회 반복한 뒤 반대쪽도 같은 방법으로 반복합니다.

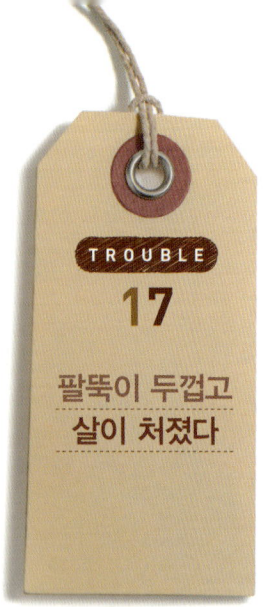

TROUBLE 17

팔뚝이 두껍고 살이 처졌다

팔살빼기, 슬림한 탄력 라인으로

팔뚝 살은 거의 모든 여성들의 고민입니다. 마른 사람들 중에도 팔뚝 살이 탄력 없이 흔들거리는 경우가 많으니까요. 심지어 '날개'라고 농담을 하기도 합니다. 여름철, 소매 없는 옷을 맵시 있게 입으려면 반드시 팔뚝 살 관리를 해야 하죠. 웬만한 관리 법으로 절대 잡을 수 없다는 팔뚝 살, 골근테라피로 해결해보세요!

We's SOLUTION

① 소요 시간 : 1세트 3~5분
② 반복 횟수 : 1일 2회

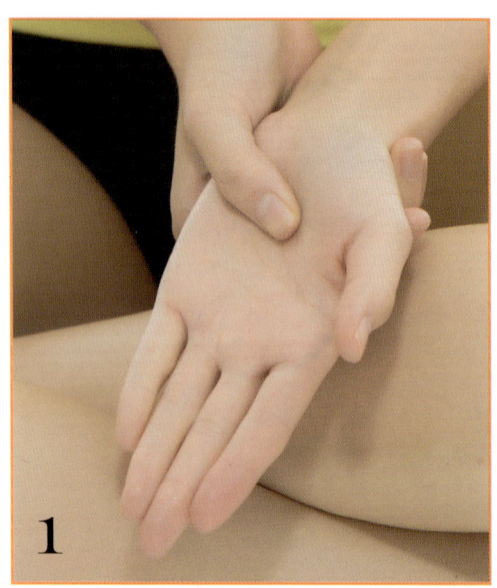

1

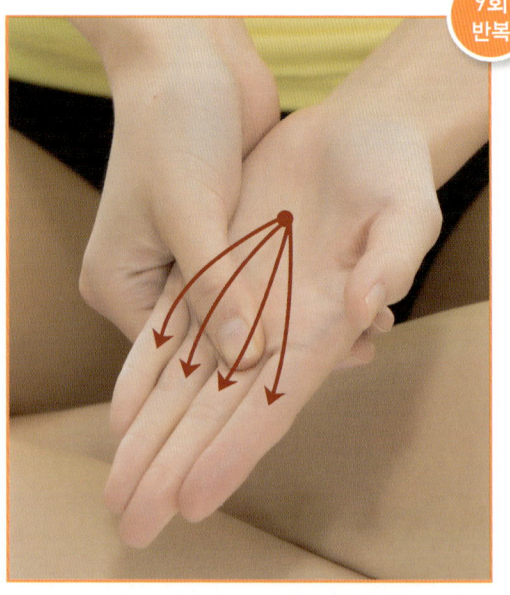

9회 반복

손바닥이 위를 향하게 한 뒤 반대쪽 손으로 손목을 감싸고 엄지를 이용해 천천히 아래로 쓸어내립니다. 방향을 바꿔가며 손바닥 전체를 부드럽게 자극해줍니다. 손을 바꿔 반대쪽도 같은 방법으로 실시합니다.

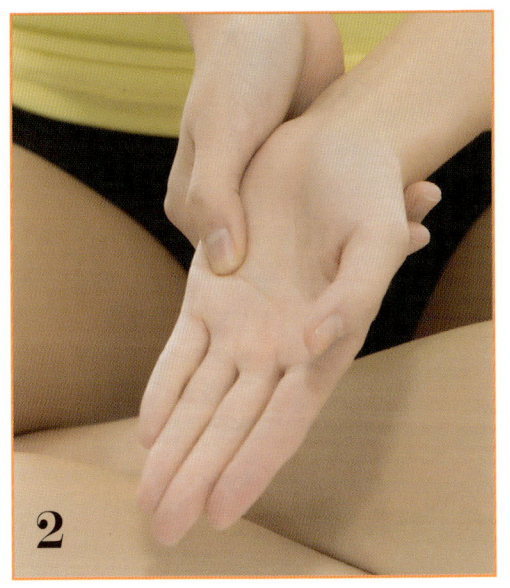

엄지와 검지를 이용해 손바닥부터 손가락 끝까지 지그시 누르며 아래로 쓸어내립니다. 다섯 손가락 모두 해준 뒤 2, 3번째 손가락 사이에 손가락 끝마디를 끼우고 살짝 튕기듯 당겨줍니다. 다섯 손가락 모두 차례로 당겨준 뒤 손을 바꿔 반대쪽도 같은 방법으로 실시합니다.

꿀샘 TIP

손가락 끝마디를 튕기듯 당길 때 너무 흔들거나 뚝 소리가 나도록 세게 잡아당기지 마세요. 손끝에 뭉쳐 있는 노폐물을 빼낸다는 기분으로 살짝 힘을 주어 툭 당겨주시면 충분합니다.

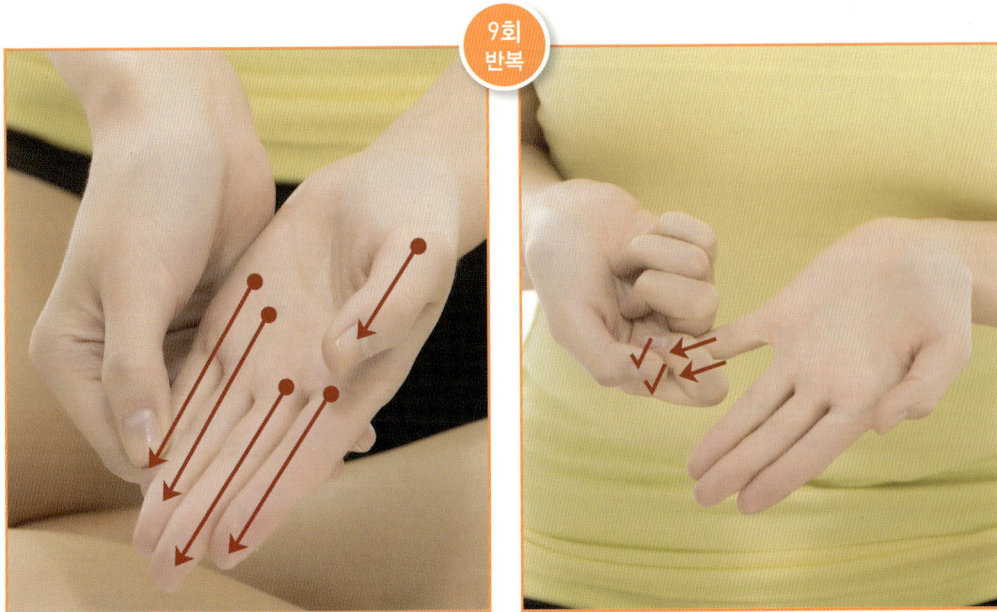

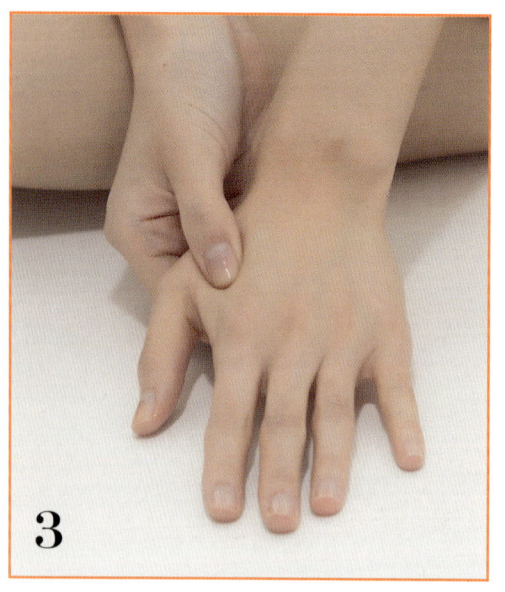

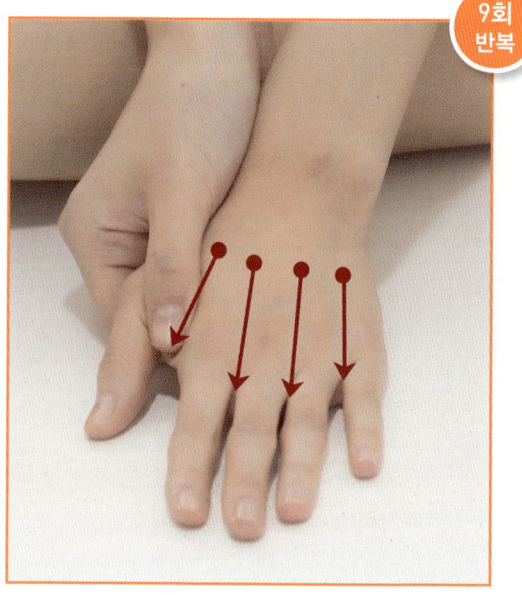

3

손바닥을 바닥에 대고 반대쪽 손으로 가볍게 받친 뒤 엄지손가락을 이용해 손가락 사이사이를 천천히 쓸어내립니다. 네 방향으로 쓸어내린 뒤 손을 바꿔 반대쪽도 같은 방법으로 실시합니다.

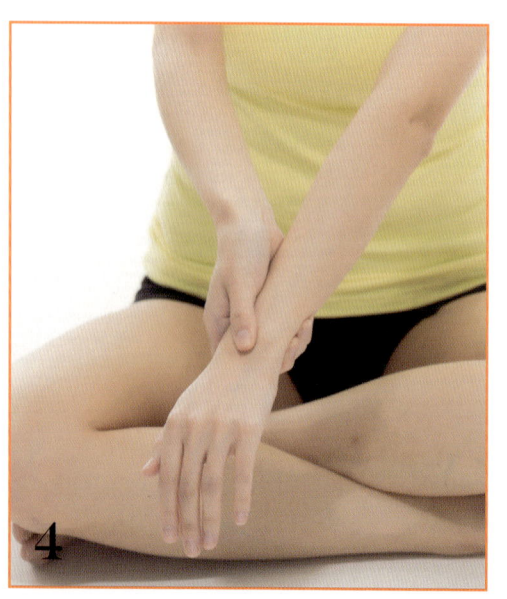

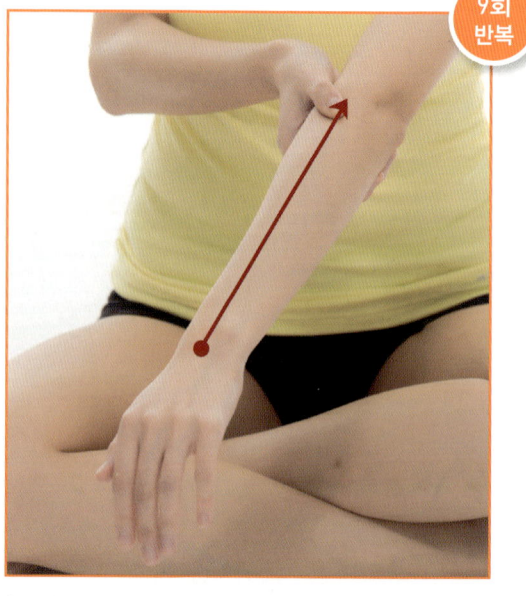

4

한쪽 팔을 길게 뻗고 반대쪽 손으로 엄지가 손등 쪽 손목 위에 오게 감싸 쥐고 팔꿈치 아래까지 끌어 올립니다. 일정한 압력으로 길게 끌어 올리는 것이 요령입니다. 9회 반복한 뒤 방향을 바꿔 반대쪽도 같은 방법으로 실시합니다.

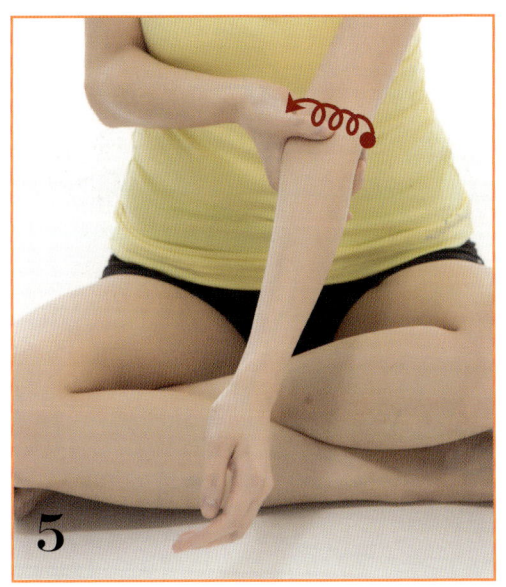 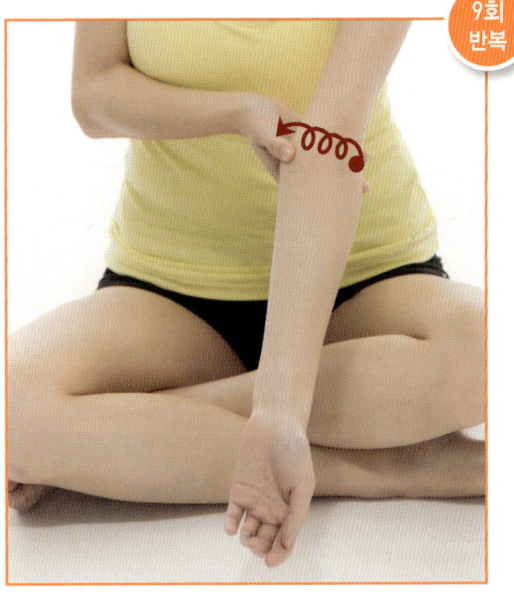

한쪽 팔을 길게 뻗고 반대쪽 손으로 팔꿈치 안쪽의 오금 부위를 부드럽게 둥글리면서 팔 안쪽을 쓸어줍니다. 9회 반복한 뒤 방향을 바꿔 반대쪽도 같은 방법으로 실시합니다.

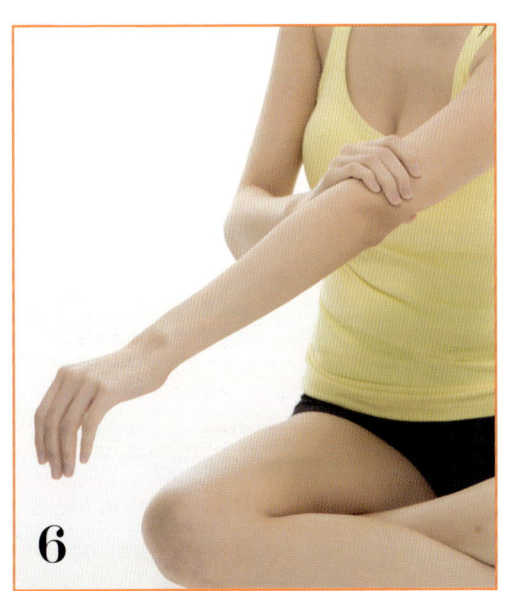 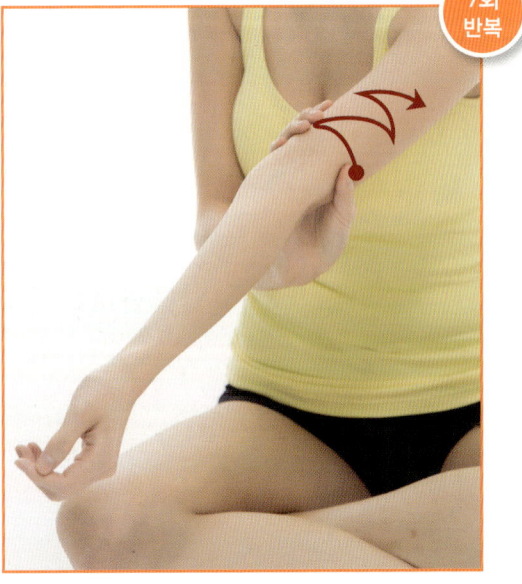

한쪽 팔을 길게 뻗고 반대쪽 손으로 팔뚝을 감싸 지그재그로 비틀어줍니다. 팔뚝의 두둑한 부분을 손바닥을 이용해 위로 끌어 올려주면 더욱 좋습니다. 9회 반복한 뒤 방향을 바꿔 반대쪽도 같은 방법으로 실시합니다.

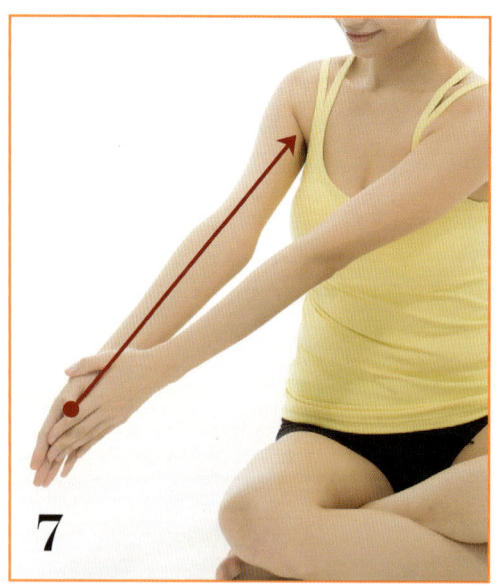 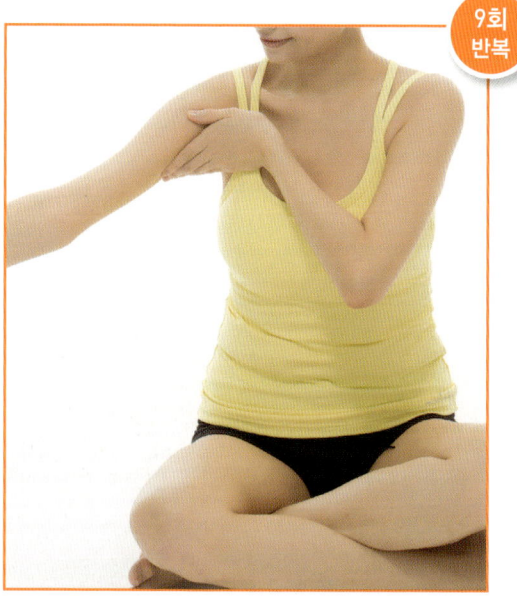

한쪽 팔을 길게 뻗고 반대편 손으로 손바닥 끝에서 겨드랑이까지 길게 쓸어 올립니다. 9회 반복한 뒤 방향을 바꿔 반대쪽도 같은 방법으로 실시합니다.

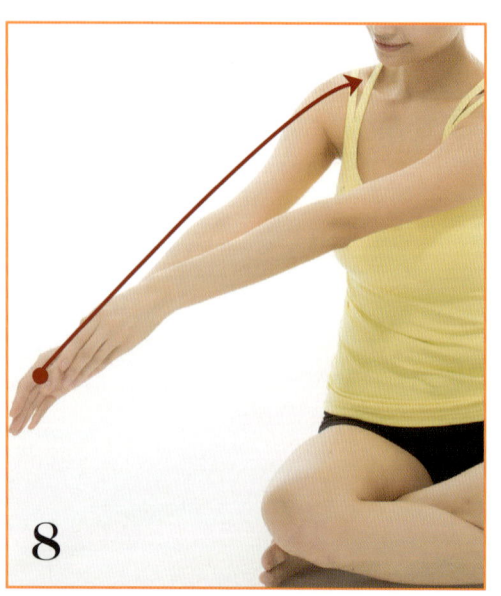 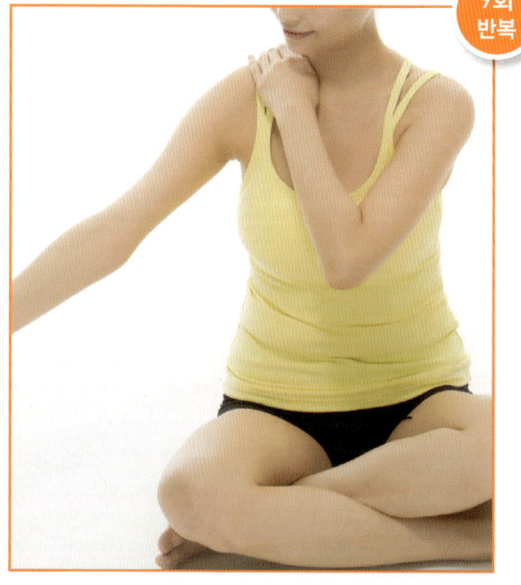

한쪽 팔을 길게 뻗고 반대편 손으로 엄지에서 쇄골 부분까지 길게 쓸어 올립니다. 9회 반복한 뒤 방향을 바꿔 반대쪽도 같은 방법으로 실시합니다.

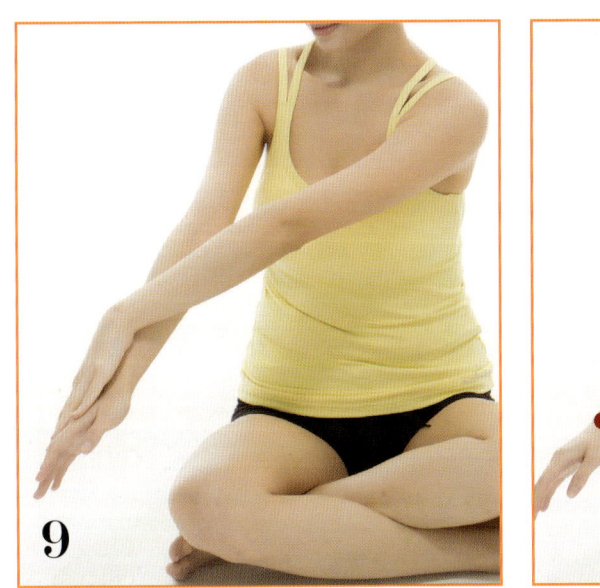
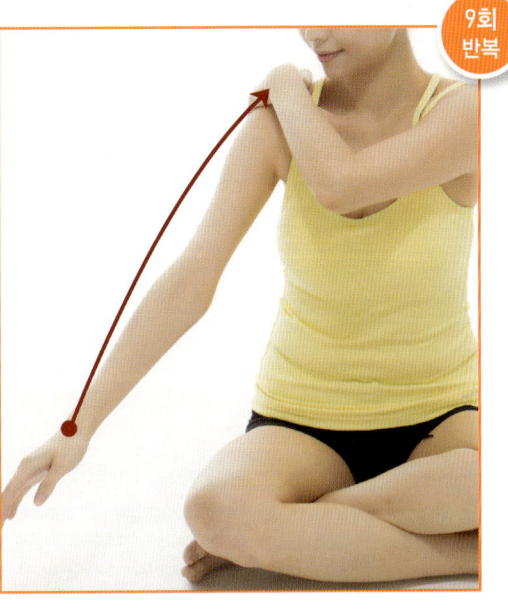

한쪽 팔을 길게 뻗고 반대편 손바닥으로 손등에서 어깨를 지나 등 부분까지 길게 쓸어 올립니다. 9회 반복한 뒤 방향을 바꿔 반대쪽도 같은 방법으로 실시합니다.

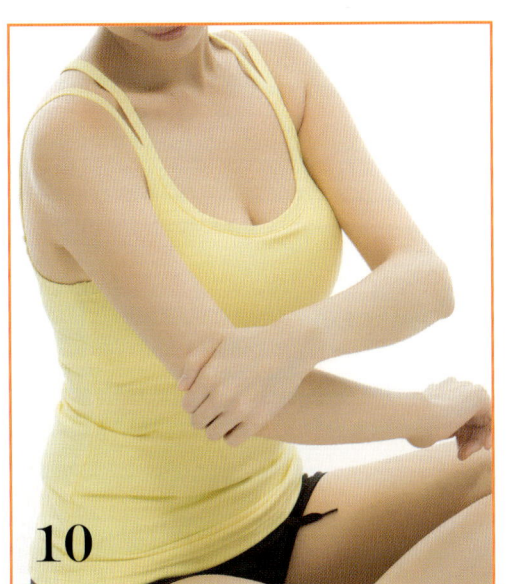
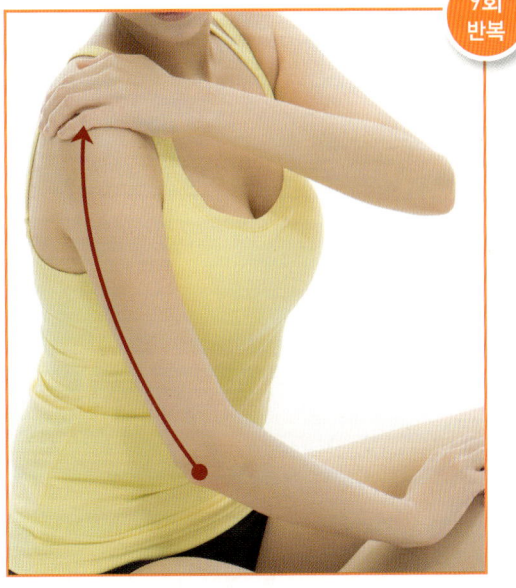

한쪽 팔을 살짝 구부려 팔꿈치에서 어깨 끝 견정 지점까지 길게 쓸어 올립니다. 9회 반복한 뒤 방향을 바꿔 반대쪽도 같은 방법으로 실시합니다.

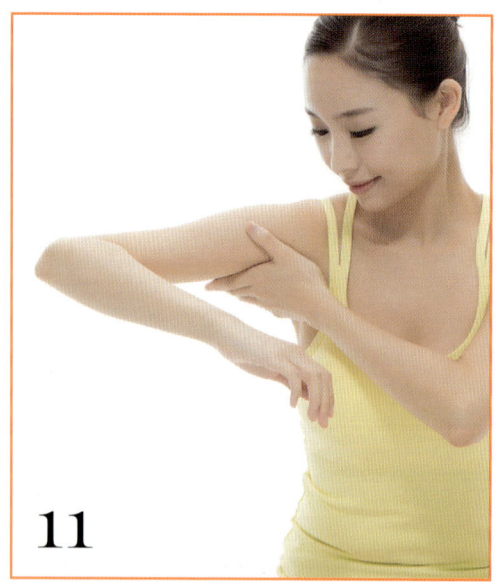 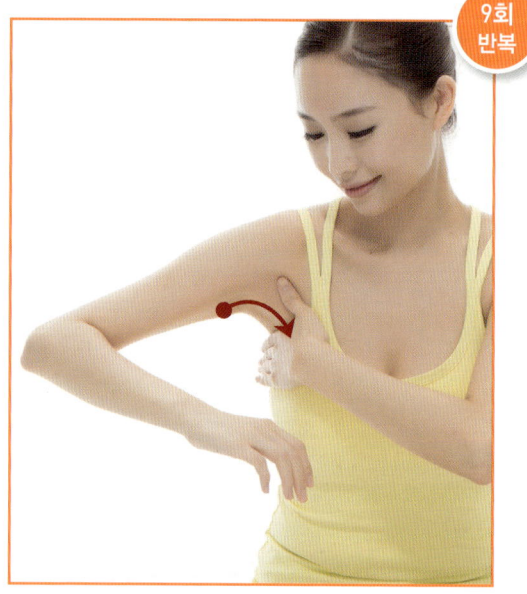

한쪽 팔을 살짝 구부려 팔 안쪽에서 겨드랑이를 따라 팔뚝살을 눌러 밀어 올리듯이 가슴 옆선까지 쓸어줍니다. 9회 반복한 뒤 방향을 바꿔 반대쪽도 같은 방법으로 실시합니다.

꿀샘 TIP

민소매 입을 수 있는 팔뚝 라인은 지금 나이보다 10년은 젊게 합니다. 겨드랑이 부위에 있는 액와 부위를 샤워하면서 테라피 했을 때 10년후에는 보상을 합니다.

하체 마사지, 가벼운 발로 퇴근길도 즐거워요!

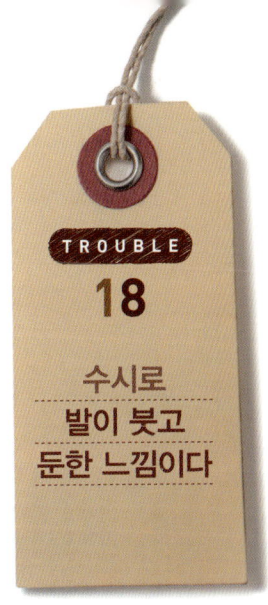

TROUBLE 18

수시로 발이 붓고 둔한 느낌이다

발이 피곤하면 하루가 피곤합니다. 이는 기분 때문이 아니라 실제로 발이 우리 몸의 림프 순환을 촉진하는 펌프와 같은 역할을 하기 때문입니다. 때문에 발에 노폐물이 정체되면 몸 전체가 피곤해지는 것입니다. 오후가 되면 발이 부어서 구두를 신을 수 없을 만큼 부종이 심하다면 반드시 집중 관리가 필요합니다.

We's SOLUTION

1. 소요 시간 : 1세트 3~5분
2. 반복 횟수 : 1일 2회

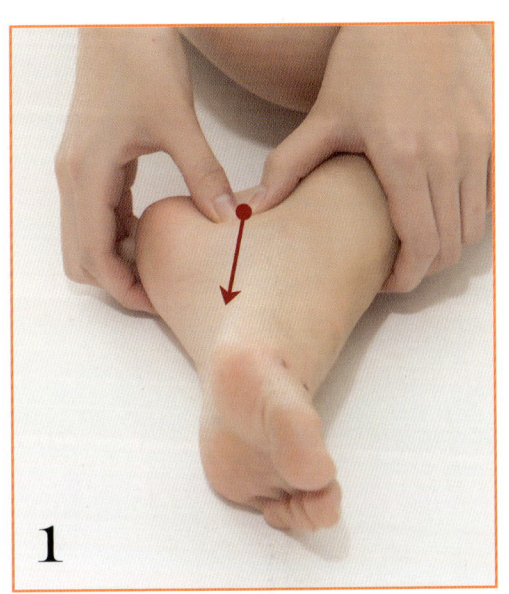

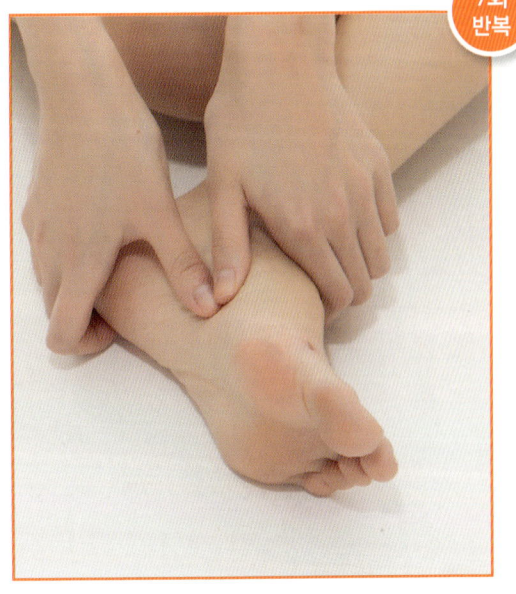

9회 반복

1

한쪽 다리를 구부리고 바닥에 앉습니다. 발목 안쪽의 복사뼈 아래 움푹 들어간 부위를 양쪽 엄지손가락으로 지그시 눌러 줍니다. 그대로 발바닥을 향해 쓸어내립니다. 9회 반복합니다.

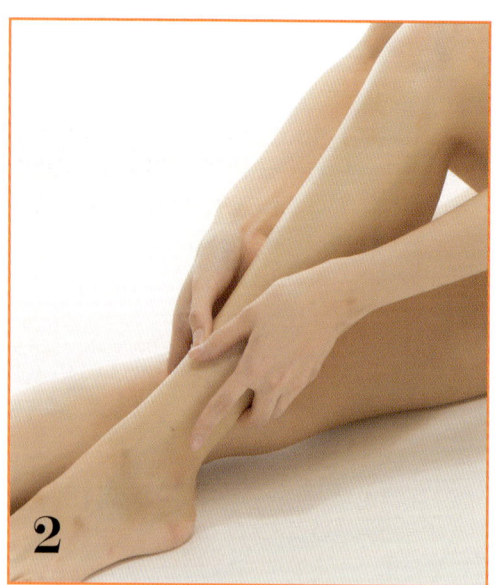
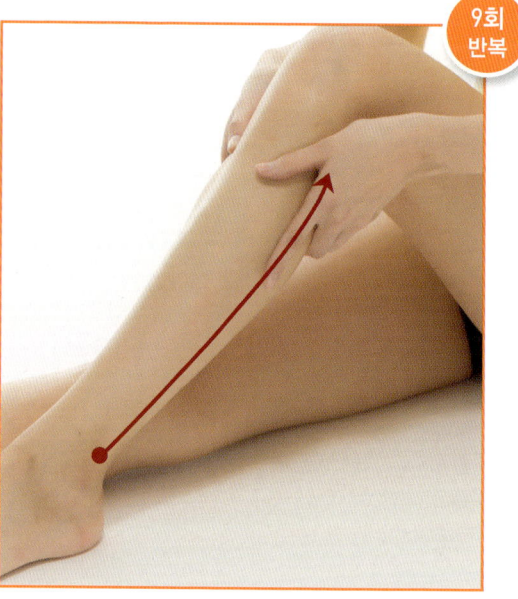

양손을 둥글게 모아서 종아리 알을 감싸고 아킬레스건에서 무릎 뼈까지 길게 끌어 올립니다. 9회 반복합니다.

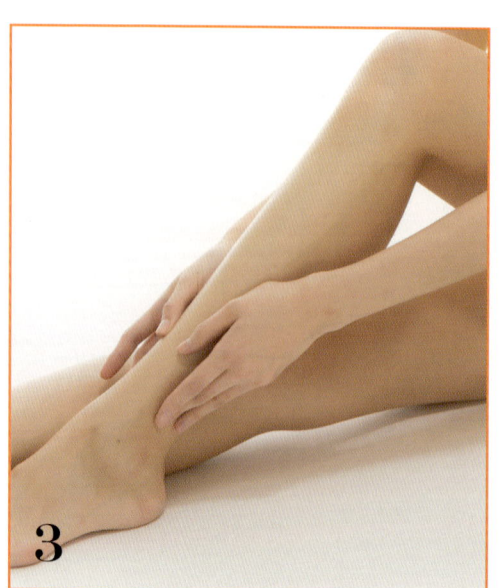
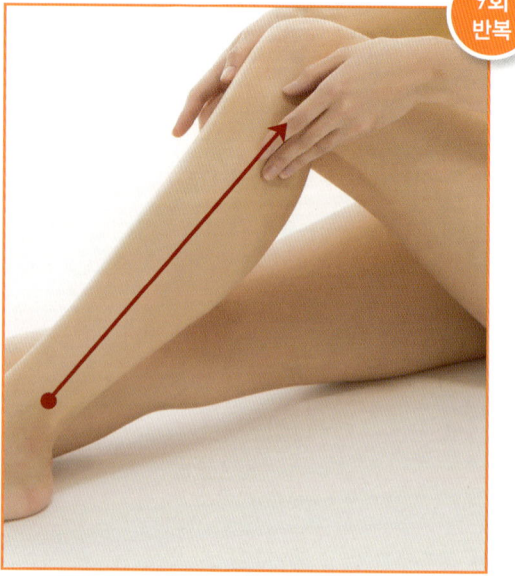

양손을 양쪽 복사뼈 부위에 대고 종아리를 자연스럽게 감쌉니다. 종아리 옆면을 따라 무릎뼈 부분까지 길게 끌어 올립니다. 3번째 손가락에 살짝 힘을 주어 자극을 가하면 됩니다. 9회 반복합니다.

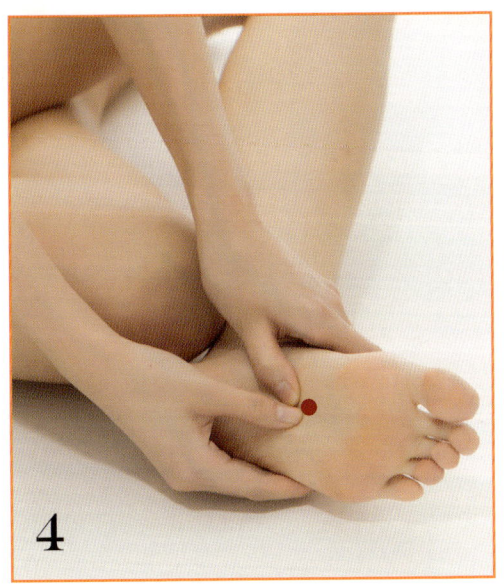

다시 바닥에 다리를 구부리고 앉아 두 손으로 발을 감싸 쥡니다. 양쪽 엄지를 발바닥에 대고 발끝 쪽으로 문질러 발가락 사이사이, 발가락 하나하나를 자극해 줍니다. 각각 9회 반복합니다.

✓ 골샘 TIP

발바닥에는 인체의 오장육부와 상응하는 반사구들이 자리하고 있습니다. 이 반사구들을 자극하는 것만으로도 몸속의 장기를 마사지하는 효과가 있습니다. 수시로 발을 만지고 자극해주면 피로가 풀리고 붓기를 해소할 수 있습니다.

9회 반복

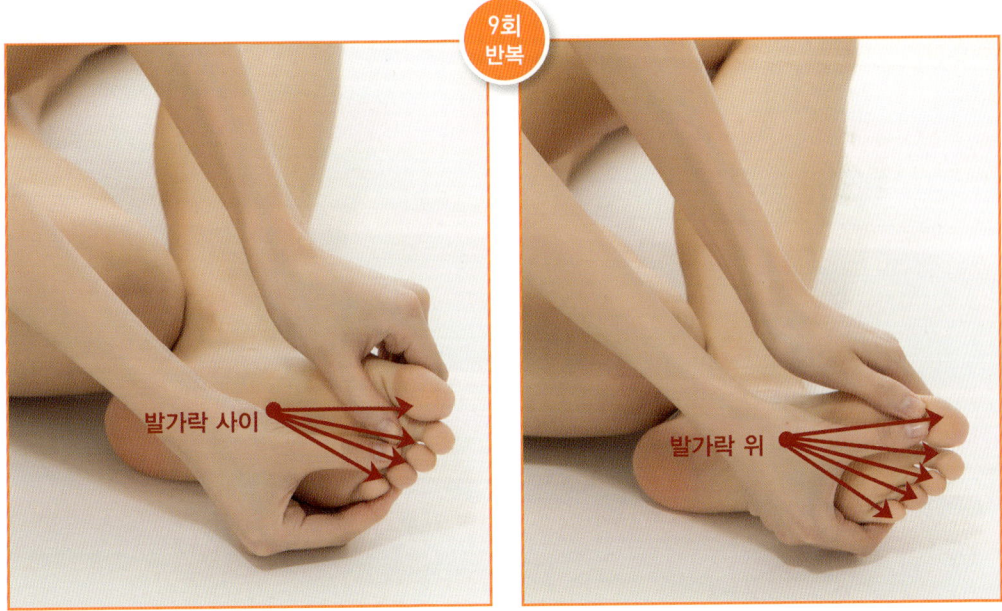

발가락 사이

발가락 위

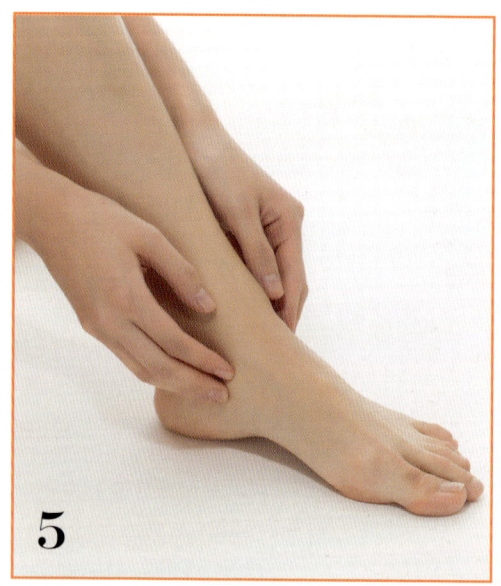 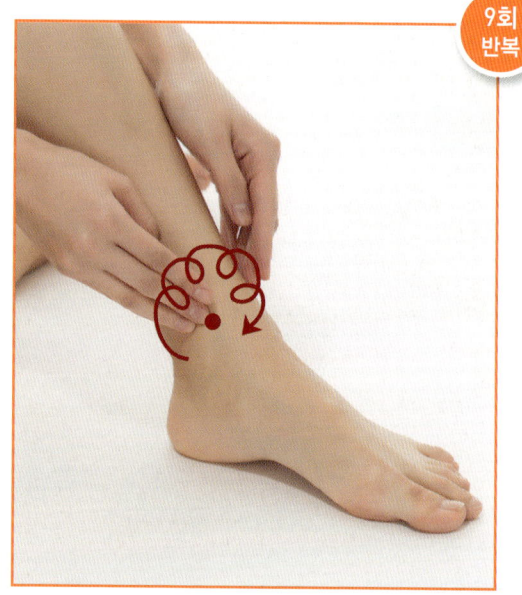

5

바닥에 한쪽 무릎을 세우고 앉아 양쪽 복사뼈 아래 양손을 갖다 댑니다. 손끝으로 원을 그리면서 복사뼈 주변으로 둥글게 움직입니다. 9회 반복합니다.

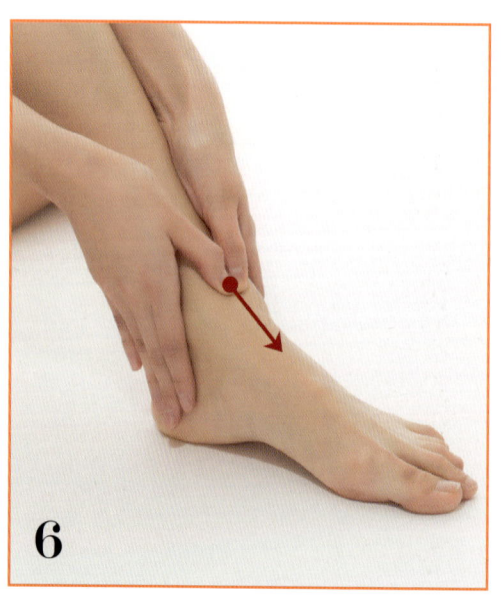 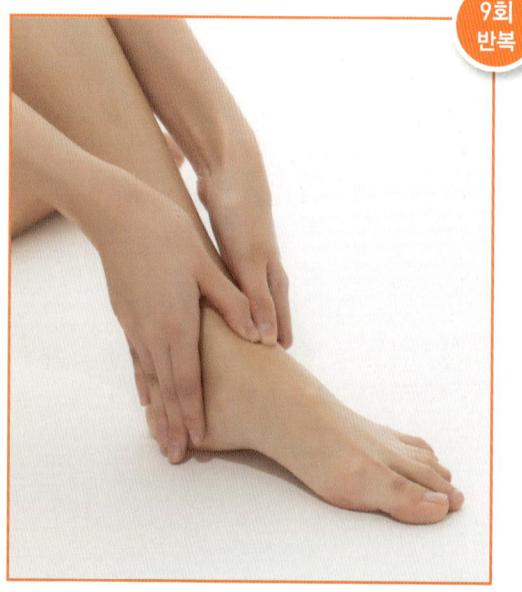

6

바닥에 한쪽 무릎을 세우고 앉아 발목 앞에 양쪽 엄지를 갖다 댑니다. 그대로 발등을 향해 밀고 내려옵니다. 9회 반복합니다.

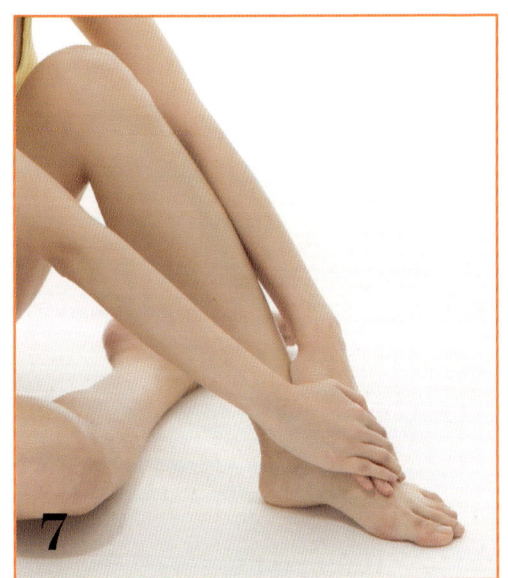 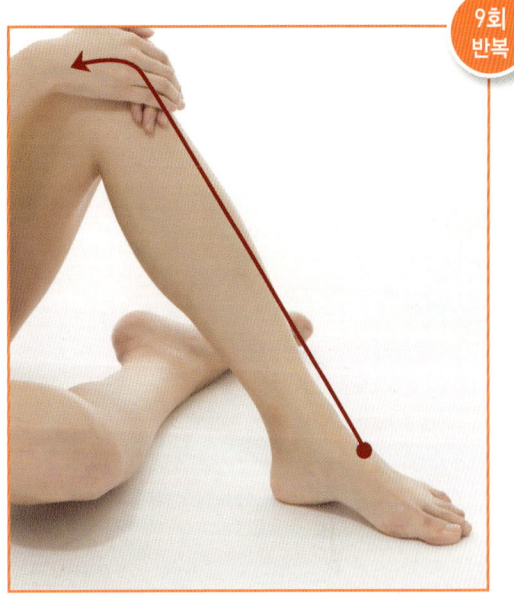

바닥에 무릎을 세우고 앉아 발등 위에 두 손을 겹쳐 올려서 천천히 무릎까지 끌어 올립니다. 9회 반복합니다.

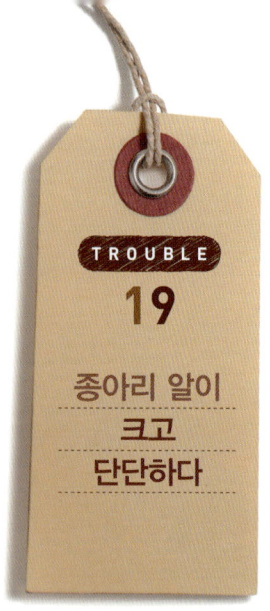

TROUBLE 19

종아리 알이 크고 단단하다

종아리 알 제거, 미끈하게 다듬기

스키니진과 레깅스 등 다리의 실루엣을 드러내는 패션이 유행하면서 종아리 알 때문에 고민하는 사람이 많아졌습니다. 치마나 반바지는 고사하고, 바지를 입어도 종아리 라인이 그대로 드러나니 고민일 수밖에 없죠. 스케이트 선수처럼 툭 굵어지고 실한 종아리 알, 확실하게 물리칠 방법을 알아보겠습니다!

We's SOLUTION

❶ 소요 시간 : 1세트 3~5분
❷ 반복 횟수 : 1일 2회

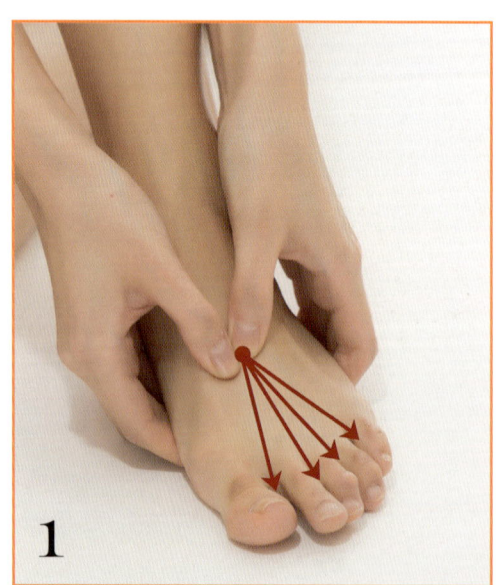

1

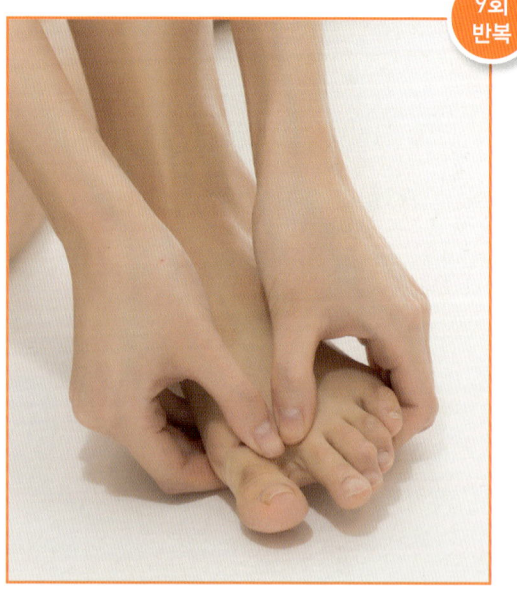

9회 반복

바닥에 한쪽 무릎을 세우고 앉아 두 손으로 발을 감싸 쥡니다. 양쪽 엄지를 발등 위에 올리고 지그시 누르며 발가락 사이 사이로 길게 밀어 내립니다. 각각 **9회** 반복해주세요. 한쪽을 1세트 모두 마친 뒤에 다리를 바꿔 같은 방법으로 진행하는 것이 좋습니다.

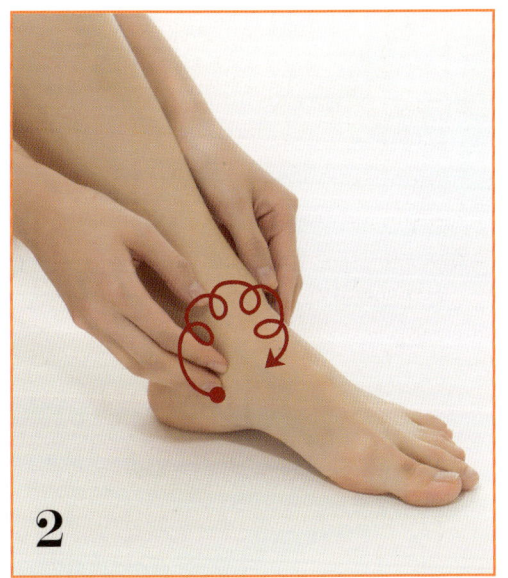
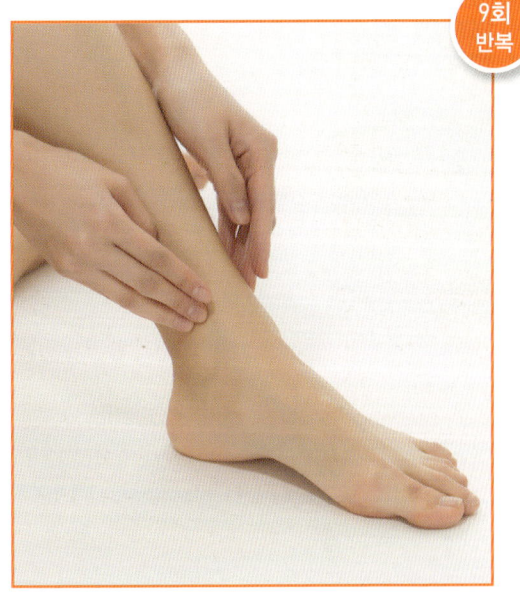

2

바닥에 한쪽 무릎을 세우고 앉아 양쪽 복사뼈 아래 각각 손을 갖다 댑니다. 손끝으로 원을 그리면서 복사뼈 주변으로 둥글게 움직이며 자극합니다. 9회 반복해주세요.

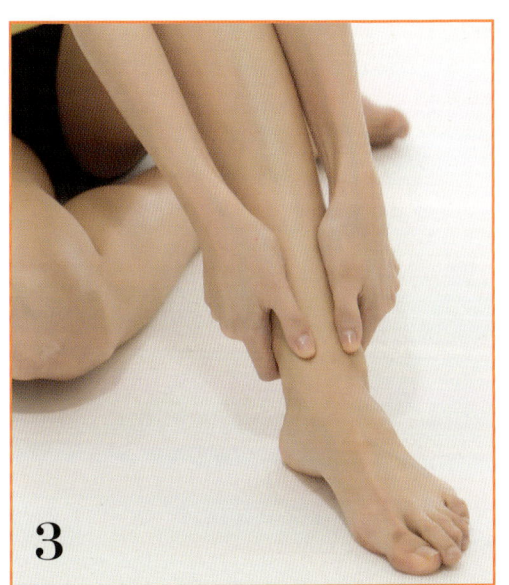
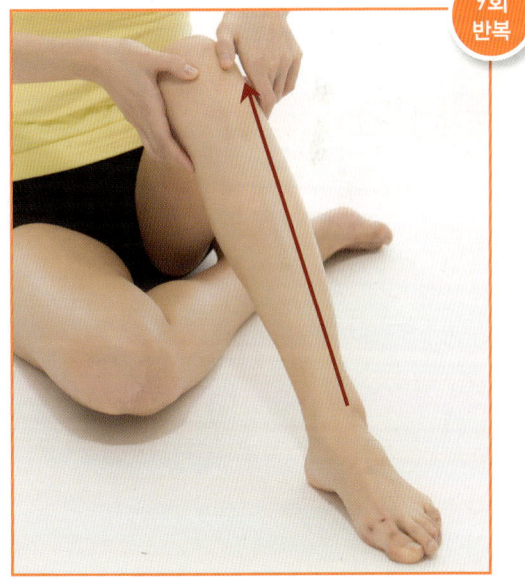

3

양손으로 발목을 감싸 쥐고 정강이뼈 사이를 풀어준다는 느낌으로 무릎 앞까지 길게 끌어 올립니다. 9회 반복합니다.

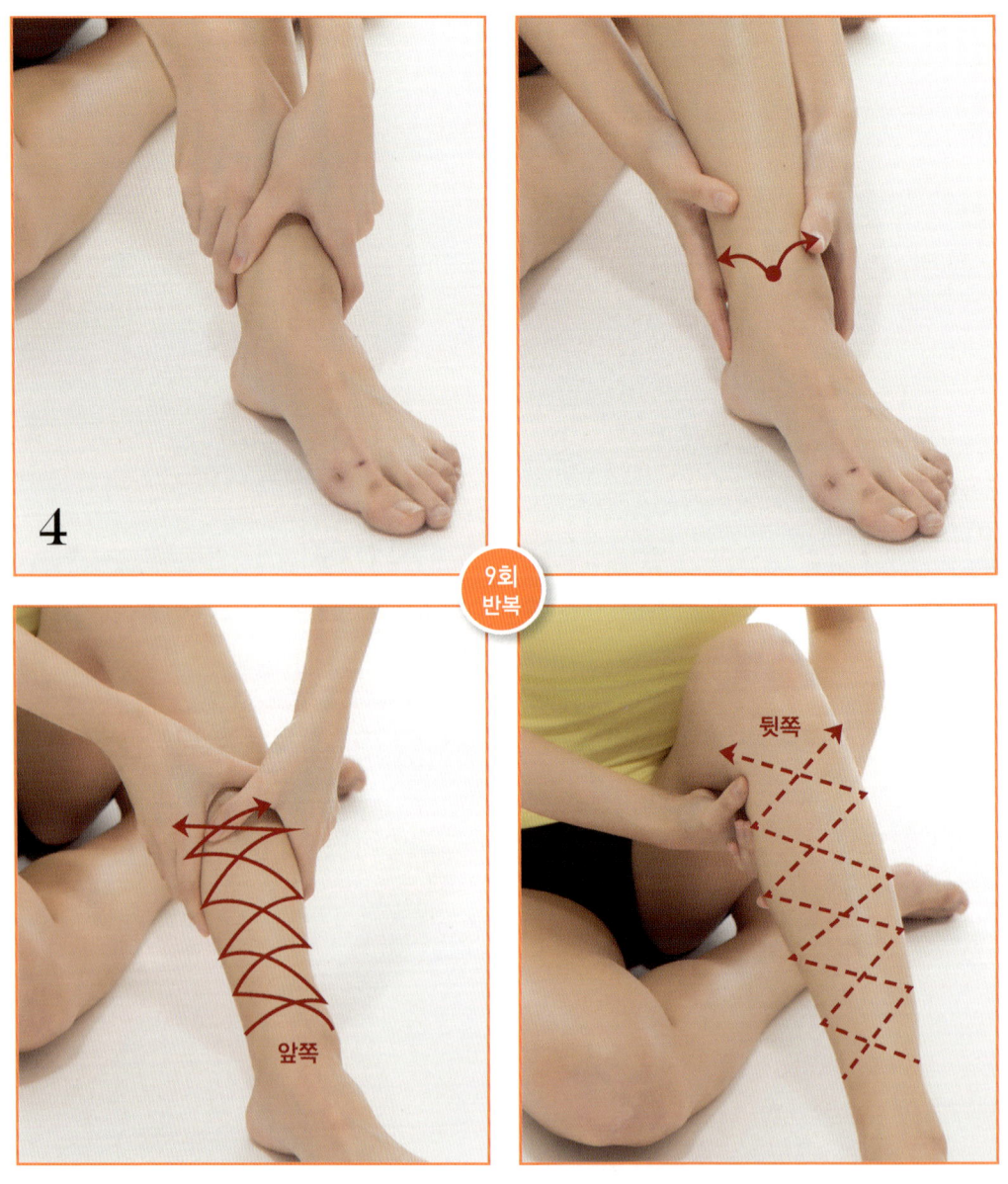

발목 앞쪽을 양손으로 감싸 쥡니다. 양손을 종아리 앞뒤로 트위스트하며 무릎까지 길게 올라옵니다. 9회 반복합니다.

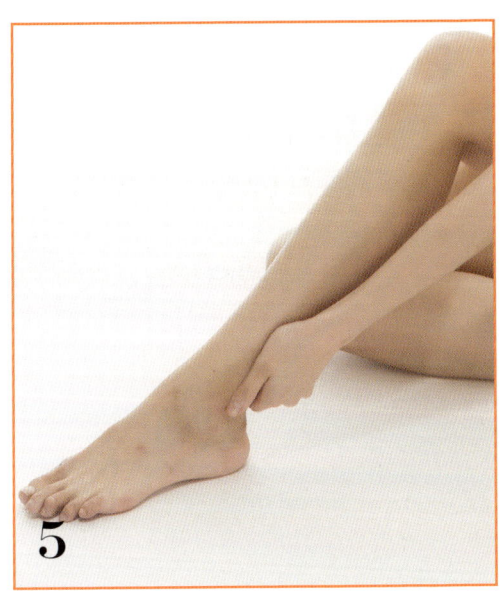
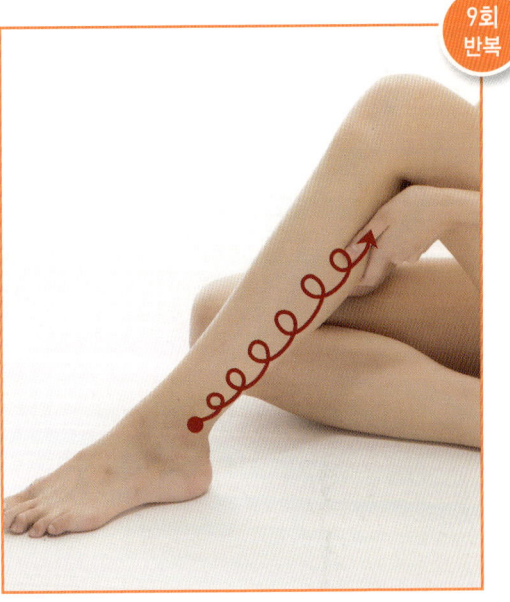

손끝을 모아 발목 뒤쪽에서 무릎 아래까지 종아리 뒷면 중앙 부위를 굴리면서 쓸어 올립니다. **9회** 반복합니다.

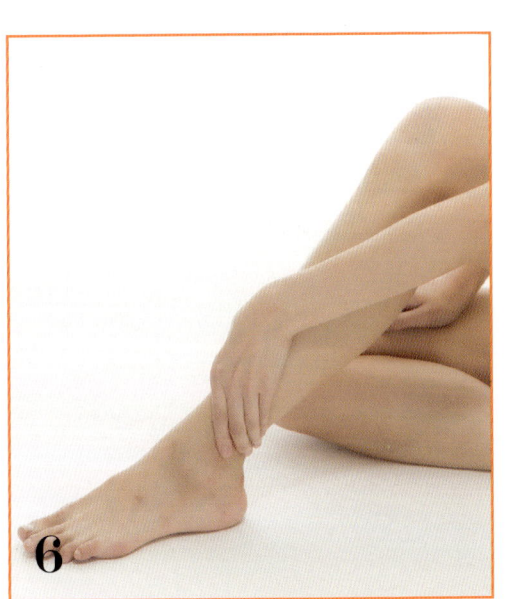
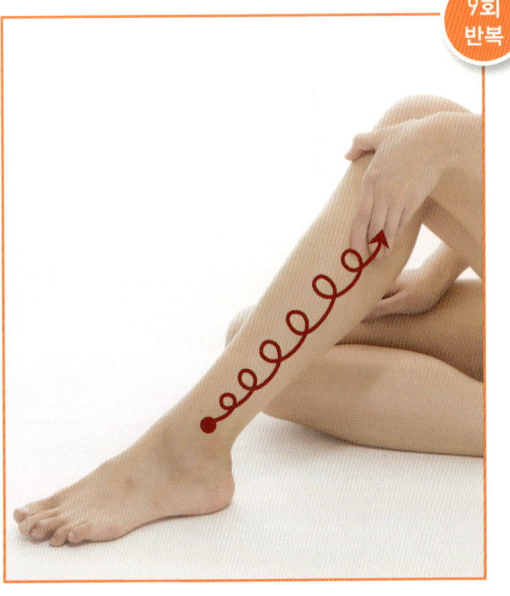

손끝을 모아 발목 바깥쪽에서 무릎 아래까지 종아리 바깥쪽을 굴리면서 쓸어 올립니다. **9회** 반복합니다.

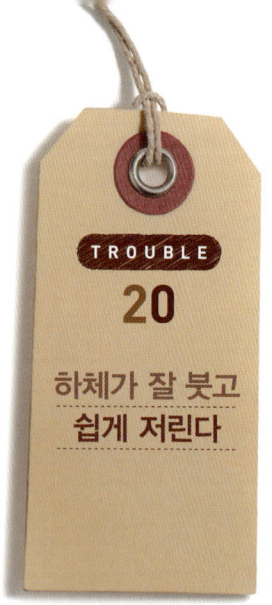

TROUBLE
20

하체가 잘 붓고
쉽게 저린다

하체 비만,
부기만 빼도 가벼워요!

하체가 비만인 사람들을 가리켜 '저주받은 하체'라는 말이 생겼을 정도로 하체 비만으로 고민하는 여성이 많습니다. 그런데 알고 보면 하체 비만 중 상당수가 부종 때문이랍니다. 순환이 나빠져서 체액이 정체되고 그것이 울혈이 되어 아예 살로 자리를 잡게 되는 것이죠. 붓기만 제거해도 다리가 한결 가늘고 매끈해진답니다.

We's SOLUTION

① 소요 시간 : 1세트 3~5분
② 반복 횟수 : 1일 2회

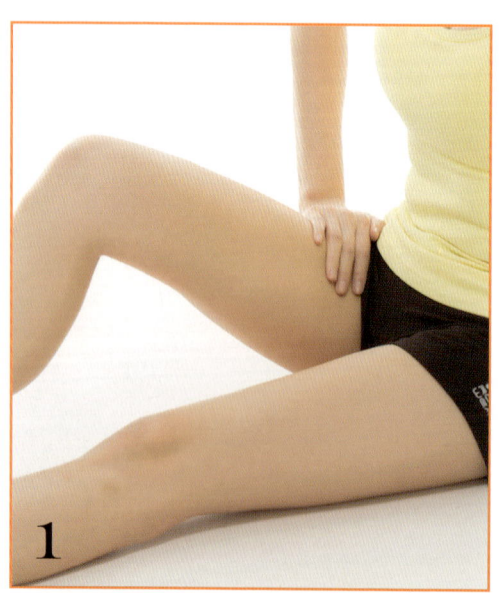
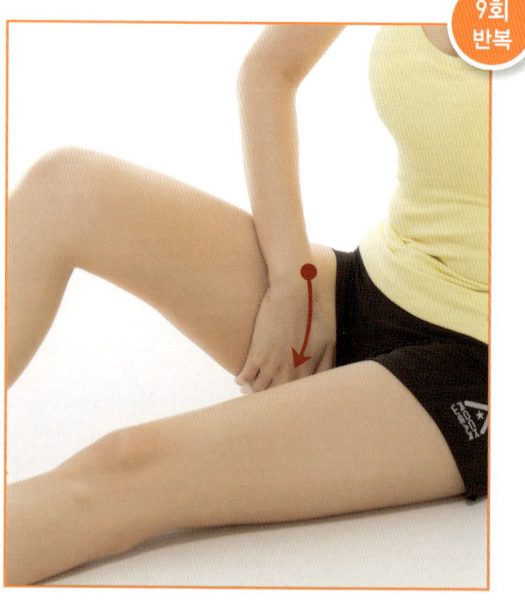

9회 반복

한쪽 다리를 길게 세우고 허벅지 안쪽을 손으로 쓸어줍니다. 허벅지 살을 안으로 밀어주는 듯한 기분으로 자극해주면 좋습니다. 9회 반복합니다.

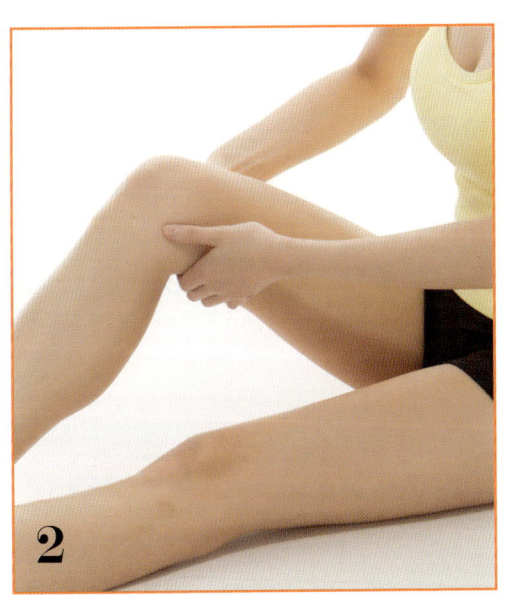
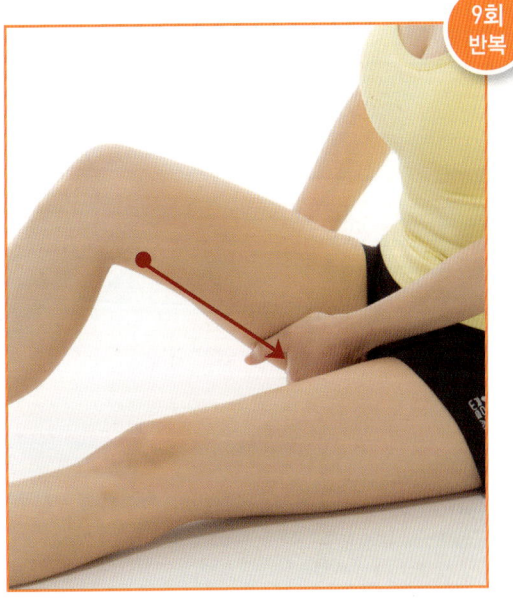

한쪽 무릎을 세우고 앉아 양손을 허벅지 뒤쪽에 갖다 댑니다. 손바닥에 힘을 주어 길게 쓸어 올립니다. 9회 반복합니다.

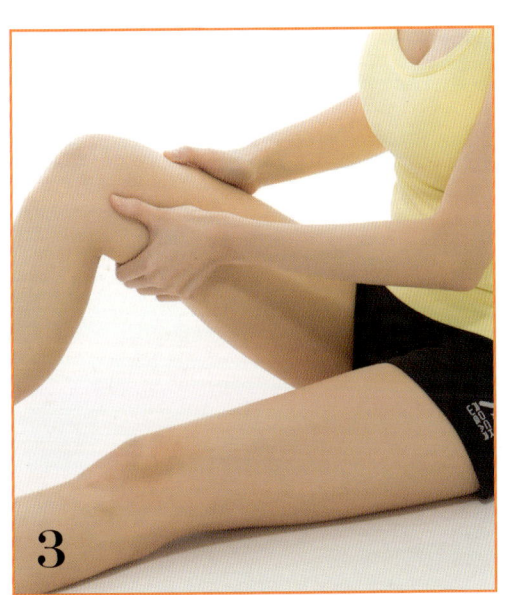
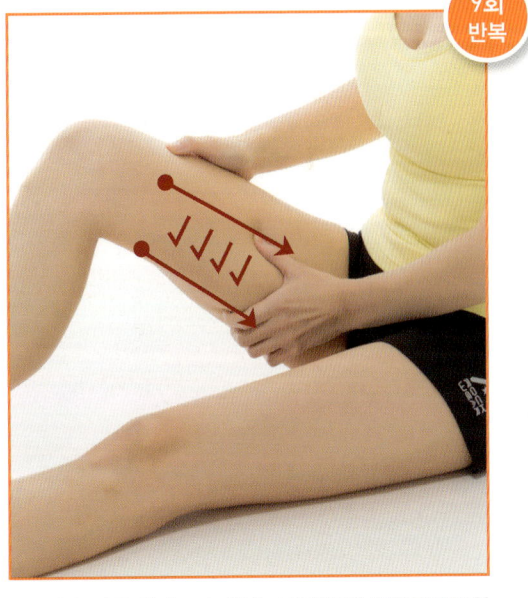

한쪽 무릎을 세우고 앉아 허벅지 안쪽을 반대쪽 손으로 주물러줍니다. 다른 한 손으로 허벅지 바깥쪽을 받쳐주면서 천천히 위로 올라오면서 주무릅니다. 9회 반복합니다.

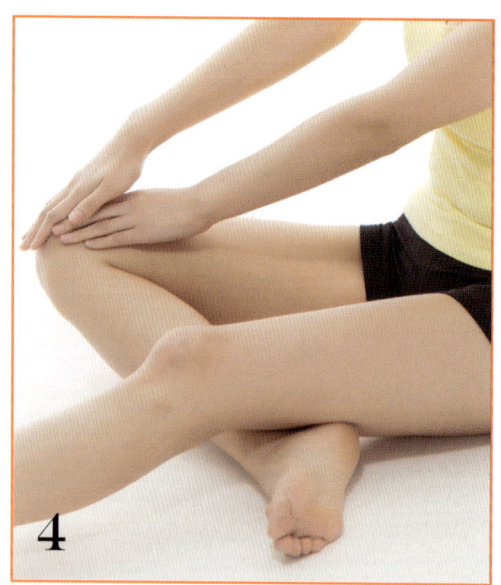 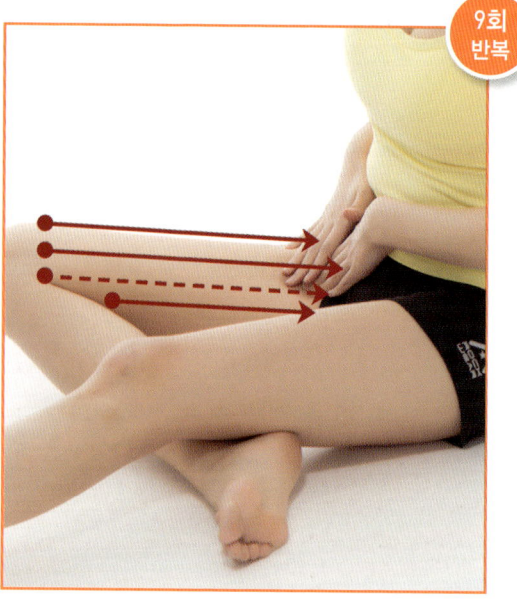

무릎을 바닥에 눕히고 앉습니다. 무릎 쪽에 두 손을 겹쳐 대고 허벅지까지 길게 끌어 올립니다. 허벅지 둘레를 4분할해서 차례대로 마사지를 해줍니다. 각각 9회 반복합니다.

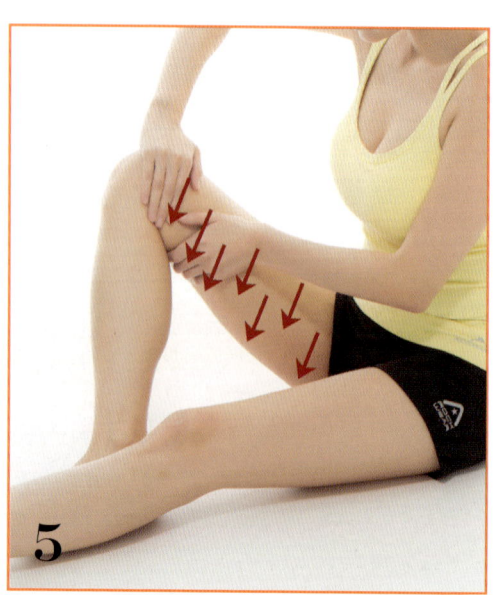 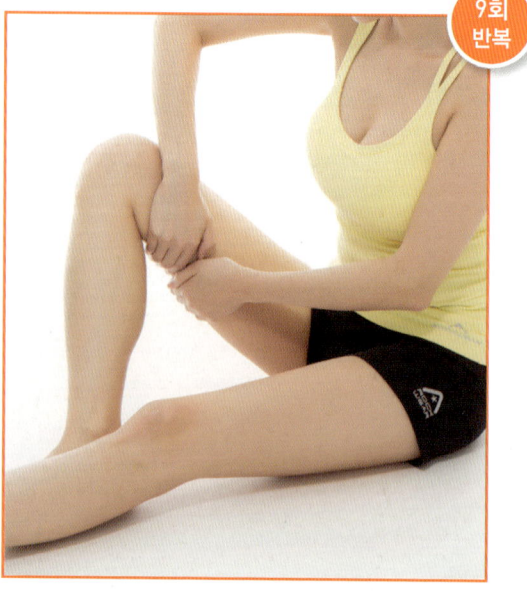

무릎 위쪽에 양손을 엇갈려 대고 허벅지 안쪽으로 지그시 쓸어내립니다. 허벅지 위쪽으로 조금씩 올라오며 모두 쓸어주세요. 여기까지 1회로 생각하고, 9회 반복합니다.

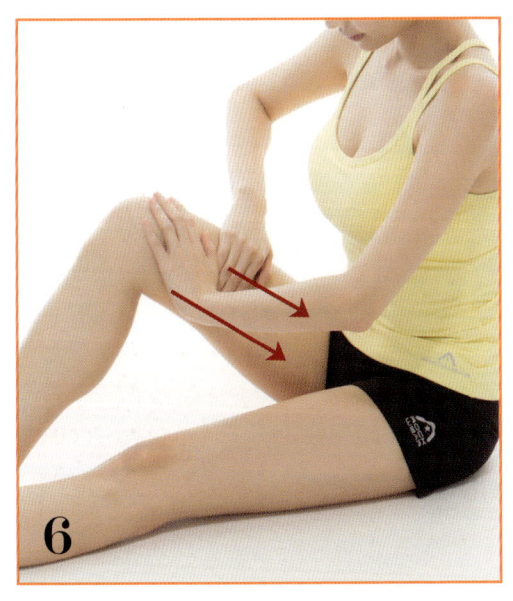

무릎 바로 위 허벅지 안쪽에 양손을 엇갈려 대고 길게 쓸어 올립니다. 손이 서혜부에 닿으면 양손을 교차하며 가랑이 안쪽으로 깊숙이 밀어냅니다. 허벅지에 쌓인 노폐물을 끌어 모아 배출시킨다는 생각으로 진행하면 보다 정확한 동작을 만들 수 있습니다. 9회 반복합니다.

9회 반복

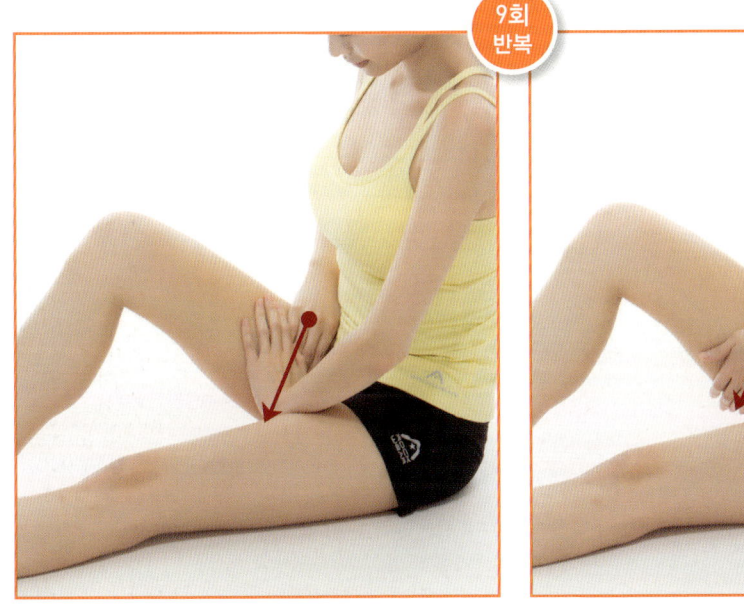

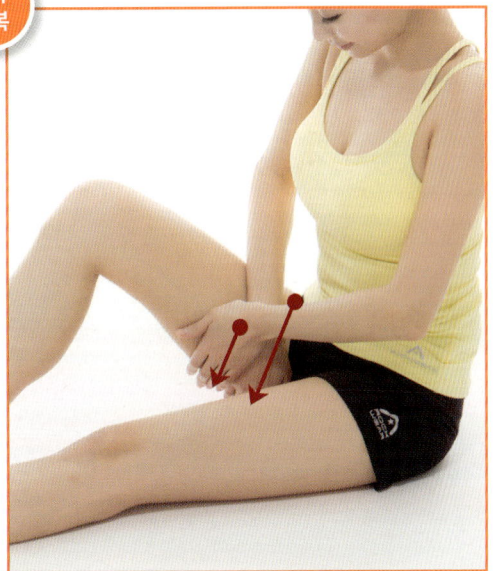

샤워하면서 예뻐지기 5   하체 관리

다리는 슬림하게, 엉덩이는 업! 업!

샤워를 하면서 몸이 따뜻해진 상태에서 마사지를 해주면 하체의 순환이 원활해져 다리의 부기를 해소하고, 허벅지 군살이 빠지고, 처진 엉덩이까지 끌어 올리는 효과를 기대할 수 있답니다.

1. 발목에서 허벅지까지 끌어 올리기

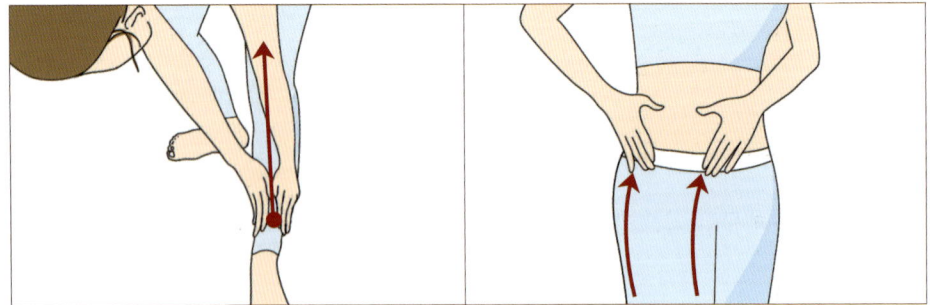

다리를 길게 뻗고 서서 허리를 숙여 발목 부위에서 양손을 갖다 댑니다. 여기서부터 아랫배 위쪽까지 길게 쭉 끌어 올립니다. 9회 반복한 뒤 반대쪽도 같은 방법으로 마사지를 해줍니다.

2. 처진 엉덩이 끌어 올리기

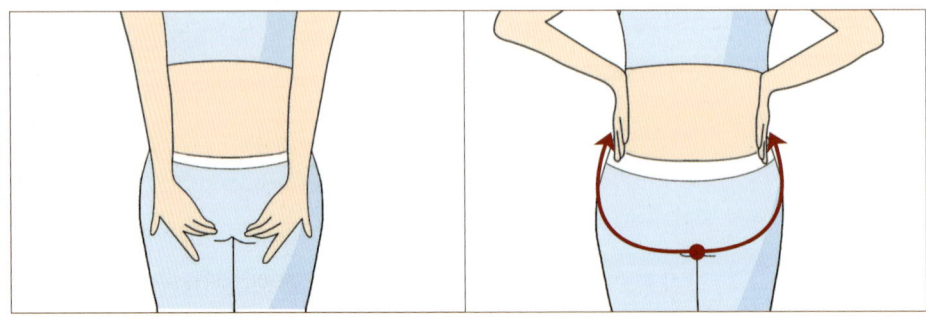

양손을 뒤로 돌려 엉덩이 아랫부분을 감쌉니다. 손바닥에 살짝 힘을 주어 골반 양옆으로 쭉 끌어 올립니다. 9회 반복해주세요.

3. 앞쪽으로 쓸어내려 배출하기

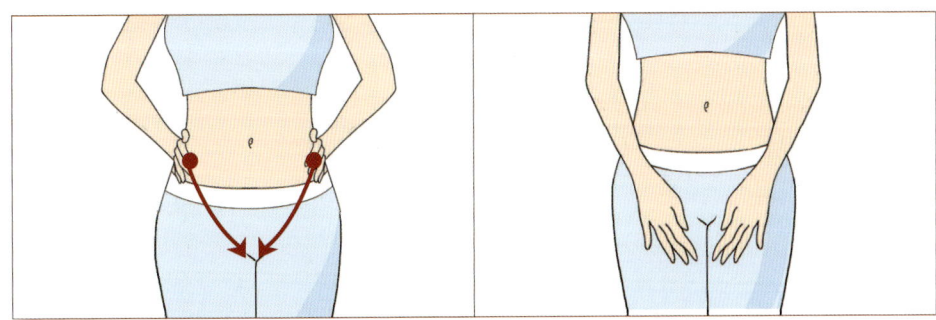

뒤에서 끌어온 노폐물을 앞으로 빼준다는 느낌으로 쓸어내립니다. 이 동작 역시 9회 반복해주는데요, 2와 3을 연결 동작으로 진행하면 더욱 좋습니다.

4. 하복부 쓸어내리기

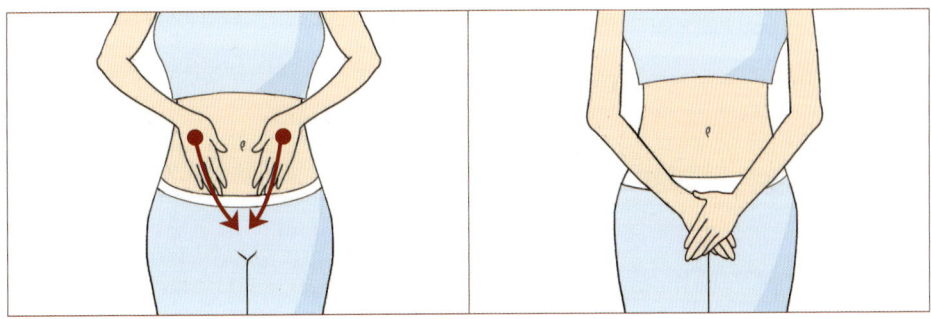

배꼽 양옆에 손바닥을 대고 삼각팬티 라인을 따라 손을 움직인다고 생각하며 아랫배를 짧게 쓸어내려 줍니다. 약간 눌리는 느낌이 드는 강도로 9회 반복해주세요.

부록

골근테라피에 대해
더 알고 싶은 것들

이 책은 '골근위뷰티'에서 전문 관리사들이 제공하는 골근테라피 서비스를 집에서 혼자 할 수 있도록 새롭게 구성한 것입니다. 독자 여러분을 위해 골근위뷰티를 방문하는 고객들이 가장 궁금해 하는 내용을 Q&A로 엮었습니다.

골근테라피 원리에 대한 궁금증

Q 골근테라피를 받으면 뼈가 정말 작아지나요?

A 뼈는 살아 있는 유기체입니다. 뼈에는 뼈세포를 파괴하는 파골세포와 새로운 뼈세포를 생성하는 골아세포가 있습니다. 말 그대로, 파골세포는 뼈를 파괴하고 골아세포는 뼈를 생성해내는 것이죠. 인체의 다른 세포와 마찬가지로, 뼈세포 역시 죽고 새로 태어나기를 반복합니다. 뼈세포는 일주일에 5~7% 정도가 파괴와 재생 과정을 거치게 됩니다. 다행히 5%가 죽고 7%가 재생된다면 뼈를 아주 건강하게 유지할 수 있다는 얘기죠. 이 밸런스가 깨지면 뼈가 약해지고 뼈에 변형이 나타나게 됩니다. 골근테라피는 뼈에 일정한 자극을 주어 뼈 밀도에 긍정적인 변화를 유도

합니다. 이 과정에서 뼈가 작고 단단해지고 얼굴이 변화하는 것입니다.

Q 머리처럼 단단한 뼈도 작아질 수 있나요?

A 사람의 머리는 8개의 뼈로 이루어져 있습니다. 머리뼈는 다른 부위와 다르게 뼈와 뼈가 만나는 지점이 봉합선으로 이어져 있습니다. 톱니바퀴가 서로 맞물려 있는 형태라고 생각하시면 됩니다. 이 봉합선 사이의 결합을 이어주는 것은 근막섬유로, 뼈와 비슷한 구조를 갖고 있는 경질의 섬유소입니다.

두상의 뼈는 근육으로 연결되어 있습니다. 따라서 근육의 움직임에 영향을 받게 되는데, 강한 수축으로 인해서 근육이 당겨지면 뼈 또한 당겨지게 된답니다. 이런 변화 과정이 길어지면 두상이 틀어지고 벌어지게 되는 것이죠. 두상이 틀어지거나 벌어지면 두상이 커질 수 있습니다. 골근두상테라피를 통해 이 과정을 조절해주면 두상이 작아지면서 예쁜 모양을 갖게 됩니다.

Q 얼굴 길이도 달라질 수 있나요?

A 사람의 얼굴뼈는 23개의 작은 뼈가 서로 연결되어 있는 골 결합 및 섬유성 결합을 하고 있습니다. 이 결합을 봉합이라고 합니다. 얼굴뼈는 사용 습관, 생활 습관, 감정의 변화 등에 의해 미세한 변화를 거듭합니다. 이 과정에서 얼굴 길이가 달라질 수 있습니다.

우리 몸은 pH 농도가 7.4를 유지해야 하는데, 이보다 낮을 경우 인체가 산성화될 수 있습니다. AGE(최종당화산물) 성분이 많은 음식이나 몸을 차갑게 만드는 음료 등을 자주 섭취하는 것은 알카리화에 악영향을 미칩니다. 몸이 알칼리화되면 근육의 탄성 저하가 나타나는데, 이때 얼굴뼈와 관련된 근육의 탄력이 떨어져 얼굴 길이가 길어질 수 있습니다. 골근테라피는 바로 이 과정에 개입해 얼굴 길이를 달라지게 하는 관리법입니다.

Q 관리를 얼마나 받아야 효과를 볼 수 있나요?

A 인체에는 본래 자신의 성질을 지키려는 '항상성'이 있습니다. 사람이 바깥 기온과 상관없이 항상 일정한 체온을 유지하는 것도 바로 항상성 때문이죠. 항상성은 생명 유지에 가장 필요한 자생력입니다.

골근테라피를 받으면 단 1회로도 변화를 확인할 수 있습니다. 하지만 인체는 항상성을 갖고 있기 때문에 외부 자극에 의해 변화가 생기면 이전의 상태로 되돌아가려 합니다. 때문에 골근테라피는 인체가 인지할 수 있는 최소의 횟수와 기간 동안 꾸준히 반복해 주는것이 좋습니다.

Q 경락을 받으면 아프던데, 골근테라피는 아프지 않나요?

A 골근테라피는 경락과 달리 전혀 아프지 않습니다. 오히려 너무 약하게 하는 게 아니냐고 묻는 고객이 있을 정도입니다. 골근테라피는 평균 $0.3 \sim 0.8 kg/cm^2$의 압력으로 진행되는데, 이는 박사논문을 통해서도 효과적인 관리법으로 입증된 것입니다. 움직임의 제한이 심하거나 염증성 부종이 있는 분들은 압력은 같으나 속도를 조금 더 늦춰서 몸이 부드럽게 이완될 수 있도록 하고 있습니다.

골근테라피 효과에 대한 궁금증

Q 골근테라피로 정말 얼굴이 작아지나요?

A 사람마다 원하는 얼굴이 조금씩 다르지만 작고 예쁜 얼굴은 현대를 살아가는 모든 사람이 추구하는 가치입니다. 골근테라피는 23년간의 임상 경험에서 얻은 노하우와 뼈와 근육의 역학 관계에 대한 해부학적 지식을 기반으로 하고 있습니다. 얼굴의 형상은 얼굴뼈에 의해, 얼굴의 윤곽은 근육과 신경에 의해 결정됩니다. 골근테라피는 뼈와 근육에 대한 과학적인 접근을 통해 정말로 얼굴을 작게 만들 수 있다는 것을 입증했습니다.

A 사람은 태어날 때 이미 얼굴의 형상이 정해져 있답니다. 임신 3개월째에 이미 얼굴과 몸의 뼈를 결정하는 DNA가 모습을 드러낸다고 합니다. 하지만 얼굴형과 몸의 형태는 평소의 식습관 및 심리 상태 등에 따라 변화를 겪게 됩니다. 여기에는 불균형한 자세, 음식을 씹는 습관, 턱을 괴는 습관, 엎드려 자는 습관 등이 영향을 미치죠. 따라서 골근테라피를 받는다 해도 개인에 따라 효과가 조금씩 다를 수밖에 없습니다. 작은 차이가 큰 변화를 만든다는 생각으로 평소 바른 자세와 건강한 생활 습관을 기르도록 노력하는 것이 좋습니다.

Q 사람마다 얼굴 축소 효과가 다른가요?

A 눈, 코, 입, 귀가 적절한 위치에 적당한 크기와 모양으로 자리를 잡고 있어야 예쁜 얼굴이라고 할 수 있습니다. 성형수술로 눈만 크게 만든 사람이나 코만 오똑하게 만든 사람이 그리 아름답게 보이지 않는 것은 바로 물리적인 힘에 의해 이런 균형이 흐트러졌기 때문입니다.

골근테라피는 너무 튀어나온 부위는 적절히 낮춰주고 움푹 들어간 부위는 도드라지게 해서 가장 아름다운 균형을 찾아줍니다. 얼굴을 축소하는 것은 물론, 사각턱이나 광대뼈를 부드럽게 완화하고 납작한 이마를 봉긋하게 만들어주고, 콧대도 올려줍니다. 골근테라피를 받은 뒤 친구들에게 '어디 손댔냐'는 질문을 받는 분이 많습니다. 뭐라고 딱 꼬집어 말하긴 어렵지만 얼굴이 전보다 더 작고 또렷해 보이기 때문입니다.

Q 밋밋한 이목구비도 달라질 수 있나요?

A 얼굴에서 가장 크게 나이를 드러내는 것이 팔자주름입니다. 입술 주변의 구륜근은 가장 얇고 민감한 근육으로, 우리가 알게 모르게 가장 많이 사용하는 안면 근육이기도 합니다. 그러면서도 지방이 적어 주름이 생기기 쉽습니다. 뼈에서는 상악골과 비골 사이의 간격이 좁아질 경우 팔자주름이 생깁니다.

팔자주름이 생기는 원인은 여러 가지가 있지만 볼 살이 처지면서 탄력

Q 골근테라피로 팔자주름도 관리되나요?

저하에 의해 생긴 경우, 구강 돌출로 인해 상악골과의 갭이 생성되어 생긴 경우 등 복합적입니다. 그 외에 얼굴뼈의 변형, 근육의 변형, 노폐물 및 림프 정체에 의해서도 팔자주름이 생길 수 있습니다.

팔자주름은 코와 입 주변의 근육들이 협력하여 형성되기 때문에 팔자주름을 형성하는 근육 외에 서로 연결되어 영향을 주고받는 길항 근육들을 함께 관리해야 효과를 볼 수 있습니다. 이런 점에서 골근테라피는 팔자주름을 관리하는 데 가장 좋은 방법이라고 할 수 있습니다.

골근테라피 사후 관리에 대한 궁금증

Q 관리가 끝나고도 지속적으로 관리를 해줘야 하나요?

A 뼈는 섭생, 습관, 심상 등에 의해 지속적으로 변화합니다. 전문가에게 관리를 받으면 짧은 시간 내에 극적인 변화를 경험할 수 있지만, 이 역시 시간이 지나면서 효과가 약해질 수 있기 때문에 책에서 배운 테크닉을 습관처럼 실천하는 것이 좋습니다.

골근테라피는 한꺼번에 장시간 하는 것보다는 날마다 아침, 저녁, 취침 전 등으로 시간을 정해 2분 정도씩 꾸준히 실천할 것을 권해드립니다.

Q 골근테라피 효과는 얼마나 지속되나요?

A 전문가에게 관리를 받으실 경우, 골근테라피의 효과는 수년간 지속됩니다. 하지만 생활 습관 등에 의해 개인차가 있을 수 있답니다. 이 책에 나와 있는 관리법을 꾸준히 실천하기만 한다면 평생 아름다운 동안으로 살 수 있답니다.

Q 골근테라피를 받은 뒤 요요 현상이 있나요?

A 세상의 모든 것은 달라집니다. 생로병사를 거치는 생명체는 물론, 죽어 있는 물건도, 굳어 있는 물건도 변화를 하며 산화를 합니다. 인체는 살아 있는 유기체이며 살아서 움직이는 세포가 있기에 요요 현상은 반드시 일어납니다. 단, 매일 6분 정도 투자해서 이 책에 나와 있는 관리를 꾸준히 실천한다면 요요 현상을 최소화할 수 있습니다.

비만 관리를 위한 다이어트에 견주어 얘기하자면, 10킬로그램을 뺀 뒤 1킬로그램이 다시 찐 상태에서 몸무게를 계속 유지하는 정도로 생각하면 될 것 같습니다.

조금 특별한 사례에 대한 궁금증

Q 성형수술을 받은 사람도 골근테라피를 받을 수 있나요?

A 성형수술은 단시간 내에 극적인 변화를 만들어냅니다. 이 같은 변화는 부작용에 대한 부담을 수반하며, 수술 후에 오는 부종이나 멍, 윤곽의 불균형 등이 있을 수 있습니다. 수술 같은 큰 변화를 겪고 나면 인체는 '회복'에 매달리게 됩니다. 이때 그 작용을 자연스럽게 도와준다면 아름다운 변화를 만들 수 있습니다. 골근테라피 중 안면 윤곽 관리가 여기에 도움을 줄 수 있습니다.

성형수술 후의 골근테라피는 수술 경과 기간에 따라 달라집니다. 연조직이 회복하는 단계에서는 부기를 제거하는 림프 관리가 필요하고, 연조직이 어느 정도 형태를 잡고 나면 얼굴이 조금 더 예뻐질 수 있는 부위별 포인트 관리를 해주는 것이 좋습니다. 단, 수술 부위를 손으로 직접 자극하는 관리이기 때문에 담당 의사와 사전에 상담하는 것이 좋습니다.

Q 보톡스 등의 시술을 받은 뒤에도 관리가 가능한가요?

A 보톡스나 필러 같은 시술은 일주일 안에 효과를 볼 수 있습니다. 그런데 시술로 효과가 나타나는 근육들이 있는가 하면 그 약물이 미치지 못 하는 근육 또한 존재합니다. 이 차이가 '어색한 표정'이라는 결과로 나타나는데요, 이때 골근테라피를 받으면 시술 효과를 높이고 전체적으로 균형 잡힌 얼굴을 만들 수 있습니다. 병원 시술 후 안면 윤곽 관리, 근육 처짐 관리, 보톡스 후 처짐 관리 등을 집중적으로 받으시면 좋습니다.

Q 남자도 골반 축소 관리를 받을 수 있나요?

A 외모와 스타일에 대한 관심은 이제 여성만의 이야기가 아닙니다. 스키니 진이 유행하면서 골반테라피나 하체테라피를 받으러 오는 남성도 많아졌습니다. 남성도 골반은 물론, 얼굴과 두상, 전신 축소까지 관리가 가능합니다. 다만, 남성의 골반은 여성의 골반과 차이가 있으며, 여성보다 근육의 움직임이나 움직임의 제한 정도가 다르기 때문에 관리 방법 역시 차별화되어야 합니다.

Q 치아교정을 하는데 관리 받을 수 있나요?

A 치아교정을 하게 되면 치아는 물론 안면의 골격과 근육도 함께 변화를 겪게 됩니다. 치아교정을 마친 뒤 치아뿐만 아니라 턱이나 볼 등 얼굴의 전체적인 분위기가 달라지는 것은 바로 이 때문입니다. 치아교정을 한 상태에서 골근관리를 병행하면 얼굴의 뼈와 근육의 움직임에 대한 제한이 관리되어 더욱 예쁘고 균형 잡힌 얼굴을 완성할 수 있습니다. 나아가 치아교정 기간을 단축할 수 있다는 이점도 있습니다.

하루 5분
내 손으로 성형하기

초판 1쇄 발행 | 2014년 3월 20일
초판 6쇄 발행 | 2019년 2월 20일

지은이 | 위수영
발행인 | 김태영
발행처 | 도서출판 씽크스마트
사 진 | 조병선(에코스튜디오)
모 델 | 박보미
헤어·메이크업 | 조현아, 오라영

주소 | 서울특별시 마포구 토정로 222(신수동) 한국출판콘텐츠센터 401호
전화 | 02-323-5609 · 070-8836-8837
팩스 | 02-337-5608
원고 | kty0651@hanmail.net

ISBN 978-89-6529-035-3 13590

* 잘못된 책은 구입한 서점에서 바꿔 드립니다.
* 이 책의 내용, 디자인, 이미지, 사진, 편집구성 등을 전체 또는 일부분이라도 사용할 때는 저자와 발행처 양쪽의 서면으로 된 동의서가 필요합니다.

* 이 도서의 국립중앙도서관 출판시도서목록(CIP)은 서지정보유통지원시스템 홈페이지(http://seoji.nl.go.kr)와 국가자료공동목록시스템 (http://www.nl.go.kr/kolisnet)에서 이용하실 수 있습니다.(CIP제어번호: CIP2014003692)

〈하루5분 내손으로 성형하기〉 만드는데 참여해주신 여러분 진심으로 감사드립니다.

공정거래위원회.MBC불만제로팀.강경아.강경주.강누리.강도윤.강미영.강민정.강민주.강사홍.강상미.강시원.강에리.강옥현.강의심.강태원.강태조.강하라.강현아.강희경.고경희.고기찬.고문순.고미진.고아라.고현우.고현정.공소리.곽미진.곽선순.곽진경.구본준.구여자.구유미.구형미.권경자.권구윤.권미강.권미importantes.권범준.권순언.권영희.권용선.권이중.권진성.권진순.권혁길.권혁미.기현주.길기우.김갑수.김경선.김경숙.김경아.김경애.김경은.김경해.김경희.김광선.김광섭.김광수.김국권.김국성.김규태.김기동.김기선.김기연.김기옥.김기진.김길종.김남순.김다혜.김다희.김덕단.김덕래.김막내.김만옥.김명우.김명주.김문지.김미경.김미라.김미숙.김미순.김미애.김미영.김미옥.김미진.김민수.김민숙.김민영.김민재.김민호.김민희.김범수.김병선.김병순.김보미.김보정.김복희.김삼순.김상규.김선영.김선옥.김선우.김선이.김선주.김선희.김성순.김성열.김성택.김세라.김세호.김소담.김소라.김소미.김소민.김소영.김소정.김소형.김송자.김수정.김수피아.김수환.김숙자.김숙현.김승애.김애란.김여진.김연선.김영규.김영란.김영미.김영배.김영수.김영순.김영심.김요섬.김용숙.김우중.김유나.김윤진.김윤혜.김은숙.김은아.김은주.김은하.김은희.김인숙.김재곤.김재선.김재희.김점숙.김정란.김정숙.김정애.김정욱.김정자.김정희.김종세.김종호.김지영.김지혜.김지희.김진실.김진우.김진향.김철배.김철싱.김칠례.김태숙.김태중.김태희.김학필.김해남.김해단.김해란.김해웅.김해은.김해인.김행자.김향인.김현숙.김현정.김현준.김현희.김혜숙.김혜순.김화식.김회수.김희원.김희진.나미영.남건욱.남명기.남연경.남정희.남현규.남혜경.남혜원.노경진.노명래.노명숙.노미옥.노신임.노연주.노연화.노영희.노윤미.노의석.노진화.니코상.도성희.도제순.도태림.동소응.라소정.류경희.류성용.류시경.류현미.류호이.리순와.문광만.문남희.문미단.문연재.문재언.문지연.민슬기.박경숙.박경화.박광수.박균섭.박금숙.박기종.박동우.박명구.박명일.박명자.박미애.박미영.박별례.박상해.박선영.박선순.박성옥.박성태.박세호.박소정.박소현.박소희.박수영.박순미.박승일.박신자.박완후.박외자.박원길.박은수.박은하.박장동.박정영.박정은.박종선.박주선.박지연.박지영.박지은.박지헌언.박진희.박채송.박춘길.박형민.박호영.박환진.방미수.방민창.방성진.방성진.배경해.배금숙.배민지.배운태.백경자.백경진.백미영.백봉선.백선용.백숭안.백영기.백은아.백은하.백형희.변기선.변문희.변화순.불의.사옥인.서기자.서미진.서범석.서승주.서은화.서정신.서지은.서희경.석경순.석영선.선우미.선우양.선우웅.선용규.선인욱.성민지.성인옥.성재술.성정은.성주용.성하윤.소희령.소희정.손대희.손동욱.손미영.손봉득.손수연.손재호.손경화.송민지.송석진.송성욱.송영숙.송자은.송지애.송지영.송지현.송해자.송현숙.송현은.송형민.신경아.신미순.신미자.신상배.신선호.신영석.신완철.신종철.신진옥.신창용.심봉석.심수경.심순애.심승희.안다미.안대원.안민지.안상섭.안소정.안원찬.안유기.안은숙.안조안.안채리.양경희.양선아.양선영.어도윤.여진수.여창호.오명자.오미나.오영균.오영례.오지은.오태근.오해종.우제선.원경희.원지훈.위경숙.위경옥.위승석.위정님.위지민.위지희.위청준.위형이.유다희.유성숙.유영민.유이수.유제환.유지열.유진수.유희경.윤갑수.윤명숙.윤상학.윤애경.윤여각.윤이나.윤정인.윤주영.윤준헌.윤지친.윤형균.윤혜진.이가람.이경란.이경미.이경순.이경운.이경임.이남지.이덕수.이덕윤.이도영.이동희.이모란.이미경.이미선.이민영.이병석.이병선.이상수.이상주.이석삼.이선화.이선희.이성숙.이수경.이수라.이수미.이수정.이수진.이수현.이순애.이순형.이슬.이승구.이승정.이신철.이안나.이연숙.이영균.이영길.이영란.이영순.이영아.이영애.이옥찬.이용찬.이원석.이유진.이윤정.이은덕.이은병.이은오.이인숙.이인철.이재길.이재은.이정옥.이정은.이정희.이제숭.이종윤.이주미.이주현.이지영.이지현.이지혜.이진안.이진희.이철재.이춘희.이해득.이현준.이혜숙.이혜원.이효영.이희재.임삼수.임수자.임영심.임영기.임은진.임종대.임지연.임혜정.장미경.장선영.장애랑.장영기.장예준.장완수.장유림.장유진.장은실.장은아.장형남.장효주.전경희.전미경.전미록.전성순.전숙희.전영자.전옥집.전은정.전재일.전정단.전지혜.전형경.전혜정.정경화.정광식.정규호.정근옥.정다운.정덕미.정명석.정민숙.정보령.정보영.정상화.정석환.정수연.정수일.정순이.정승남.정승주.정연탁.정영숙.정영창.정영희.정오만.정용식.정윤화.정익수.정일용.정주리.정지혜.정해경.정해근.정해진.정해찬.정현.정혜진.정홍남.정희진.조나영.조명희.조미영.조선희.조성균.조성희.조아림.조아영.조예은.조유라.조은미.조은성.조인주.조청수.조태환.조향주.주민기.주영구.주은경.주은미.주행연.지영민.지정옥.지정욱.지혜은.진유민.진희윤.채미숙.채송화.채원정.최가현.최금숙.최대영.최득진.최미숙.최민숙.최보양.최선화.최소영.최수진.최순애.최연숙.최영근.최우영.최웅걸.최윤희.최은숙.최인용.최창수.최휘운.태경환.피현숙.하승준.하인선.하종선.한갑인.한동미.한민숙.한소담.한송이.한수정.한수지.한용현.한지수.한채정.허옥주.허현지.허혜주.현민.홍경희.홍재형.홍창식.홍하나.황경희.황미혜.황성진.황숙영.황승영.황인성.황정희.

합니다.
                                                    -효과짱

저는 잠실점에서 광대축소를 받고있는 남자입니다! 매주 토요일은 꼬~옥 제가 가는곳이 있습니다. 골근위뷰티 잠실점.평소 큰 광대와 꺼진 볼 살로 인해 퀭해 보인다는 고민을 가지고 있었습니다. 관리 7회쯤 지나자 큰 광대가 작아지면서 볼 살이 채워지고, 몸에 비해 컸던 얼굴도 많이 작아졌고, 비대칭과 솟아있던 어깨도 많이 좋아 졌습니다. 항상 고객님을 먼저 생각하는 골근 잠실점 강추합니다.
                                                    -남자

우선 샵 인테리어가 굉장히 아늑하고 편안한 분위기예요. 원장님께서 상담을 워낙 친절하고 상세하게 해주셔서 믿음도 가고 제몸에 대해서 많이 알 수 있었어요. 관리 받는 시간도 꽤 긴 편인데 정성스럽게 관리해 주셔서 너무기분 좋았습니다. 한번 관리 받았는데도 얼굴이 제자리를 찾는 기분이예요. 대만족입니다. 감사해요 일산 디렉터님
                                                    -김ㅇㅇ

회사에서 컴퓨터를 많이 만지는 직업이다 보니 어깨와 등이 넘 아파서 찾게된 골근위뷰티 신림점 전화예약을 하고 방문하여 등관리 받으러 왔다고 하니 다짜고짜 누우랍니다. 엥 왜요? 발로 관리를 한다고 하여 아프지 않을까 걱정반 근심반으로 누웠더니 무겁지도 않고 오히려 시원한 느낌이 정말 좋았습니다.너무 좋은 관리인 것 같아 직장 동료를 데려 가려고 합니다. 완전 짱짱 골근위뷰티 신림점
                                                    -최순ㅇ

남자라서 좀 꺼려졌는데 막상 받아보니 너무 좋아요 배가 따뜻해지고 관리 받는 동안편하게 받을수 있어서 좋았습니다. 처음 받았는데 복부를 발로해서 신기했고 손으로 하는것보다 훨씬 효과가 좋은것 같습니다. 골근위뷰티 유 성 점
                                                    -HJ

상체에 비해 허벅지가 두꺼운편이라 가리기도 지쳐서 골근위뷰티에서 관리 받게 되었는데 생각보다 많은 변화가있어서 너무 신기하네요. 살이찌는 바람에 예전에 입던 바지가 되게 꽉 끼였었는데 지금은 예전처럼 잘맞아요. 라인만 잡힌게 아니라 몸도 좋아진것같아서 관리효과에 너무나 만족중입니다. 덕분에 몰랐던 사실도 알게되고 식습관도 바꾸었어요. 혼자 다이어트할때는 실패했던게 관리받으면서는 많이 고쳐졌어요. 올바른방법 설명 해주신것도 골근 위뷰티 청주점 감사합니다.
                                                    -날씬

항상 다리가 붓고 종아리가 콤플렉스 여서 매일매일 둘러보게 돼었고 골근위뷰티도 자주 들어와서 눈팅만 하고 갔답니다. 발로 마사지 해주어 풀어주는거라 부작용도 없고 발이라 생소해서 더욱 좋았어요.받으면서 조금 아프긴 했으나 너~~무 시원했어요. 워낙 발이 자주 붓고 다리가 아파서 인지 너무너무너무 시원했답니다.이번엔 하체관리 또 받고 싶어요. 골근위뷰티 전주점
                                                    -조ㅇ다

어렸을때는 50키로가 넘지 않은 쪼그만 몸이 직장일이 기운을 쓰는 일이라 살이 찌는 것을 더 좋아 하는 관계로 살 찌는 것을 영광(?)으로 알고 살다가 이게 아닌데 싶어서 여기기저기 알아보다 골근위뷰티가 잘한다길래 딸과 충분히 검색도 해보고 그렇게 영등포점을 왔네요. 처음에는 쪼끔 아팠어요 에고!!근데 복부가 작아지는것을 느끼겠 더라구요. 엄청시리 작아져서 지금은 대 만족이고요. 이제 딸을 늘씬하게 해 주려고 시간 맞추고 왔네요. 선생님들 친절하셔서 관리 잘 받았어요!!!! 요즘 우리 딸들 말처럼   골근위뷰티 영등포 흥해라~
                                                    -중년부인

첫째와둘째 출산후 체중이 불어서 그로 인한 스트레스는 눈물로도 갚지 못하고 그 무엇으로도 채울수 없었어요. 출산전부터 목숨걸고 살은 빼야한다능. 맨날 고무줄 바지만 입고 있어서 잘 몰랐다가 얼마전 친구아이 돌잔치에 가려고 옷을 입었는데 헐. 긴장하면서 숨을 헉하고 입었던 옷이 글쎄 헐렁해지는 겁니다. 뱃살은 조금 남다르지만 야호 골반은 더 많이 차이가 나네요~~~ 정말 좋은 골근위뷰티 광주점 관리 깔끔하죠 관리좋죠… 선생님 감솨해요^*^
                                                    -현ㅇ맘

그동안 수 많은 관리를 받아 왔지만 직접적으로 이렇게 후기를 적어 보는건 처음이네요. 처음에는 반신반의로 시작한 관리이지만 아직 절반도 안 받았는데 슬림해지는 기분이 원래 스스로는 빠졌다는 느낌을 못 받는게 대부분이다. 그런데 몇일전부터 주변분들이 살이 빠졌다는 말씀을 자꾸 하신다. 몸무게는 그대론데 이게 셀룰라이트가 정리 되는것 일까요?오늘도 단골 옷가게에 들렀는데 여러벌의 옷을 갈아 입어 보는데 주인언니가 자주 "살이 많이 빠졌나봐"하시더라구요 남편도 슬슬 빠지는걸 느끼는것 같구요… 절반 남은 관리가 더더욱 기대가 되네요. 그때 더 많은 만족을 하고나면 아마도 주변이나 인터넷에 내이름이 도배 되지 않을까싶네요. 골근위뷰티 수원점
                                                    -ㅇㅇ아

올때마다 편안한 분위기와 직원들의 친절한 모습에 기분이 좋아집니다. 관리를 받을때도 항상 불편한곳은없는지 물어봐주는 세심한 배려 감사드립니다. 평소에도 건강상 항상 관리를 받았었는데 이제 골근위뷰티 가오점이 아니면 받지를 못할꺼같네요.

그만큼 편안해지고 익숙해져서 그런듯 합니다. 평소에 등쪽이랑 어깨랑 허리쪽이 많이 뭉치고 뻐근한데, 관리하실때마다 어쩜그리 아픈대를 쏙쏙 집어내시는지 정말 신기할 따름입니다. 골근위뷰티 가오점에오면 행복해지고 몸도건강해지는거 같아요. 새해복 많이받으시고 번창하세요 ~^^

— 인쑥

오늘 드디어 20번 다 끝나서 집에 오자마자 올리네요. 특히 허벅지 쪽이 많이 빠졌구요. 제가 종아리 바깥쪽이 많이 도드라져 있었는데 많이 진정 되었네요.제가 오른쪽다리가 왼쪽다리에 비해 그냥 눈으로 비교해도 표시 날 만큼 훨씬 더 굵었는데 다 받고 나니 왼쪽 오른쪽 비율도 좋게 되고 너무 좋은거 같아여 강추 한분이 맡아서 관리해서 더 좋은거 같아요. 20번 관리하시는 동안 정말 너무 고생많으셨어요 옥쌤. 제가 거의 항상 긴바지만 입었는데 이젠 반바지 많이 입고 다녀야 겠어요. 항상 반갑게 맞이해주시는 골근위뷰티 대전쌤들 언제나 파이팅이에여~^^

— 박승혜

평소에 가스가 많이 차는 밀가루 돼지고기 커피 등등 성질이 차가운 음식물을 많이 섭취해서 그런지 변비와 정말 터질 것 같은 복부 때문에 힘들었습니다. 골근테라피를 통해 1회만으로한눈에 보아도 비교될 정도의 결과를 얻었습니다.10회후 건강하게 예뻐진 복부를 기대하며 오늘도 열심히 골근 위뷰티 명동점에서 관리 받고 왔습니다.

— 정소진

하체관리를 다섯번받았어요사진은 제가 잘 못맞출꺼같아서 선생님한테 해달라고 부탁했어요. 다리가 워낙 잘붓고 허벅지에 살이 자꾸 찌고 다리가 뻐근하고 아파서 왔는데 관리할때 푹 잠을 자는 것 같아요!!! 다리가 많이 가벼워진 듯한 느낌 그리고!! 하는일이 불규칙해서 관리를 꾸준히 받지는 못해서 조금 걱정이긴 한데 관리해주시는 선생님이 잘해주실꺼라 믿어요. 급작스럽게 항상 관리를 잡아서 가는데도 친절하게 시간을 맞춰주셔서 항상 골근위뷰티 건대점께 감사해요. 다다음주에 뵐께요그때는 시간 잘 맞춰서 갈께요.

— 킴

골근위뷰티 대학로점에서 지금 얼굴축소관리를 받고 있습니다. 진짜 받을수록 신기해요.진짜 얼굴라인도 예뻐지고 턱도 갸름해지고 너무 좋아요. 하나도 아프지도 않고 시원하구요. 얼굴이 작아지는데 신기하지 않나요? 계속 받고 저는 또 광대 축소도 받을려고 합니다.

— 아가짱

원래 얼굴크기에 컴플렉스가 있었는데 받아보고는 여기다!! 했어요. 상담도 되게 자세히 해주고 제 고민도 귀기우려 들어주니깐 기분도 좋았어요. 얼굴축소라고 해서 얼굴쪽을 막 짓누르고 아플줄 알았는데 전혀 전혀 아니였어용. 아프지도 않고 너무 너무 시원하게 해주셔서 감사할 따름이에요~ 오히려 이렇게 해서 과연 얼굴이 작아질려나… 했는데 신기하게 진짜 작아지더라구요. ㅋㅋㅋ 얼굴축소 받고 나서 팩도 해주는데 무슨팩인지 어디에 좋은지까지 말해주는 섬세함 +.+ 선생님들도 친절하시고 궁금한거 물어보면 다 대답해 주시고 하니까 얼굴축소 맨날 받고 싶고 골근위뷰티 부천샵도 더 찾아오고 싶어지네요ㅎ.ㅎ

— 뿌잉

둘째 출산후 걸을때마다 골반이 아프고 몸 회복이 더뎌서 찾게된 골근위뷰티, 상담 받을때부터 친절하고 자세하게 알려주시고 설명해 주셨구요, 시설도 깔끔하고 편안한 분위기여서 올때마다 마음도 편해져요. 골반 마사지 선생님이 압이 좋으셔서처음 관리 받을 때부터 바로 효과 확인할 수 있었고, 확실히 일상 생활에서도 편안함을 느끼고, 출산 후 벌어진 골반도 줄어들고 있는게 눈으로 보여서 만족스럽습니다. 골근위뷰티 평촌점 올때마다 기분좋게 관리 받을 수 있어서 감사합니다.

— 한ㅇ정

얼굴이 커서 고민인 21살 대학생입니다. 큰얼굴이 콤플렉스였던 제가 여기저기 알아본것은 얼굴축소 관리였습니다. 그래서 찾게된 골근위뷰티 청담점 관리사선생님들이 친절함은 물론 받을수록 힐링받는 느낌이어서 어제는 코까지 골면서 잤네요. 관리 받는것만도 이렇게 좋은데 기계로 측정까지 정확히 해주시니까 믿고 찾을수 있었습니다. 3회 받고 이러는데 12회 받으면 정말 다음 관리를 또 생각하지 않을수 없겠네요. 청담점 선생님 감사합니다.

— 비버

골근테라피가 낳은 작은 기적들

처진 뱃살로 인해 가스 배출이 원활하지 않으셔서 배가 항상 빵빵하다는 느낌이 있으셨던 중국 고객님 빵빵하던 배가 처음보다는 좋아진걸 느끼셨어요 관리 받으시면서 호흡 도와 드리니 편안하게 잘 받고 가셨답니다 한국 재방문시 꼭 들리시겠다고.
—이O화 (중국)

"아플것이다고 예상했지만 생각보다 괜찮았습니다. 편안하게 됐습니다.허리가 아팠는데 지금 아프지 않아요. 언제나 어깨가 너무 아팠는데 어깨뭉친 등관리를 받고 나서 너무 시원해 졌습니다.관리받을 때 아픈부분도 있었는데 조금 참았던 보람이 있었습니다.또 한국오면 얼굴축소와 하체도 하고 싶습니다 " 라고 말씀 주셨습니다.
—에O나(일본)

"제대로된 관리뿐만 아니라, 받는 사람의 마음이 편해야 더 효과가 있다는 원장님 말씀이 맞다고 생각합니다.마음이 의심하고 거부하는데 어떻게 몸이 제대로 받아 들일 수 있겠어요. 게다기 이미 베테랑이신데도 항상 공부하고 그것을 실천하려는 모습이 아름답습니다."
—bark

다른 샵에서 관리 받을때는 아프기만 하고 유독 팔이 두꺼워 스트레스를 많이 받은제게 골근 위뷰티와의 만남은 유행이 가사처럼 운명이었던 것 같아요.지금은 슬림해진 팔로 나시티 마음대로 입고 다닙니다. 너무 너무 행복해요.
—최O인

지인의 소개로 알게된 골근 위뷰티 평소 긴얼굴이 콤플렉스 였습니다.처음엔 걱정반 기대반으로 시작했던 관리였는데 시간이 지나고 보니 정말 작아진 얼굴에 만족을 하게됐네요 수술이 필요없고 아프지도 않은 골근위뷰티에서 예뻐지고 갑니다.
—신연진

산후조리원에서 만난 맘추천으로 여길 알게 되었습니다. 첫 출산인만큼 출산 후 육아부터, 내 몸에 대해서 아는 것이 하나도 없어서… 멀뚱멀뚱 당황만 했는데 미X를 낳기전 원래 큰 엉덩이여서 골반축소 생각도 못했는데 관리후 출산 전 엉덩이 보다 작아졌습니다. 바지 입어도 엉덩이가 확 쭐어 드니 우쭐해지네요. 강추 합니다. 골근 위뷰티.
—민O맘

어깨가 넓고 떡대가 있어서 누가 뒤에서 보면 남자 같다는 놀림도 많이 받았습니다. 처음엔 줄어들까? 하는 의심이 많이 들었습니다. 중간정도 관리받고는 효과가 느껴졌습니다. 이제는 믿음과 신뢰가 생겨서 효과면에서는 걱정안해요.요즘은 날씨가 추워도 니트만 입고 다닙니다.골t,d위뷰티 대박나세요.그동안 감사했습니다.
—감사해요

축소의 힘 기계로 측정하니까 믿음이 갑니다. 중간 정도 관리 받고 나서 광대가 얼마나 줄었을까 하고 측정을 했더니 15.67cm에서 14.07cm로 줄었네요.처음엔 못느끼던 변화인데 기계로 측정을 해주시니 얼굴의 형이나 변화를 알게되고 넘 좋은 것 같아요 골근위뷰티 강력 추천합니다.
—양양

워낙 의심이 많은 성격이라 처음엔 진짜될까하는 의심만 가득했는데요 1회 관리만으로 허리라인이 살아나고 몸통이 줄어들어서 신기방기 했습니다. 키에 비해 큰 덩치가 항상 스트레스 였는데 골근위뷰티를 알고나서 걱정 하지 않습니다. 내몸을 관리해주시는 분들이 가까이에 있으니까요 항상 감사하고 사랑합니다.
—오마준

근육형다리이신분들 살을 많이 빼도 빠지지 않는게 하체 근육이잖아요 만지고 주무르고 두드려도 한계가 있어서 찾다가 발견한곳이 골근위뷰티 였는데 내 다리는 근육형이니까 잘될것 같은 기대감 품고 관리를 받게되었는데요!! 족골근? 하체관리 받았는데 진짜 발로 하는게… 손으로 하는것 보다 느낌이… 진짜 좋더라구요.다리에 올라서있는데 하나도 안무겁고 시원했어요 다음번 휜다리 관리도 받기로했는데ㅎㅎ… 그때도 잘부탁드려용!!
—정미

고등학교 졸업 이후 10년만에 입은치마.전 하체가 정말로 너무너무 튼실한 코끼리다리입니다. 그래서 너무너무 슬펐고 다이어트를 하면 사라질꺼야 라고 생각했지만 그건 저만의 착각이었습니다.하체관리를 받으면서 느끼는건 왼쪽 오른쪽 허벅지의 두께가 달랐는데. 셀룰라이트가 점차 작아지고 있는게 눈에 띄어 좋았습니다.제 하체를 우주밖으로 날려 주시길~~~~ 부탁드려요^_^*
—이상미

평소 볼 살과 턱살때문에 고민이 많았습니다.지인의 소개로 골근위뷰티를 알게 됐습니다 밑져야 본전이라는 생각에 관리를 받아봤습니다!! 그런데 제 피부가 예민해서 마사지를 받고 붉게 올라 올까 걱정했었는데.그런 마찰이 많은 마사지가 아니라 지긋이 누르는 느낌? 과연 이렇게만 받아도 볼 살이 줄어들지 의심됐는데 마사지 안받은 쪽과 차이가 확~~~~~~~~~나더라구요.정말 신세계였어요ㅠㅠㅠㅠ짱!!짱!!!!!!!
　　　　　　　　　　　　　　　　　　-홍블리

출산하고 나서 치골통이 유난히 심해져 걷는 것 조차 힘거워서 찾게된 골근위뷰티 상담때부터 친절하게 맞이해 주셔서 골반관리 9회째까지 넘 시원하게 잘 다녀가고 있습니다.1회 받을때마다 몸이 완전히 녹아내려 마약먹은 사람처럼 집에 가기 싫어집니다.몸이 아녜요 심하게 좋아졌습니다. 대단히 감사합니다.
　　　　　　　　　　　　　　　　　　-K희ㅇ

얼굴에 부쩍 신경이 쓰여서 찾게된 골근 위뷰티 얼굴에 살이찌고, 광대도 어른거리는 느낌이어서 받게 되었습니다.의심이 많아서 자꾸 될까 했더니 첫회부터 사진을 찍어 보여주시더라구요.그러면서 2회째 갔을때는 넘넘 작고 예쁘게 만들어 주셨습니다.긴가민이 의심하시는 분들 의심하지 마시라고 자신있게 추천드립니다. 다음 관리가 기대됩니다.
　　　　　　　　　　　　　　　　　　-다몽

첫째 출산 후 윗골반 벌어진것이 돌아오질 않아서 둘째때는 꼭 관리를 받으려고 결심하고 있었어요.그러다 골근위뷰티를 알게되었고 가까운 신림점에서 관리를 받게 되었답니다.손이아니라 발로 관리해서 더 시원하고 효과있는 느낌을 받았어요.석고를 중간중간 대보는데 골반이 줄어드는게 보이더라구요.많이 줄어들었지만 윗골반이 아직은 벌어져있어서 좀더 관리를 받아야할거 같아요.선생님 또 잘 부탁드려요~~
　　　　　　　　　　　　　　　　　　-인ㅇ경

골근위뷰티에서 관리 받고 팔살이 많이 빠져서 너무 행복해요.팔라인도 이뻐지고 옷을 입을때도 테가 나더라고요 다른 관리실이랑은 다르게 발로 관리도 들어가니깐 더 좋은것 같고, 처음엔 발로 관리를 한다는게 신기하고 새로웠는데,이제는 손으로는 못 받을꺼같아요.발로 관리 받는데 중독되는 것 같아요~~이렇게 될 수 있도록 팔관리 열심히 해주신 선생님들 감사드리고 그때까지 건강히 지내시고 번창하세요^-^
　　　　　　　　　　　　　　　　　　-호뭇

관리도 관리이지만 골근위뷰티라는 샵 정말 좋은거 같습니다. 개인샵이 아니고 본점이라 그런지는 몰라도 서비스는 10점 만점에 8점 주고 싶습니다. 저를 관리해주시는 선생님도 너무 편하고 재밌고,가끔 다른선생님께서 팩이나 마무리 해주시는데 불편할줄 알았는데 또 다른선생님과 잠깐 얘기도 할수있어서 더 좋은거같아요. 관리 끝나고 매주 바뀌는 차도 먹을수 있구요 항상 비타민C도 챙겨주세요. 골근위뷰티 대학로점 선생님들을 칭찬하고 골근위뷰티샵 자체도 추천합니다.
　　　　　　　　　　　　　　　　　　-미소

이미 골반관리를 받아봐서인지 복부의 변화는 당연히 있을 거라고 믿고 있었어요. 근데 생각했던 것 보다 훨씬 많이 변화가되서 너무 만족해요.마법의 손,발이 있는 선생님 덕분이에요. 출산후 관리라 손으로 관리를 했는데도 변화가 참 크네요! 앞으론 제가 직장을 다녀야해서ㅜ 다음에 또 관리 받으러 올게요^^~ 감사해요 선생님!!
　　　　　　　　　　　　　　　　　　-JY

아침에 커피 한잔을 들고 골근위뷰티 건대점에 가는길 테라스에 작은 눈사람이 있어서 잠시 옛 추억에 웃음이 배시시 나더군요.기분좋게 편안하게 출산후 몸매를 위한 산후관리와 골반관리로 내몸이 더 편안해 졌습니다.내가더 기분좋게 우리아이를 돌보며 몸조리 할수 있다는 것에 감사드리며 컴퓨터 앞에서 글 남깁니다. 오늘 하루도 행복한 기분으로 살 수 있게 해주셔서 감사합니다.
　　　　　　　　　　　　　　　　　　-SWE

원장님♥ 방금 친구한테 눈 밖에 안보인다는 소리를 들었어용~ㅋㅋ 살빠진거 같다고~ >ㅁ<ㅋㅋㅋ 도도하고 싶었는데… "아 진짜?! 정말?!" 이라고 해버렸어요. 너무 좋아요. 감사합니다. 흐히히 쌤 요술 손 덕분이에요~ 남은 주말 잘 쉬시고 내일 되용!
　　　　　　　　　　　　　　　　　　-KSY

헬스 트레이너의 청천벽력같은 말 한마디에 찾게된 골근위뷰티 "고객님 허벅지살은 운동해서빠지지 않습니다."하여 관리를 받기 시작했습니다.평소 상체보다 하체가 더 커서 고민 이었는데요. 관리 중반쯤 예전에 관리받기전 못 입었던 옷이 쑥하고 들어가더라구요. 완전 감동 먹었습니다.저 지금은 스키니진 마음놓고 입고 다녀요. 골근위뷰티 감사합니다.
　　　　　　　　　　　　　　　　　　-김ㅇ라

다른 피부관리실에서 안된다고 했던 사각턱을 한번 관리로 사각턱이 V라인으로 바뀌다니 분명히 다른 관리실에서는 안된다고 했었는데 관리사 선생님께서 뼈는 살아있는 유기체라고 자세히 설명도 해주시네요. 이것 저것에 놀랬는데 너무 변화가 좋아 다른 분들게 강추해드리고 싶네요.
　　　　　　　　　　　　　　　　　　-유부녀

요즘 많은 사람들이 자기관리를 하고 있다. 능력 키우기, 체력 키우기 등 어느날 내 뒷모습에서 허벅지의 무수한 셀룰라이트를 발견 충격적이였다!! 검색을 해보니 애들은 웬만해서는 없어지지 않는다고 남편의 지원을 받아 골근위뷰티 하체 족골근관리를 하게 되었다. 지금 절반정도 받았는데 몰라보게 매끈해진 허벅지 앞으로 아직 잔존해있는 셀룰라이트를 없애고 탄력있는 하체로 거듭나길 기대해본다. 골근위뷰티 잠실나루점 적극 추천